理学療法士のための
ウィメンズ・ヘルス運動療法

上杉 雅之 監修
山本 綾子　荒木 智子 編集

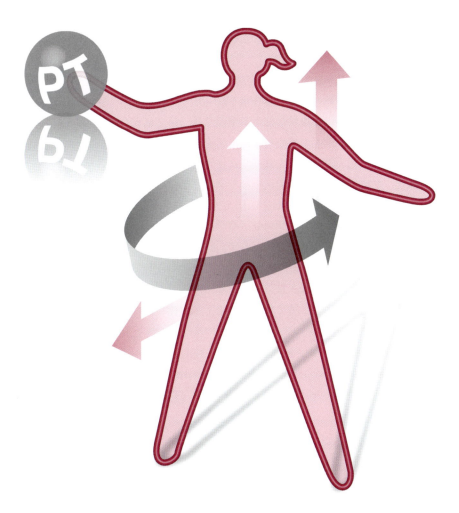

医歯薬出版株式会社

執筆者一覧

監修者
上杉　雅之（うえすぎ　まさゆき）　神戸国際大学リハビリテーション学部理学療法学科

編集者
山本　綾子（やまもと　あやこ）　甲南女子大学看護リハビリテーション学部理学療法学科
荒木　智子（あらき　ともこ）　一般社団法人 WiTHs

執筆者（50音順）および担当章

荒木　智子（あらき　ともこ）	前掲（序文，第4章2.1, 2）
板倉　尚子（いたくら　ひさこ）	日本女子体育大学健康管理センター（第3章2.1）
井上　倫恵（いのうえ　ともえ）	名古屋大学大学院医学系研究科 リハビリテーション療法学専攻（第2章1.1, 2，第3章1.4）
井ノ原裕紀子（いのはらゆきこ）	Her's（第3章2.2）
瓜谷　大輔（うりたに　だいすけ）	畿央大学健康科学部理学療法学科（第3章2.4, 5）
奥佐　千恵（おくさ　ちえ）	珠洲市総合病院（第3章1.1〜3）
梶原　由布（かじわら　ゆう）	畿央大学健康科学部理学療法学科（第2章5.2, 3）
粕山　達也（かすやま　たつや）	健康科学大学健康科学部理学療法学科（第2章5.1）
重田　美和（しげた　みわ）	昭和大学横浜市北部病院女性骨盤底センター（第3章2.3）
須永　康代（すなが　やすよ）	埼玉県立大学保健医療福祉学部理学療法学科（第2章3.1）
関口　由紀（せきぐち　ゆき）	医療法人 LEADING GIRLS 女性医療クリニック LUNA ネクストステージ（第2章2.1, 2）
武田　要（たけだ　かなめ）	関西福祉科学大学保健医療学部リハビリテーション学科（第2章3.2）
新堀加寿美（にいほりかずみ）	元・浴風会病院リハビリテーション科（第3章2.1）
平元奈津子（ひらもとなつこ）	広島国際大学総合リハビリテーション学部リハビリテーション学科（第2章4.1〜4，第4章1.1, 2）
山崎　愛美（やまさき　かなみ）	よしかた産婦人科（第2章4.5, 6）
山本　綾子（やまもと　あやこ）	前掲（序文，第1章）

This book is originally published in Japanese
under the title of :

RIGAKURYOUHOUSHINOTAMENO UIMENZU HERUSU UNDOURYOUHOU
(Women's Health therapeutic exercise for Physical Therapists)

Editor :
UESUGI, Masayuki
　Professor, Faculty of Rehabilitation, Kobe International University

Ⓒ 2017 1st ed.

ISHIYAKU PUBLISHERS, INC.
　7-10, Honkomagome 1 chome, Bunkyo-ku,
　Tokyo 113-8612, Japan

序　文

　近年，理学療法士の職域は，医療・福祉・保健・予防分野へ拡大しています．その流れのなか，産前産後の女性の健康や閉経後の女性の健康などに携わるウィメンズ・ヘルス分野に興味をもつ理学療法士が増えています．また，これまで本分野に関わってきた産婦人科医師や助産師などの医療専門職のあいだでも，姿勢などの運動機能の影響に目が向けられ，理学療法士に対する要望が高まってきています．このようなニーズに応えるためにも，正しい知識や技術をもち，安全で適切なサービスが提供できる理学療法士が増えることが望まれていると感じます．すでに産前産後のケアなどにかかわる理学療法士も見受けられますが，本書を手に取ってくださった多くの人はこれから学んでいかれる人ではないかと思います．

　ウィメンズ・ヘルスの分野の理学療法は，若年者の健康管理や産前産後女性へのアプローチ，尿失禁などの骨盤底機能障害に対するアプローチなど多岐にわたります．現在の日本では，このような幅広い分野について卒前教育の体制が整っていません．また，卒後教育においても自己研鑽を重ねながら知識や技術を身につけているのが現状です．数年前までは，論文や書籍などのほとんどが英語で書かれ，日本語で書かれた成書はほとんどなく，ウィメンズ・ヘルス分野にかかわる成書の多くは医学・看護の視点から出版されたものでした．しかし，最近になって，理学療法士の視点で書かれたウィメンズ・ヘルス分野に関する成書も出版されるようになってきました．それでも，臨床現場で実践をし始め，さらに質を高めていくにはより多くの技術的な情報が必要でしょう．

　そこで，本書では，妊娠・出産や加齢による身体変化に関する基礎知識に続いて，理学療法士の視点を通した「運動療法」等に焦点を当て，ウィメンズ・ヘルス分野での主要な病態を対象として，病態・評価・治療についてまとめました．幅広い本分野のなかでも，医療や福祉で理学療法士がかかわる問題として，産前産後の運動療法，女性特有の病態に対する運動療法を取り上げています．そして，予防活動として，育児にかかわる運動指導，働く女性にかかわる運動指導を取り上げて，健康を維持・増進するために必要な知識や技術をまとめました．いずれの項においても，臨床に従事する理学療法士が本書を活用することで対象者に対応できる実践書であることを目指して，実践する際にわかりやすいように執筆者の視点でポイントを絞って述べてもらいました．また，安全で適切な治療の提供のため，起こりうるリスクについても触れてもらいました．本書の作成にあたり情報を提供してくれた執筆者に感謝いたします．

　本書を用いてウィメンズ・ヘルス分野の知識・技術を磨き，1人でも多くの女性の健康なライフスタイルを送る一助としていただければ幸いです．

2017年4月

山本綾子　荒木智子

理学療法士のためのウィメンズ・ヘルス運動療法

目　次

序文 ……………… 山本綾子，荒木智子　iii

第1章　女性に対する運動療法の必要性 ……………………………………… 山本綾子　1

ウィメンズ・ヘルス分野の運動療法／2　女性のライフステージの考え方と健康問題／3　女性のライフステージでの健康問題と運動療法の必要性／4　社会のなかでの女性の健康問題と運動療法の必要性／5　女性に対する運動療法の実施時期／5　おわりに／6

第2章　女性に対する運動療法における基礎知識 …………………………………… 9

1　解剖学

①　女性の骨盤底にかかわる解剖学 …………… 井上倫恵　10
はじめに／10　骨盤の構造／10　骨盤の構造の解剖学的な性差／11　骨盤に関係する靱帯／11　外陰部の構造／12　骨盤内臓器／12

②　骨盤底筋群にかかわる解剖学と運動学 …………… 井上倫恵　14
はじめに／14　骨盤底筋群／14　骨盤底筋群収縮時の運動方向／15　腱弓／16　臓側筋膜／17　女性の骨盤底の支持機構／18　女性の尿禁制機構／20　おわりに／20

2　生理学・内分泌学

①　女性にかかわる生理学 … 関口由紀　22
女性のライフステージ／22　卵巣とは／22　排卵と月経周期／22　月経周期に影響を受ける女性の体調変化とリハビリテーションでの注意／25

②　女性にかかわる内分泌学 …………… 関口由紀　28

ライフステージによる体の特徴とその特徴を踏まえた理学療法の必要性／28　第二次性徴と思春期のウィメンズ・ヘルスサポートとリハビリテーション／28　成熟期のウィメンズ・ヘルスサポートとリハビリテーション／29　更年期のウィメンズ・ヘルスサポートとリハビリテーション／30　壮年期のウィメンズ・ヘルスサポートとリハビリテーション／32

3　運動学

①　妊娠・出産にかかわる姿勢変化 …………… 須永康代　38
はじめに／38　妊娠中の姿勢変化／38　産後の姿勢変化／41　子どもの抱き方／41　妊娠中から分娩時，出産後の骨盤の広がり／43

②　妊娠・出産にかかわる動作の変容 …………… 武田　要　46
妊娠経過に伴う姿勢制御の変化／46　妊娠経過に伴う動作の変化／47　立ち上がり─着座動作／48　歩行／49　妊娠期の転倒／

50　妊娠期での転倒予防介入への糸口／52

4　妊娠・出産にかかわる基礎知識
　① 正常妊娠の経過 ……… 平元奈津子　54
　　体重変化／54　姿勢変化／54　胎児の変化／55
　② 妊娠にかかわる異常 … 平元奈津子　58
　　母体側の問題／58　胎児の異常／59
　③ 正常分娩の経過 ……… 平元奈津子　60
　　分娩の経過／60　産褥期／60
　④ 分娩にかかわる異常 … 平元奈津子　62
　　分娩の種類／62　分娩にかかわる異常／62　妊婦に対する運動療法／64
　⑤ 産褥期 …………………… 山崎愛美　68
　　産褥期とは／68　産褥期の全身の変化／68　産褥期における姿勢／69　産褥期によくみられる愁訴／71
　⑥ 産後の生活の変化 ……… 山崎愛美　74
　　産後の生活の変化／74

5　加齢による身体変化にかかわる知識
　① 成長期における身体変化
　　　　………………………… 粕山達也　76
　　成長期の変化／76
　② 閉経と更年期障害にかかわる身体変化
　　　　………………………… 梶原由布　84
　　閉経と更年期／84　更年期障害とは／84　更年期障害の原因／84　更年期障害の症状／85　更年期障害の診断と評価／85　更年期障害の治療／87　エストロゲンの低下による影響／88
　③ 高齢者にみられる問題 … 梶原由布　90
　　骨粗鬆症の定義／90　骨粗鬆症の評価と診断／90　骨粗鬆症の予防／91　骨粗鬆症による骨折／91　骨粗鬆症の治療／92　変形性関節症とは／93　OAの症状／93　OAの診断／94　OAの治療／94

第3章　女性にみられる病態・症状別の運動療法　……………………………………97

1　産前産後女性に対する運動療法（評価および運動療法）
　① 妊婦に対して行う評価 … 奥佐千恵　98
　　はじめに／98　訴えの多い疼痛について／98　骨盤帯について（仙腸関節・恥骨結合部を中心として）／99　評価／106
　② 妊婦の評価を行う際のリスク管理
　　　　………………………… 奥佐千恵　118
　　妊娠中の運動に関するガイドライン／118
　③ 骨関節系の運動療法（おもに骨盤帯痛に

対して）………………… 奥佐千恵　122
　　産前産後における運動療法とは／122　運動療法の実践／122　おわりに／131
　④ 泌尿器科疾患に対する運動療法
　　　　………………………… 井上倫恵　134
　　はじめに／134　尿失禁の種類／134　疫学／134　リスクファクター／134　問診／134　評価／135　具体的な運動療法／141　おわりに／148

2 女性特有の病態・疾患に対する運動療法
① 女性アスリートに対する運動療法
　　　　　　板倉尚子，新堀加寿美　152
女性の骨格の特徴と運動連鎖における問題点／152　発生しやすい下肢のスポーツ障害／153　knee-in & toe-out を改善するための運動療法／154　跳躍競技に特徴的なスポーツ外傷・障害と運動療法／158　走行競技に特徴的なスポーツ外傷・障害と運動療法／162　重量競技の運動療法／167　女性のスポーツ外傷・障害とその対策／168

② 女性特有がんに対する運動療法（乳癌，婦人科がん）……井ノ原裕紀子　170
はじめに／170　乳癌／170　婦人科がん／175　リンパ浮腫／178　おわりに／196

③ 骨盤底機能障害に対する運動療法
　　　　　　　　　　　　重田美和　198
はじめに／198　骨盤臓器脱とは／198　骨盤底に特化した理学療法評価と運動療法／207

④ 骨粗鬆症に対する運動療法
　　　　　　　　　　　　瓜谷大輔　218
骨粗鬆症とは／218　骨粗鬆症に対する PT の役割／218　骨粗鬆症の予防／218　評価／219　リスク管理／220　具体的な運動療法／220

⑤ 変形性関節症に対する運動療法
　　　　　　　　　　　　瓜谷大輔　228
変形性関節症とは／228　OA に対する PT の役割／228　評価／228　リスク管理／231　具体的な運動療法／231

第4章　ライフイベントに応じた運動指導の実践　237

1 育児にかかわる運動指導
① 育児動作の特徴……平元奈津子　238
授乳，おむつ替え／238　入浴／239　移動／239

② 育児動作指導の実践‥平元奈津子　246
授乳／246　おむつ替え／246　入浴／248　移動／248

2 働く女性にかかわる運動指導
① 妊娠・出産に関する就業への対応
　　　　　　　　　　　　荒木智子　252
はじめに／252　背景／252　評価・リスク管理／255　具体的な運動療法／261

② 復職に向けた体力再獲得の実践
　　　　　　　　　　　　荒木智子　264
はじめに／264　背景／264　評価／266　リスク管理／266　具体的な運動療法／267

索引　‥‥‥‥‥‥‥‥　271

第1章

女性に対する運動療法の必要性

女性に対する運動療法の必要性

ウィメンズ・ヘルス分野の運動療法

　運動療法は，PTが治療に用いる手段の1つです．英語では"therapeutic exercise"とよばれる運動療法の定義はさまざまな表現で示されており[1〜4]，そのうちの1つは，規則的な運動を身体の各部分に行わせて，最終的には身体全体の均衡と機能を改善するものとしています[1]．運動療法で用いられる運動は，医聖ヒポクラテス（Hippocrates）により，心身の健全な機能を維持し，疾患からの回復期間を短縮するものと認識されていました．そして，19世紀にはLingによって運動療法の体系が作られ，治療体操（スウェーデン体操）として知られるようになりました[1]．このときLingは，治療体操（運動療法）を一般的な体操と区別しました．つまり，運動療法は，余暇時間に行うスポーツなどの運動とは異なり，疾病の予防・治療が目的であると示したのです．したがって，われわれPTが提供する運動療法は，対象者の機能改善の目的で提供される必要があるでしょう．

　運動療法の対象者は，年齢層では，0歳の低出生体重児から100歳を超す超高齢障害者まで，領域では，医療面の身体機能障害から保健福祉にかかわる高齢者の健康増進や障害予防まで多岐にわたります[2]．また，欧米では，対象者を，患者もしくはクライアントに区別して考えることもあります[5]．ここでいう「患者」とは，PTによって機能障害や機能的制約を有していると診断され，機能を改善し能力障害を予防するために理学療法を受ける人のことです．「クライアント」というのは，機能障害と診断されていないが，健康状態の向上と機能障害の予防のために理学療法サービスを受ける人のことです[5]．ウィメンズ・ヘルス分野は，女性の誕生から死までの健康問題を扱うため，運動療法の対象者も幅広い年齢層となります．そして，患者として機能障害を有する人を対象とすることはありますが，女性の健康問題の1つである妊娠中のマイナートラブルや尿失禁は受診に至らないこともあるため，啓発・予防活動として患者以外を対象者とする場合もあるでしょう．

　運動療法の治療アプローチの種類には，基礎・基本的運動療法として，関節可動域運動，伸張運動，筋力維持・増強運動，筋持久力増強運動，協調性改善運動，バランス改善運動，姿勢改善運動，筋弛緩運動があります．さらに，応用・特殊技術運動療法として，神経生理学的治療，神経発達的治療，神経筋再教育治療，神経筋協調治療，運動再学習治療，認知運動療法，徒手療法，疼痛軽減治療があります[2]．ウィメンズ・ヘルス分野の対象者にもこれらのアプローチを実施します．そのときに重要なことは，個人の状態を正確にとらえ，状態に即したプログラムを立案し，効果的な方法で実施することです．また，大井[1]は，運動療法の成否は，そのプログラムを組んで提供する医療スタッフ側の思想や態度にも依存し，高度の機能解剖学，動作学，生体力学，生理学，生化学などの十分な知識を有していることがスタッフに求められると述べています．したがって，ウィメンズ・ヘルス分野において運動療法を提供する際にも，基礎医学の十分な基盤をもち，適切な評価，適切な解釈，効果的な介入を行うことが求められています．

表 女性のライフステージの特徴と変化（思春期，成熟期，更年期・老年期）（文献6より改変）

	思春期	成熟期		更年期・老年期	
身体・精神的特徴	・初潮 ・女性的体形 ・月経周期（不安定） ・自我の萌芽 ・性の認識	・月経周期（確立） ・妊娠 ・出産	・月経周期（安定） ・育児（授乳など）	・閉経 ・更年期障害 ・経年機能障害	
注意したい事象・起こりやすい疾患	・性行為と避妊 ・人工妊娠中絶 ・性感染症 ・性的暴力 ・ダイエット ・摂食障害 　（拒食症，過食症） ・無月経症 ・月経困難症 ・自傷行為	・結婚 ・シングルマザー ・セクシュアル・ハラスメント ・性的暴力 ・月経前症候群 ・女性疾患 　（乳癌，子宮癌）	・不妊 ・人工妊娠中絶 ・子どもをもたない夫婦 ・高齢出産 ・マタニティー・ブルーズ ・育児ノイローゼ ・家庭内暴力 ・月経前症候群 ・女性疾患 　（乳癌，子宮癌，子宮筋腫） ・尿失禁	・被介護	・骨粗鬆症 ・アルツハイマー ・尿失禁
女性のライフサイクル上影響する社会的背景	・性同一性障害 ・性教育 ・ストーカー被害 ・性犯罪 ・不登校・ひきこもり ・女性の高学歴化	・社会的性差別 ・男女雇用機会均等法 ・ストーカー被害 ・ニート ・パラサイトシングル ・30代の負け組・勝ち組	・仕事と家庭の両立 ・出産計画とライフスタイル ・既婚後の母娘密着 ・スーパーウーマン症候群 ・ガラスの天井	・空の巣症候群 ・熟年離婚 ・独居生活 ・配偶者の死別 ・老-老介護	

女性のライフステージの考え方と健康問題

女性のライフステージにおいて運動療法の対象となる健康問題にはどのようなものがあるでしょうか．

女性のライフステージは，女性の生殖器の発達に沿って変化することから，健康問題も同様に発達に沿って考えるとわかりやすくなります．女性特有の健康問題が生じる時期として，思春期，成熟期（性成熟期），更年期・老年期の3つがあげられ，各時期の特徴は**表**[6]のようになります．女性にとって注意したい事象や起こりやすい疾患は，生殖器が発達する思春期から多くなり，成熟期でさらに増えます．更年期・老年期には，老化による疾患も加わりますので健康問題が必ずしも減少するわけではありません．

また，女性の身体は，卵巣から分泌されるホル

モンの働きによって変化し，月経という周期性を保って活動しており，これを短期的な変化とみることができます．したがって，短期的な健康問題を理解するには月経周期に沿って生じる変化をとらえるとわかりやすいでしょう．日本人女性の月経周期は約28日のサイクルであり，その進行には，5種類のホルモンが正常に定期的に分泌されることが不可欠です〔第2章2.2女性にかかわる内分泌学(28頁)参照〕．しかし，「やせたい」「やせなきゃ」という意思からくる継続的なストレスや，人間関係や仕事による社会的ストレスによりホルモンの分泌の遅延が生じると，月経周期が乱れることになります[6]．

女性のライフステージでの健康問題と運動療法の必要性

それでは，女性のライフステージ各時期の健康問題にはどのようなものがあるでしょうか．

まず思春期は，性機能の発現開始の時期であり，初経から月経周期が順調になるまでの期間です[6]．月経発来をきっかけとして第二次性徴の発現があると同時に，子どもから大人へ向かって心理的に発達することから，身体的・精神的な変化が著しい時期でもあります．月経に伴って生じる月経前症候群や月経随伴症状は，身体的にも精神的にも不快症状を与えます．月経痛などの月経随伴症状に対してジャズ体操（骨盤運動）を行うマンスリービクスは最も効果があると報告されていますが[7]，運動の継続実施には定期的に管理する指導者が必要でしょう．また，やせ願望による異常な食行動が月経異常を起こしたり，長期間にわたるハードなトレーニングにより無月経が生じたりする[8]といわれています．したがって，運動実施の際には，成長やスポーツ活動に必要なエネルギー摂取量（インプット）と身体に負担とならないようなエネルギー消費量（アウトプット）を調整し，月経周期を安定させる指導者が必要でしょう．

成熟期は，思春期が終了して更年期の徴候が始まるまでの時期とされています．この時期には卵巣機能が最も活発となることから，リプロダクティブ・ヘルス，つまり妊娠・出産に関することが大きな健康問題となってきます[6]．妊娠中の姿勢変化は腰痛につながることがあり，産後は，10カ月間かけて変化した姿勢の回復と子育ての身体的負担が大きくなります．産後のマイナートラブルとして，頭痛・偏頭痛や肩こりが報告されており[9]，長時間の授乳姿勢の関与が考えられます．このように，産前産後には，姿勢変化を原因とした症状や，子育ての身体的負担を原因とした愁訴を生じる可能性があることから，筋骨格系障害の予防と改善を目的とした運動療法が必要となるでしょう．出産時には，胎児娩出時に陰部神経の圧迫が生じ，肛門挙筋の強度は経腟分娩のあと弱くなるといわれています[10]．肛門挙筋の弱化は徐々に回復する[10]といわれていますが，速やかな改善のために，骨盤底機能の確認と回復を目的とした運動療法や運動指導が必要でしょう．

更年期は，性的成熟状態から卵巣機能が完全に消失するまでの期間をいい，老年期は，完全に消失したあとの期間とされています[6]．閉経周辺の時期には，エストロゲン欠乏をおもな原因として，更年期障害，動脈硬化性疾患，骨粗鬆症，乳癌など数多くの健康問題を生じます．これらの問題の多くが運動機能低下を引き起こす可能性を有して

EBM

● 骨盤底筋の筋活動：女性のライフサイクルで何が生じているのか？[11]

ブラジル人女性384名を対象に，骨盤底筋の筋活動を計測し，ライフサイクルでの活動の変化を検討した研究があります．対象者を，(1) 未妊娠者，(2) 初妊婦（出産未経験），(3) 初産婦（帝王切開分娩），(4) 初産婦（経腟分娩），(5) 更年期女性，(6) 閉経後女性の6グループに分け，骨盤底筋の筋活動量を比較しています．その結果，(1) 未妊娠者の筋活動量が最も大きく，続いて (2) から (6) の順に少なくなることを報告しています．この筋活動量は，年齢が高くなること，出産回数が多くなること，排尿症状を有していることやその程度が重症になることにより低下します．

このように女性のライフサイクルに沿って，生物学的変化が生じています．健やかな生活を送るために，各節目でのケアは不可欠でしょう．

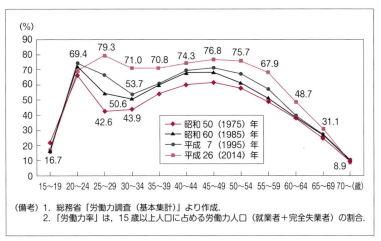

図1 女性の年齢階級別労働力率の推移 [12]

思春期，成熟期，更年期・老年期の3つの時期全体をとおして，働く女性の割合は多くなってきています．

いることから，最小限に抑える働きかけが必要でしょう．子育て後の人生が長くなり，更年期は向老期ではなく，人生の折り返し地点であるともいわれていることからも [6]，更年期後の30〜40年をいかに健康に過ごせるかを意識したアプローチが求められています．

社会のなかでの女性の健康問題と運動療法の必要性

女性の健康を考える際には，生物学的側面と心理・社会的側面をとらえる必要があります．女性のライフサイクルをみてみると，戦前は，妊娠・出産・育児といった「家庭で家事を担う」役割という生物学的ライフサイクルに強く影響された人生でしたが，「社会で働く」といった心理・社会的ライフサイクルに重きをおくように変化しているといわれています [6]．それは，**図1** [12] のように年齢層全体をとおして働く女性が多くなってきていることからもわかります．このように「家庭で働き，社会でも働く」と生物学的および心理・社会的側面の両者をもつ女性も多くなってきている一方で，出産前に仕事を有していた人は70.7％ですが，出産後にも就業を継続している人は26.8％

と，6割以上の女性が第1子出産を機に離職する傾向が続いている [13] ことが報告されています．ここから，家庭と仕事の両立は女性にとって負担が大きいことが伺えます．子育て支援として，子ども・子育て関連3法が2012（平成24）年に成立しましたが，身体面の支援はまだ少ないのが現状です．産後女性の身体的支援を行う活動はありますが，運動に関する専門的知識をもつPTなども積極的にかかわり，個々の健康問題の改善や予防を行うことが必要です．

女性に対する運動療法の実施時期

女性特有の健康問題は，3つの時期にわたり生じます．したがって，それぞれ問題が起こったときが運動療法を行う時期になるでしょう．しかし，女性のライフサイクルにおいては，突然起こる出来事によって身体的負担を生じる場合もあります．たとえば，家族の病気による介護があげられるでしょう．現在，おもな介護者が同居の親族である場合，介護者の7割近くが女性となっています（**図2**）[14]．また，非就業者のうち介護・看護を理由として離職した人は，女性が男性の4倍となっています [13]．介護のような出来事を予測す

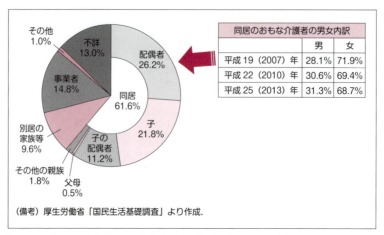

図2 要介護者等からみたおもな介護者の続柄（2013年）[14]
おもな介護者が同居の親族である場合，介護者の7割近くは女性です．

るのは難しいため，介護を担う人の多くは生活を突然変えなければなりません．生活行動の変化は身体的にも精神的にも負担を生じることが考えられ，介護を担う女性の健康を脅かすリスクとなるでしょう．そこで，女性においてはこのような突然訪れるライフイベントに備えて，自身の健康を維持・増進させておくことが必要です．そしてPTは，ライフイベントが起こる前にも個々の身体機能を向上させる運動療法や運動指導を提供できます．

おわりに

女性が健康な生涯を送るために，PTは，障害に対しては機能の改善を目的に，障害を有さない場合は，生殖器の変化の過程を円滑に進めることや，突然のライフイベントに対する準備のための身体機能の向上を目的として運動療法を実施していくことが必要です．

（山本　綾子）

参考文献

1) 大井淑雄：運動療法の意義．運動療法（大井淑雄ほか編），第2版．医歯薬出版，1991，pp 5-9．
2) 板場英行：運動療法の概念．標準理学療法学運動療法学総論（吉尾正春編），医学書院，2010，pp 2-19．
3) 猪股高志：運動療法とは？．理学療法学ゴールドマスター・テキスト運動療法学（柳澤健編），メジカルビュー，2010，pp 2-8．
4) 中山　孝：理学療法基礎治療学とは．ビジュアルレクチャー理学療法基礎治療学Ⅰ　運動療法，医歯薬出版株式会社，2012，pp 2-7．
5) キャロリン・キスナーほか：第1部一般概念　第1章基本概念．最新運動療法大全"基礎と実践"＆"エビデンス情報"，ガイアブックス，2002，pp 1-36．
6) 久米美代子，飯島治之（編著）：女性のライフステージとヘルスケア．医歯薬出版，2007．
7) 土井理美ほか：日本人女性における月経周辺期症状に対する非薬物治療に関する展望．女性心身医学18（2）：264-271，2013．
8) 難波　聡ほか：女性アスリートの婦人科的サポート．フィーメールアスリートバイブルスポーツする女性の健康のために，ナップ，2005，pp 1-22．
9) 山本裕子ほか：産後の身体のマイナートラブルに対する理学療法士による運動療法の有用性．理学療法の臨床と研究18：15-22，2009．
10) 古山将康：OGS NOW No.8 骨盤臓器脱の手術　正しい診断と適切な術式の選択．メジカルビュー，2011，pp 8-17．
11) Larissa Carvalho Pereira, et al：Electromyographic Pelvic Floor Activity：Is There Impact During The Female Life Cycle？．

Neurourology and Urodynamics, 35（2）：230-4, 2016.
12) 内閣府：女性の活躍と経済社会の活性化．平成 27 年度男女共同参画白書，内閣府，2015, p 51. http://www.gender.go.jp/about_danjo/whitepaper/h27/zentai/pdf/h27_genjo2.pdf
13) 内閣府：仕事と生活の調査（ワーク・ライフバランス）．平成 27 年度男女共同参画白書，内閣府，2015, pp 59-64. http://www.gender.go.jp/about_danjo/whitepaper/h27/zentai/pdf/h27_genjo3.pdf
14) 内閣府：生涯を通じた男女の健康と高齢期の状況．平成 27 年度男女共同参画白書，内閣府，2015, p 81. http://www.gender.go.jp/about_danjo/whitepaper/h27/zentai/pdf/h27_genjo4.pdf

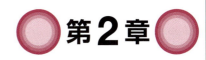

女性に対する運動療法における基礎知識

1 女性の骨盤底にかかわる解剖学

はじめに

骨盤底の解剖学を正しく理解することは，私たちPTが適切な運動療法を選択し，提供するために非常に重要です．本項では，女性の骨盤底の構造および機能について概説します．

骨盤の構造

骨盤（pelvis）は，左右の寛骨（innominate bonesまたはhip bone），仙骨（sacrum），および尾骨（coccyx）からなる骨格です．寛骨が骨盤の前壁と側壁を，仙骨と尾骨が後壁を形成します．左右の寛骨は前方で恥骨結合（pubic symphysis）により互いに結合し，後方では仙腸関節（sacroiliac joint）により仙骨と連結します．尾骨は仙骨の下端に連結します．寛骨は腸骨（ilium），坐骨（ischium），および恥骨（pubis）から形成されます（図1，2）[1]．

腸骨

腸骨は寛骨の上部を形成する骨であり，腸骨体と腸骨翼とに分けられます．腸骨の上前腸骨棘（anterior superior iliac spine：ASIS）および上後腸骨棘（posterior superior iliac spine：PSIS）は体表面から容易に触知でき，骨盤の傾きを評価する際に重要なランドマークとなります．

坐骨

坐骨は寛骨の後下部を形成する骨であり，坐骨体と坐骨枝に分けられます．坐骨体は寛骨臼の後

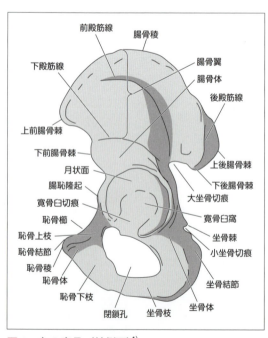

図1　左の寛骨（外側面）[1]

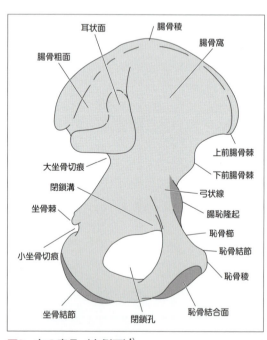

図2　左の寛骨（内側面）[1]

下部から閉鎖孔（obturator foramen）の後方にある柱状の部分までをいい，その下部には後方に向かって隆起する坐骨結節（ischial tuberosity）があり，坐骨体の後縁中央には後内側に向かって突出する坐骨棘（ischial spine）があります．坐骨枝は坐骨結節より前方の細い板状の部分で，恥骨下枝と結合し，閉鎖孔の下縁後半を囲みます．

恥骨

恥骨は寛骨の前下部を形成する骨であり，屈曲して閉鎖孔の前半を囲みます．恥骨は，恥骨体，恥骨上枝，および恥骨下枝に分けられます．恥骨上枝は，恥骨体から前下方かつ内側へ向かう部分であり，その先端は肥大して恥骨結合面となり，対側の同面と結合して恥骨結合を形成します．通常，恥骨と ASIS は同一前額面上に位置します．

骨盤入口部

骨盤入口部（pelvic inlet）は腹腔と骨盤腔との境界部分にあたります．後面は仙骨上端の前縁（岬角），側面は弓状線，前面は恥骨結合上縁を境界とします（図3）[2]．

骨盤出口部

骨盤出口部（pelvic outlet）は骨盤尾側の恥骨下枝，坐骨枝，坐骨結節，仙結節靱帯，尾骨で囲まれる大きなダイヤモンド型の開口部です（図4）[3]．恥骨下枝，坐骨枝と浅会陰横筋で形成される腹側半分は尿生殖三角（urogenital triangle），浅会陰横筋，仙結節靱帯および尾骨で形成される背側半分は肛門三角（anal triangle）とよばれています．

骨盤の構造の解剖学的な性差

男性と女性では骨盤の形状に明らかな性差があります[4]．頭側からみた女性型骨盤および男性型骨盤を図5に，それぞれの特徴を表に示します．女性型骨盤では，骨盤入口部は幅広く円形であり，骨盤出口部が広いのが特徴であり，分娩の際に児頭の進入がスムーズとなる構造となっています．一方で男性型骨盤では，骨盤入口部はハート型となっており，骨盤出口部が狭いのが特徴です．女性で男性型骨盤をもつ場合は経腟分娩時に児頭通過が困難となることがあります．

その他，骨盤底の構造における性差の特徴は，男性では前立腺がありその中を尿道が通過すること，女性では尿生殖裂孔の中を尿道と腟が通過することがあります．

骨盤に関係する靱帯

骨盤には複数の靱帯があり，骨盤の安定化に寄与しています．代表的なのは，仙棘靱帯（sacrospinous ligament）や仙結節靱帯（sacrotuberous ligament）です．仙棘靱帯は坐骨棘と仙骨のあいだに走行している靱帯であり，体表面から触診す

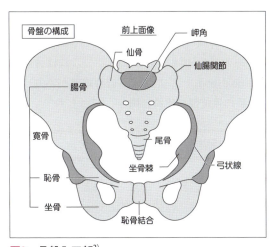

図3　骨盤入口部[2]

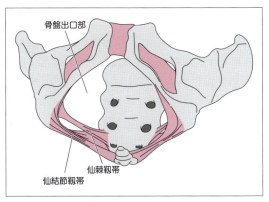

図4　骨盤出口部[3]

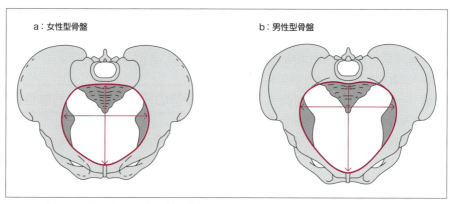

図5 頭側から見た骨盤の形状の性差[4]

表 男女における骨盤の形状の特徴

	女 性	男 性
腸骨	高さは短く，幅は広い	より高さがあり，幅は狭い
坐骨結節	離れている	より近づいている
恥骨結合	薄い	厚い
骨盤入口部	幅広く，円形	ハート型
骨盤出口部	広い	狭い
仙腸関節	関節面は小さい	関節面は大きい
坐骨	小さい	大きい

ることは困難です．仙結節靱帯は坐骨結節と仙骨下部とのあいだに走行している非常に強固な靱帯であり，体表面から容易に触診することが可能です．

外陰部の構造

女性の外陰部の構造を図6[5]に示します．

大陰唇と小陰唇

大陰唇（labia majora）は男性の陰嚢に相当するものです．左右の大陰唇は前方で合流し，恥骨結合の表面にある恥丘（mons pubis）に移行します．後方では肛門の1～2横指前方で左右の大陰唇が合流します．大陰唇の内側には小陰唇（labia minora）があり，前方で左右の小陰唇が合流するところには陰核があります．陰核は男性の陰茎に相当します．

腟の前庭

左右の小陰唇で囲まれた領域を腟前庭（vestibule）といいます．ここには腟の出口である腟口（introitus）があり，その前方には尿道の出口である外尿道口（external urethral meatus）があります．

会陰

狭義の会陰（perineum）は，女性では腟と肛門のあいだの領域を指します．ここには会陰体（perineal body）とよばれる結合組織があり，腟や直腸の遠位部の支持に関与しています．

骨盤内臓器

骨盤内には，膀胱，子宮，直腸といった骨盤内臓器があり，筋，靱帯，筋膜といった結合組織の複合的な支持機構によって，これらの臓器は支えられています．骨盤内臓器の位置関係を図7[5]に

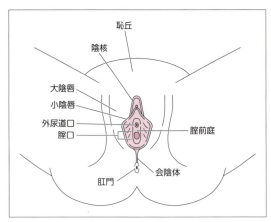

図6 外陰部の構造[5]

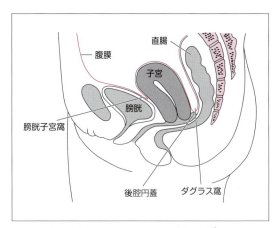

図7 骨盤内臓器の位置関係（正中断図）[5]

示します．子宮の腹側には膀胱が，背側には直腸が位置しているため，子宮が増大する子宮筋腫などの疾患が存在する場合や妊娠時には，増大した子宮によって膀胱や直腸が圧迫されることにより，頻尿や排尿困難，便秘といった症状を呈する

ことがあります．子宮と直腸のあいだには，腹腔の中で最も尾側に位置する腔であるダグラス窩とよばれるスペースが存在しています．また，膀胱と子宮のあいだには膀胱子宮窩があります．

（井上　倫恵）

参考文献

1) 野村 羲編：標準理学療法学・作業療法学 解剖学．第2版，医学書院，2004，pp144-147．
2) 医療情報科学研究所編：病気がみえる vol.10 産科．第3版，メディックメディア，2013，p228．
3) 穴澤貞夫ほか編：排泄リハビリテーション 理論と臨床．中山書店，2009，pp37-45．
4) Moor KL, Dalley AF, Agur AM 著，佐藤達夫，酒井建雄監訳：臨床のための解剖学（Clinically oriented anatomy 7th edition），第2版，メディカル・サイエンス・インターナショナル，2016．
5) ウィメンズヘルス理学療法研究会編：ウィメンズヘルスリハビリテーション，メディカルビュー社，2014，pp26-36．

2 骨盤底筋群にかかわる解剖学と運動学

はじめに

女性の骨盤底は，骨盤底筋群のみならず，靱帯や筋膜などの軟部組織による複合的な支持機構を有しますが，妊娠・出産によりこれらの軟部組織は伸張され，容易に脆弱化します．本項では，骨盤底筋群とともに，骨盤底の支持機構を考えるうえで不可欠な靱帯や筋膜の構造や機能について概説します．さらに，骨盤底筋群と出産，姿勢，呼吸，腹横筋との関係についても紹介します．

骨盤底筋群

骨盤底筋群とは骨盤底をハンモック状に支える筋群の総称であり，表在筋群，会陰膜，骨盤隔膜に分けられます．

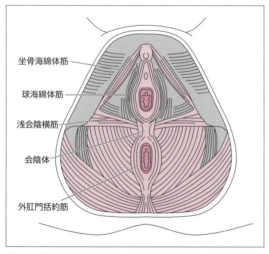

図1 表在筋群（女性の骨盤底を尾側から見た水平断図）

表在筋群

最も表層に位置する表在筋群のうち，尿生殖三角には，球海綿体筋（bulbocavernosus muscle），坐骨海綿体筋（ischiocavernosus muscle）および浅会陰横筋（superficial transverse perineal muscle）があります（**図1**）．これらの筋群は，陰部神経の会陰枝による神経支配を受けており，性機能に関与します．一方，肛門三角には外肛門括約筋があります．外肛門括約筋は，陰部神経の下直腸枝による神経支配を受けており，便禁制に関与します．

会陰膜

会陰膜（perineal membrane）は表在筋群の深層に位置し，骨盤出口部の前方を覆う線維筋性の組織であり，以前は尿生殖隔膜（urogenital diaphragm）とよばれていました．会陰膜の前方は，外尿道括約筋（external urethral sphincter），尿道圧迫筋（compressor urethrae）および尿道腟括約筋（urethrovaginal sphincter）からなり，尿道の近位2/3は外尿道括約筋が，遠位1/3は，尿道圧迫筋および尿道腟括約筋が取り巻いています．これらの筋群は，肛門挙筋神経および陰部神経の会陰枝による神経支配を受けており，後述の肛門挙筋とともに尿禁制に関与します．また，会陰膜の後方は線維性の組織からなり，遠位尿道および腟の支持に関与します．

骨盤隔膜

骨盤隔膜（pelvic diaphragm）は会陰膜の深層に位置し，肛門挙筋（levator ani muscle）および尾骨筋（coccygeus muscle）からなります（**図2**）．肛門挙筋は恥骨直腸筋（puborectalis muscle），恥骨尾骨筋（pubococcygeus muscle），および腸骨尾骨筋（iliococcygeus muscle）からなり，

1 解剖学

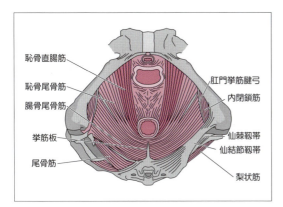

図2 骨盤隔膜（女性の骨盤底を尾側から見た水平断図）

恥骨後面とのあいだに尿生殖裂孔を形成し，この裂孔内を尿道，腟，直腸が通っています．肛門挙筋は70％がTypeⅠ（遅筋）線維，30％がTypeⅡ（速筋）線維からなります．恥骨直腸筋は，恥骨を起始部とし，直腸肛門移行部（anorectal junction）に停止するU字型の筋であり，直腸肛門角（anorectal angle）を形成します．恥骨直腸筋が収縮することにより，尿道，腟，直腸は恥骨結合の方向へ引き上げられます．これにより尿道が圧迫されるため尿禁制に関与します．また，恥骨直腸筋により直腸肛門角を保つことができるため，便禁制にも関与します．恥骨尾骨筋は恥骨後下面を起始部とし，正中の骨盤内臓器を内包するようにして尾骨に付着します．腸骨尾骨筋は後述の肛門挙筋腱弓を起始部とし，尾骨に付着します．これらの筋群が尿生殖裂孔の後方正中部で癒合したのがいわゆる挙筋板（levator plate）です．恥骨尾骨筋および腸骨尾骨筋は，後述の臓側筋膜とともに，膀胱，子宮，直腸などの骨盤内臓器を正しい位置に保つ役割を担っています．神経支配について，以前は陰部神経による神経支配を受けるとされていました．一方で，肛門挙筋は陰部神経と肛門挙筋神経の両方の支配を受けており，陰部神経と肛門挙筋神経のあいだには交通枝が存在するという報告[1]もあり，いまだ議論が分かれるところです．

> **キーワード**
> **肛門挙筋**
> 肛門挙筋は，恥骨直腸筋，恥骨尾骨筋および腸骨尾骨筋に分けられ，尿禁制を保ち，骨盤内臓器を正しい位置に保持するために重要な働きをします．

EBM

● 尿失禁の有無による骨盤底機能の違い：尿失禁の有無による骨盤底機能の違いについて，筋の機能および形態に着目し，これまで多くの研究がなされています．腹圧性尿失禁保有女性では尿禁制女性と比較して骨盤底筋群の最大筋力が有意に低値であること，また，安静時および収縮時の骨盤底筋群の筋厚が有意に低値である報告があります[2]．また，腹圧性尿失禁保有女性では尿禁制女性と比較して骨盤底筋群の筋の体積が有意に低値であること，尿生殖裂孔が開大していること，安静時における膀胱頸部の位置が有意に下垂している報告があります[3]．骨盤底筋群の筋量の低下，および最大筋力の低下は運動療法により改善が見込めるため，PTがかかわる意義があります．

骨盤底筋群収縮時の運動方向

図3に安静時（a）および骨盤底筋群収縮時（b）のcine MRI正中断像を示します．対象者は未経産の健常女性です．安静時と比較して，骨盤底筋群収縮時には恥骨直腸筋の停止部である直腸肛門移行部が頭前方へ偏位し，骨盤底が挙上しています．また，図4に安静時（a）および骨盤底筋群収縮時（b）のcine MRI水平断像を示します．対象者は同様に未経産の健常女性です．安静時と比較して，骨盤底筋群収縮時には尿生殖裂孔が狭

EBM

● 出産が骨盤底機能に及ぼす影響：経腟分娩時には骨盤底筋群が過度に伸張されるため，分娩後の骨盤底機能に影響を及ぼします．出産様式を，帝王切開，自然分娩，器械分娩の3群に分けて骨盤底機能の変化について検証した研究で，帝王切開では，出産後において安静時腟圧のみが有意に低下したのに対し，自然分娩および器械分娩では，安静時腟圧，最大筋力，収縮持続力のすべてが有意に低下したことが明らかになっています[4]．また，産後6週における安静時腟圧，最大筋力，収縮持続力について，帝王切開と自然分娩，帝王切開と器械分娩の群間に有意差が認められ，自然分娩と器械分娩の群間には有意差が認められませんでした[4]．これらのことから，出産だけでなく妊娠すること自体も骨盤底に影響を及ぼし，帝王切開と比較して，経腟分娩のほうがその影響が大きいといえます．

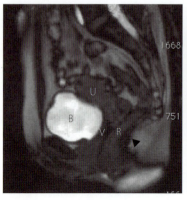
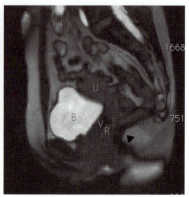

a：安静時　　　　　　　　　　　　b：骨盤底筋群収縮時

図3 安静時（a）および骨盤底筋群収縮時（b）のcine MRI 正中断像
（B：膀胱，U：子宮，V：腟，R：直腸，▶：肛門挙筋）

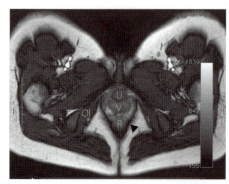

a：安静時　　　　　　　　　　　　b：骨盤底筋群収縮時

図4 安静時（a）および骨盤底筋群収縮時（b）のcine MRI 水平断像
（U：尿道，V：腟，R：直腸，OI：内閉鎖筋，▶：肛門挙筋）

小化し，尿道や腟，直腸が圧迫されます．

腱弓

後述の恥骨頸部筋膜の肛門挙筋筋膜付着部位は骨盤筋膜腱弓（arcus tendinous fasciae pelvis：ATFP），肛門挙筋の内閉鎖筋筋膜付着部位は肛門挙筋腱弓（arcus tendinous levator ani：ATLA）とよばれています．ATFP および ATLA を図5[5]に示します．

骨盤筋膜腱弓

ATFP は，恥骨頸部筋膜の肛門挙筋筋膜付着部位から起こり，中部腟管の側方支持に関与します．ATFP 自体が損傷されたり，ATFP が肛門挙筋筋膜から外れたりした場合，骨盤臓器脱が起こりますが，このような状態のことを側方損傷（lateral defect）や傍腟損傷（paravaginal defect）とよびます．

肛門挙筋腱弓

ATLA は，恥骨結合の外側から起こり，途中で ATFP と融合し，ともに坐骨棘に付着します．腸骨尾骨筋の起始部です．

1 解剖学

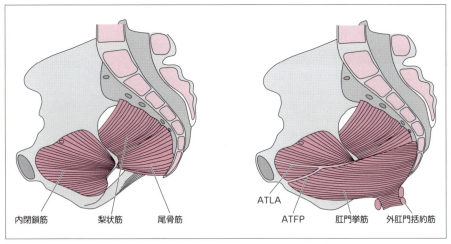

図5　骨盤筋膜腱弓および肛門挙筋腱弓（左側から見た正中断図）[5]

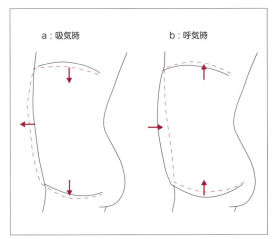

図6　腹式呼吸時の横隔膜と骨盤底筋群の連動[6]

> **EBM**
> ● 呼吸と骨盤底筋群との関係：健常女性を対象とした研究で，横隔膜と骨盤底は腹式呼吸の呼気時には頭側に，吸気時には尾側に連動して動くことが明らかになっています[6]（図6）．このような解剖学的な特性から，骨盤底筋トレーニングを行う際には，呼気と合わせて骨盤底筋群を収縮し，吸気と合わせて骨盤底筋群を弛緩させるように指導します．

臓側筋膜

　臓側筋膜は骨盤内臓器を直接覆う膜性の層であり，それぞれの臓器の外膜を形成します．臓側筋膜には，恥骨頸部筋膜（pubocervical fascia：PCF），直腸腟筋膜（rectovaginal fascia：RVF）および仙骨子宮靱帯（uterosacral ligament：USL）・基靱帯（cardinal ligament：CL）複合体などがあります．

恥骨頸部筋膜

　前腟壁と膀胱のあいだにあり，恥骨の後面から子宮頸部，側方はATFPに付着している台形の膜様組織のことを恥骨頸部筋膜とよびます．前腟壁の強さに関与し，膀胱を下方より支持する働きをもつため，恥骨頸部筋膜が脆弱化した場合には膀胱瘤が引き起こされます．

直腸腟筋膜

　直腸腟筋膜（デノビエ筋膜）は，後腟壁と直腸のあいだにある膜様結合組織のことであり，側方は肛門挙筋筋膜に付着します．後腟壁の強さに関与し，直腸を支持する働きをもつため，直腸腟筋膜が脆弱化した場合には直腸瘤が引き起こされます．

仙骨子宮靱帯・基靱帯複合体

　仙骨子宮靱帯・基靱帯複合体は臨床的には靱帯とよばれていますが，組織学的には明らかな靱帯組織が認められず，筋膜組織が集合・肥厚した部分をよんでいるにすぎないとされています．腟の頂部を頭背側に牽引する働きをもつため，仙骨子宮靱帯・基靱帯複合体が脆弱化した場合には子宮脱が引き起こされます．

ここまでに述べた骨盤底の筋・靱帯・筋膜による支持機構について図7[7)]に示します．

EBM

- 姿勢と骨盤底筋群との関係：立位の女性においてASISと恥骨結合は同一前額面上に存在するような位置関係をとります．その結果，骨盤入口部の平面は前傾し，坐骨恥骨枝および尿生殖裂孔はほぼ地面と平行になります．骨盤中間位の立位では，腹腔内の骨盤内臓器などの重みは骨構造により受け止められ，骨盤底筋群や筋膜にかかる負担は小さくなります（図8a）[8)]．一方で，骨盤後傾位の立位では，腹腔内の骨盤内臓器などの重みは骨盤底に対してより垂直にかかり負担が大きくなるとされています（図8b）[8)]．白人女性を対象とした研究では，骨盤臓器脱対象者は，健常女性と比較して胸椎後弯が増大していました[9)]．ヒスパニックおよび白人女性を対象とした研究では，骨盤臓器脱対象者は，健常女性と比較して腰椎前弯が減少し，骨盤入口部の前傾が減少していました[10)]．以上のことから，骨盤底筋群の筋力のみならず姿勢についても，骨盤臓器脱を引き起こす重要な因子の１つであると考えられます．さらに，骨盤底筋群は，背もたれを使用した座位のslump positionと比較して，背もたれを使用しないupright positionでは安静時の筋活動量が有意に高値となります[11)]．このことから，骨盤底機能障害を有する女性に対して評価・介入を行う際には，骨盤底筋群にのみアプローチするのではなく，姿勢についてもアプローチすることが必要です．

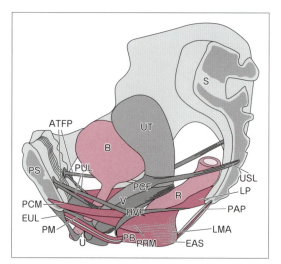

図7　筋・靱帯・筋膜による骨盤底の支持機構（文献7を改変）

【骨】PS：恥骨結合，S：仙骨
【骨盤内臓器】B：膀胱，UT：子宮，V：腟，R：直腸
【筋】PRM：恥骨直腸筋，PCM：恥骨尾骨筋，LP：挙筋板
【会陰を支持固定する構造】PB：会陰体，EAS：外肛門括約筋
【靱帯】PUL：恥骨尿道靱帯，ATFP：骨盤筋膜腱弓，USL：仙骨子宮靱帯
【筋膜】PCF：恥骨頸部筋膜，RVF：直腸腟筋膜

女性の骨盤底の支持機構

女性の骨盤底は妊娠・出産により多大なる影響を受け，結果として骨盤臓器脱や尿失禁，便失禁などが引き起こされる場合が少なくありません．なかでも骨盤臓器脱は50歳以上の女性の40％以上が有するとの報告もあり，女性にとって非常に多い悩みの１つです[12)]．骨盤臓器脱とは，膀胱，子宮，直腸などの骨盤内の臓器が腟から下垂し，突出してくる病気の総称であり，下垂してくる臓器によって，膀胱瘤，子宮脱，腟断端脱（子宮摘出後の場合），直腸瘤とよばれています（図9）[13)]．米国の婦人科医であるDeLanceyは腟管の支持を上部(Level I)，中部(Level II)，下部(Level III)に分けた女性の骨盤底の支持機構を提唱しました（図10）[14)]．

Level I：子宮や上部腟管の支持

子宮腟部や腟上部は，仙骨子宮靱帯・基靱帯複合体により頭背側に牽引され，挙筋板の上に保たれています．それにより，腟上部は立位でほぼ水平に保たれ，腹圧が加わった場合でも肛門挙筋を主とした骨盤底筋群が支えとなり，骨盤臓器脱を予防できます．Level Iが損傷した場合には，おもに子宮脱，腟断端脱（子宮摘出後の場合）が引き起こされます．

Level II：中部腟管の支持

中部腟管の前壁は恥骨頸部筋膜，後壁は直腸腟筋膜により支持されています．これらが損傷されると，膀胱瘤や直腸瘤が引き起こされます．

Level III：遠位腟管の支持

遠位腟管は周辺組織と直接融合しています．前壁は尿道と融合し，恥骨尿道靱帯などを介して恥骨と付着し，側壁は肛門挙筋内側，後壁は会陰膜，会陰体に直接融合しています．この部位が損傷した場合には，腹圧性尿失禁や遠位直腸瘤が引き起こされます．

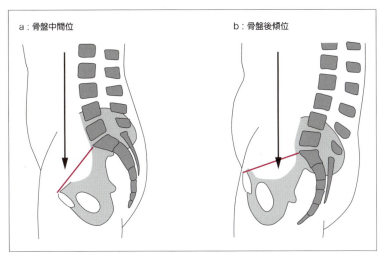

図8　姿勢による骨盤底への負荷の違い（文献8を改変）

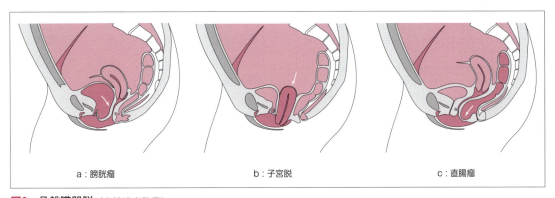

図9　骨盤臓器脱（文献13を改変）

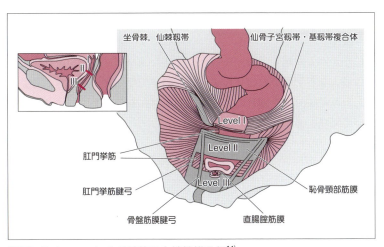

図10　DeLancey による腟管の支持機構分類[14]

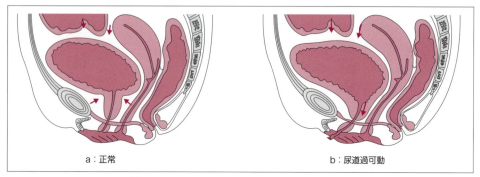

a：正常　　　　　　　　　　b：尿道過可動

図11　女性の尿禁制機構[18)]

> **EBM**
> ●腹横筋と骨盤底筋群との関係：健常女性を対象とした研究では，腹横筋および内腹斜筋の収縮により骨盤底筋群は共同収縮することが明らかになっています[15)]．また，健常女性を対象とした研究では，骨盤底筋群あるいは腹横筋の収縮により尿道内圧が上昇することが明らかになりました[16)]．さらに，健常女性を対象とした研究では，骨盤底筋群あるいは腹横筋の収縮により尿流を途絶することができると報告されています[17)]．

> **キーワード**
> **腹横筋（transversus abdominis muscle）**
> 腹横筋は，腹部の筋のなかで最も深層に位置し，骨盤底筋群，横隔膜，多裂筋とともにインナーユニットを形成し，体幹の安定化に関与しています．

女性の尿禁制機構

尿失禁は直接生命にかかわる問題ではないものの，女性の生活の質に多大なる影響を及ぼす疾患です．なかでも，くしゃみや咳で尿が漏れる腹圧性尿失禁は女性において頻発します．尿禁制機構が正常な場合には，腹圧が加わっても尿道閉鎖圧が膀胱内圧を上回るため尿禁制が保たれます（**図11a**）[18)]．一方で，妊娠・出産，加齢などの影響により骨盤底の脆弱化が惹起されると，腹圧が加わったときに尿道が前腟壁とともに下垂し，膀胱頸部が漏斗状に開きやすくなり，尿失禁が引き起こされます（**図11b**）[18)]．このような状態は尿道過可動とよばれています．また，尿道の括約筋機構自体が弱くなっている場合もあり，このような状態は尿道括約筋不全とよばれています．

おわりに

本項では骨盤底の解剖について概説しました．私たちPTは筋骨格系の専門家ですが，骨盤底筋群の構造や機能について学ぶ機会は少ないのが現状です．尿失禁や骨盤臓器脱などに悩む女性に適切なリハビリテーションを提供するためには，解剖学的な知識に基づき，骨盤底だけでなく呼吸や姿勢にも着目していくことも重要です．

（井上　倫恵）

参考文献

1) Wallner C et al：The contribution of the levator ani nerve and the pudendal nerve to the innervation of the levator ani muscles；a study in human fetuses. Eur Urol 54：1136-1142, 2008.
2) Mørkved S et al：Pelvic floor muscle strength and thickness in continent and incontinent nulliparous pregnant women. Int Urogynecol J Pelvic Floor Dysfunct 15：384-390, 2004.
3) Hoyte L et al：Two- and 3-dimensional MRI comparison of levator ani structure, volume, and integrity in women with stress

incontinence and prolapse. Am J Obstet Gynecol 185：11-19, 2001.
4) Hilde G et al：Impact of childbirth and mode of delivery on vaginal resting pressure and on pelvic floor muscle strength and endurance. Am J Obstet Gynecol 208：e1-7, 2013.
5) 穴澤貞夫ほか編：排泄リハビリテーション 理論と臨床，中山書店，2009，pp37-45.
6) Talasz H et al：Phase-locked parallel movement of diaphragm and pelvic floor during breathing and coughing-a dynamic MRI investigation in healthy females. Int Urogynecol J 22：61-68, 2011.
7) Peter Papa Petros 著，井上裕美ほか訳：インテグラル理論から考える女性の骨盤底疾患，シュプリンガー・ジャパン，2006.
8) 田舎中真由美：骨盤臓器下垂・脱に対する理学療法．PT ジャーナル 47：879-887，2013.
9) Lind LR et al：Thoracic kyphosis and the prevalence of advanced uterine prolapse. Obstet Gynecol 87：605-609, 1996.
10) Nguyen JK et al：Lumbosacral spine and pelvic inlet changes associated with pelvic organ prolapse. Obstet Gynecol 95：332-336, 2000.
11) Sapsford RR et al：Sitting posture affects pelvic floor muscle activity in parous women：an observational study. Aust J Physiother 52：219-222, 2006.
12) Hendrix SL et al：Pelvic organ prolapse in the Women's Health Initiative：gravity and gravidity. Am J Obstet Gynecol 186：1160-1166, 2002.
13) Irion JM, Irion GL：Women's Health in Physical Therapy Lippincott Williams & Wilkins, a Wolters Kluwer business, 2010.
14) DeLancey JO：Anatomic aspects of vaginal eversion after hysterectomy. Am J Obstet Gynecol 166 (6 Pt 1)：1717-1724, 1992.
15) Sapsford RR, Hodges PW：Contraction of the pelvic floor muscles during abdominal maneuvers. Arch Phys Med Rehabil 82：1081-1088, 2001.
16) Sapsford RR et al：The effect of abdominal and pelvic floor muscle activation patterns on urethral pressure. World J Urol 31：639-644, 2013.
17) Sapsford RR, Hodges PW：The effect of abdominal and pelvic floor muscle activation on urine flow in women. Int Urogynecol J 23：1225-1230, 2012.
18) ウィメンズヘルス理学療法研究会 編：ウィメンズヘルスリハビリテーション．メジカルビュー社，2014.

第2章 女性に対する運動療法における基礎知識

1 女性にかかわる生理学

女性のライフステージ

　女性のライフステージは，一般的に，0～10歳を小児期，10～20歳を思春期，20～45歳を成熟期（性成熟期），45～55歳を更年期と称します．以前は55歳以上を老年期と称していましたが[1]，2000年にWHO（世界保健機関）が健康寿命を提唱してから[2]，健康寿命が「健康上の問題で日常生活が制限されることなく生活できる期間」と定義されるようになったため，健康寿命（日本女性77.7歳，WHO，2004年．日本女性74.21歳，厚生労働省，2013年）中である55～75歳を壮年期，日常生活に制限があり「健康ではない期間」である75歳以上を老年期とするのが今後は適切でしょう．更年期までの女性のライフステージは，卵巣機能と女性ホルモン値で分類され，閉経後は，排卵・出産に関連した疾患がなくなり，おもに老化を原因とする疾患が加齢とともに増えてきます．女性のライフステージは，それぞれのライフステージに特徴的な疾患があります（図1）．

> **キーワード**
> **健康寿命**
> 健康寿命とは，健康上の問題がない状態で日常生活を送ることができる期間のことです．平均寿命と健康寿命との差は，日常生活に制限のある「不健康な期間」を意味します．平均寿命と健康寿命（日常生活に制限のない期間）の差は，2010（平成22）年で，男性9.13年，女性12.68年となっています．

卵巣とは

　ヒトの卵巣は2個あり，通常は，直径が2～3cmで長楕円形をしています．子宮上端の左右に位置していますが，子宮とのあいだは，ヒモ状の結合組織でつなぎ止められているだけで，直接つながっているわけではありません．卵巣のすぐ近くには，卵管采という卵管の開口部があり，卵管は子宮の内部とつながっています．つまり卵子は，一度腹腔内に排出され，卵管采にトラップ（回収）されて，腟から入ってきた精子と卵管内で受精します．受精卵になったあと，数日かけて自らの力で子宮内まで到着し着床します（図2）．

　卵巣は，卵子のもとになる卵細胞を維持・成熟させ，その後，放出します．また同時に，エストロゲン（卵胞ホルモン），プロゲステロン（黄体ホルモン）を分泌します．つまり卵巣は，生殖器官と内分泌器官の両方を兼ねています．ヒトを含む哺乳類の卵巣の内部には，卵胞とよばれる構造が多数あり，それぞれ1つずつの卵細胞を包んでいます．卵細胞が減数分裂して卵子となります．ですから卵子の遺伝子数は体細胞の半分です．卵子は，精子と受精して受精卵となり，遺伝子数が体細胞と同じになります．この受精卵が分裂を繰り返しヒトになります．

排卵と月経周期 （図3）[3]

　成熟期にある女性の卵巣内では，25～35日周期で卵胞が成熟し，卵子が卵巣外に飛び出します．これを排卵といいます．卵胞の成熟とともに，子宮の内膜でも受精卵の着床の準備を始め，排卵とともに子宮の内膜はさらに厚くなります．この卵胞の成熟と子宮内膜の変化は，エストロゲンとプロゲステロンにより調節されます．排卵された卵子が受精せず妊娠が成立しないと，厚くなった子宮内膜ははがれ落ちて，腟から出血として排泄さ

2 生理学・内分泌学

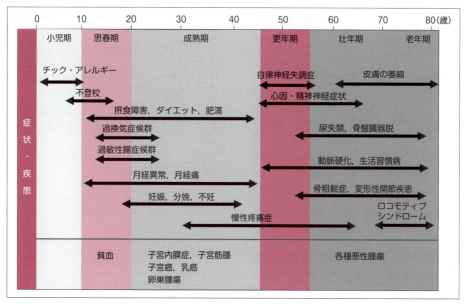

図1　ライフサイクルで起こりやすい症状・疾患

　ウィメンズ・ヘルスというと，20〜40代の婦人科疾患（子宮内膜症，子宮筋腫，子宮癌，卵巣腫瘍）と乳腺疾患（乳癌等）を思い浮かべることが多くなります．最近は，40〜50代女性の更年期障害にもスポットライトがあてられるようになってきました．また若い年代の女性に関しては，甲状腺機能障害のチェックも重要です．一方，女性は，50歳以降もさらに長く生き続けるわけですから，ウィメンズ・ヘルスについても，50歳以上の女性の健康に関して注目する必要があります．

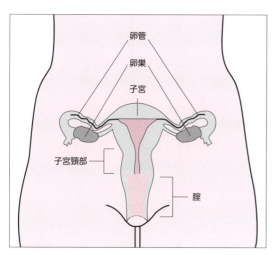

図2　正面からみた女性器

れます．これを月経（生理）といい，この周期を月経周期とよびます．

　卵胞期：月経による出血の最初の日（1日目）から，排卵を促す黄体形成ホルモン（luteinizing hormone：LH）の急激な上昇の前までの時期を卵胞期といいます．この期間に起こる主要な現象は，卵巣にある卵胞の発達です．卵胞期のなかでも月経中は体調不良を訴える人が多いため，月経1日目から月経終了までを月経期とする分類法もあります．体調変化を説明しやすい分け方です．

　月経の始まる直前には，子宮の内側を覆っている子宮内膜は，受精卵の着床に備えて厚くなっています．受精が起きなかった場合には，エストロゲンとプロゲステロンの濃度が低下します．その結果，子宮内膜の内側の部分がはがれ落ち，月経による出血が起こります．

　このころから，脳の下垂体からの卵胞刺激ホルモン（follicle stimulating hormone：FSH）の分泌量が少しずつ増加を始めます．FSHは，未成熟の卵胞に刺激を与えて卵胞の成長を促し，エストロゲンを分泌させます．

　卵胞期の後半になるとFSH濃度が低下し，成熟していた複数の卵胞のうち1つだけが発育を続けます．この卵胞は，間もなく大量のエストロゲンを分泌するようになります．エストロゲンも，

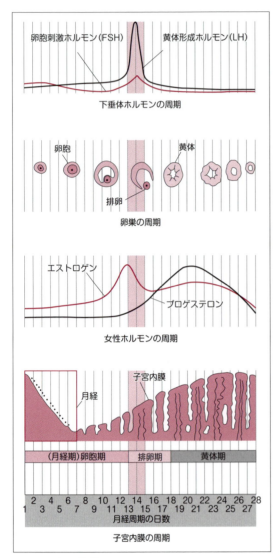

図3　月経周期[3]

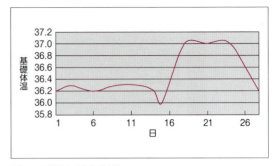

図4　正常な基礎体温

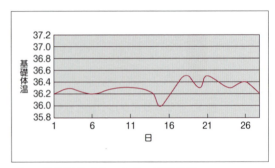

図5　黄体機能不全の患者の基礎体温

子宮内膜の増殖に関与しますので，卵胞期の後半からは，ゆっくりと子宮内膜の増殖が開始します．月経周期が，25〜35日の場合は，卵胞期は11〜21日間続きます．

　排卵期：排卵期は，脳下垂体から分泌されるLH濃度の急激な上昇とともに始まります．このLHの刺激により，卵胞が卵巣の表面で破裂して卵子が放出されます．FSH濃度もやや小幅に上昇します．排卵期は，卵子が放出された時点をもって2日弱で終了します．

　排卵された卵子の寿命は約24時間といわれており，妊娠が成立するためには，この間に精子と出会って受精することが必要です．一方，精子の寿命は5日前後といわれていますので，排卵前に生殖路に精子が侵入していれば受精の可能性がより高くなります．

　黄体期：排卵後には卵胞は黄体となり，多量のプロゲステロンを分泌します．このプロゲステロン値が高い時期を黄体期とよび，受精が成立しなければ通常14日間前後です．

　黄体から分泌されたプロゲステロンは，子宮内膜の厚みを増大させるとともに，受精が起きた場合に備えて，全身に胎児用の水分と栄養素をため込みます．これが黄体期の体調の不調の原因になります．また，プロゲステロンの作用によって基礎体温が0.3〜1℃程度上昇します．そのため，黄体期を高温期，卵胞期を低温期とよび，基礎体温を測定することで，排卵が起こっているかどうか推定することができます（図4，5）．黄体期のあいだも，エストロゲンの濃度は高い水準で維持

されます．受精が起こらなかった場合には，黄体は退化し，新たな月経周期が始まります．受精が成立すると，受精卵が胚に成長し，子宮内膜に着床します．その後，胚を取り巻く細胞からヒト絨毛性ゴナドトロピン（Human chorionic gonadotropin：hCG）が放出されるようになります．このホルモンが分泌されると黄体が維持され，胎児が成長して自らホルモンを分泌できるようになるまで，黄体からプロゲステロンの分泌が続いていきます[3]．

月経周期に影響を受ける女性の体調変化とリハビリテーションでの注意

月経直前には，プロゲステロンとエストロゲンも急速に減少します．月経中は，プロゲステロンが減少するのでむくみやイライラは改善してきます．しかしエストロゲンの低下は知覚過敏状態を起こします．さらに月経中は，子宮内では，出血に伴う炎症が起こっているため，月経初期には，頭痛や腹痛，腰痛，貧血などさまざまなトラブルが起こります．月経痛のため意欲がわかず，細かいことが気になりだしたり，匂いに敏感になったりする時期です．体調が悪くなり，吐き気や下痢，食欲低下などを起こすことがあります．月経終了ごろになると出血の量も減り，エストロゲンが増加し始め，さらに子宮内での炎症も軽快してくるので，疼痛は軽減していきます．体調や精神状態も少しずつ上向きになってくる回復期間に入ります．

月経中は，血行が悪いと月経痛が重くなるので，軽いストレッチなどをして血液の流れをスムーズにしたほうがよいが，体力的にも精神的にも無理な運動は控えましょう．

月経が終了すると，排卵が近づくにつれて，体も軽やかで，むくみもなく，ダイエットの効果がでやすく，交感神経と副交感神経のバランスもよく，心も健やかな状態となります．リラックスできる，気持ちが優しくなる，社交的になるなど，気持ちが落ちついている時期です．肌のコンディションもよくなります．新たなリハビリテーションプログラムは，この時期がお勧めです．

排卵の直前は，卵胞ホルモンの影響で女性的な魅力も最大となります．体，心，肌のコンディションもよく性欲も強くなります．腟はとても潤いがあり滑りがよく，透明でサラサラした，糸を引くようなおりものがでます．排卵の前後では，ホルモンバランスが急激に変化するので精神的に不安定になる人もいます．排卵の際は，排卵出血という出血や，下腹部の疼痛を生じる人もいます．この時期も，リハビリテーションプログラムは積極的に行ってよいでしょう．

排卵後は，プロゲステロンの分泌が，ホルモン作用の主体となり，体温が上昇し倦怠感が生じます．エストロゲンも高値のまま維持されます．排卵前とは変わって，皮脂分泌も増えてにきびなどの肌トラブルもみられ，黄体後期に向かうにつれて，集中力低下やイライラなどが生じます．だるさ，むくみ，腰痛，下腹部痛，肩こり，便秘等の症状が，少し気になってきます．甘いものがほしくなる時期ですがなるべく控えるようにしましょう．また，体を冷やす生野菜や果物も控えてください．リハビリテーションプログラムは，少しペースダウンします．

月経直前の時期は，黄体ホルモンの分泌量が多いので，基礎体温は高くなり，人によっては37.5℃前後に達する場合もあるため，微熱感をもつ人もいます．だるさや，便秘，腰痛，眠気，頭がボーッとするなどの症状がでてきます．さらにむくみ，お腹が張る，外性器がかゆくなる，胸の張りや軽い疼痛，食欲増加などの症状で，日常生活に悪影響することがあります．さらににきび，くまやくすみ，かゆみ，アレルギー反応が気になる人もいます．また怒りっぽくなったり，集中力が低下したりする時期でもあります．月経前の自覚症状が強く出現して日常生活の質が低下し，医療介入が必要な状態を月経前症候群（Premenstrual Syndrome：PMS）とよびます．

PMSを自覚する患者がいる場合は，速やかにクリニック受診を勧めたほうがよいでしょう．クリニックでは，低用量ピルや漢方薬・抗不安薬，最近では抗うつ薬などが処方されます．

　月経直前は，イライラして怒りっぽくなる時期なので意識的に注意が必要です．食欲が増しますが，カフェインやアルコールなどの刺激物や，お菓子などの嗜好品は，体調をさらに悪化させるので，可能なかぎり控え，温野菜などの体を温めるものを食べるよう指導しましょう．また次に訪れる月経期に備えて，鉄分やカルシウムなどを意識的に摂取することも勧めましょう．この時期はリラックスを心がけ，無理をしないほうがよいでしょう．引き続き，リハビリテーションプログラムは，少しペースダウンします．またPMSが重度の場合は，軽いストレッチなどをして血液の流れをスムーズにしたほうがよいのですが，体力的にも精神的にも無理なリハビリテーションは控えましょう．

> **EBM**
> ● 競争的な激しいスポーツを長期間行っている女性アスリートのほうが，普通の女性に比べ，PMSに罹患している確率がより高いという報告があります[4]．

（関口　由紀）

参考文献

1) 石野尚吾：漢方．週刊朝日 4.10 増刊号：16～20, 2003.
2) 厚生労働省：平成26年版厚生労働白書　健康長寿社会の実現に向けて～健康・予防元年～．2014.
3) メルクマニュアル第18版日本語版：女性の生殖内分泌学．(http://merckmanual.jp/mmpej/sec18/ch243/ch243a.html)
4) Czajkowska M et al：Menstrual Cycle and the Prevalence of Premenstrual Syndrome/Premenstrual Dysphoric Disorder in Adolescent Athletes. J Pediatr Adolesc Gynecol 28 (6)：492-8, 2015.

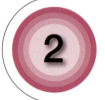

2 女性にかかわる内分泌学

ライフステージによる体の特徴とその特徴を踏まえた理学療法の必要性

　ウィメンズ・ヘルスというと，20～40代の婦人科疾患（子宮内膜症，子宮筋腫，子宮癌，卵巣腫瘍）と乳腺疾患（乳癌等）を思い浮かべることが多いのですが，最近は，40～50代女性の更年期障害にもスポットライトがあてられるようになってきています．しかし女性は，50歳以降もさらに長く生き続けるわけですから，ウィメンズ・ヘルスに関しても，50歳以上の女性に注目する必要があります．さらにリハビリテーションもそれぞれのライフステージの特徴を踏まえて行う必要があります．

第二次性徴と思春期のウィメンズ・ヘルスサポートとリハビリテーション

　ヒトにおいてはほとんどの場合，生下時から外性器で性別が判定できますが，生まれてからしばらくは生殖能力はもちません．この生下時から認められる外性器の男女の特徴を第一次性徴とよびます．思春期に入ると，生殖臓器が発達・成熟し，最終的に生殖能力をもつようになります．その際の男女の特徴を第二次性徴とよびます．
　思春期になると，脳内にある視床下部から性腺刺激ホルモン放出ホルモン（gonadotropin releasing hormone：GnRH）の分泌が増加して，下垂体に命令が出されます．その後，下垂体から性腺刺激ホルモンであるゴナドトロピン（LH，FSH）が分泌され，男性は精巣に，女性は卵巣に作用し，それぞれが発育し，精巣から男性ホルモン（テストステロン等）が，卵巣から女性ホルモン（エストロゲンとプロゲステロン）が分泌されます．その結果，男性では9～13歳ごろから，女性では7～11歳ごろから第二次性徴が発現します．女性の第二次性徴は，乳房の発達，女性器の発達，陰毛や腋毛の発生，初潮の開始，皮下脂肪の増大，体型の変化，顔面の変化などです[1]．

　思春期の女性の疾患で特徴的なのは摂食障害があげられます．摂食障害の根底には，第二次性徴（性成熟）の拒否があると考えられ，極端なやせや肥満を認めたり，体重は標準であっても，自発嘔吐や下剤の濫用などで，ビタミン・ミネラル不足による体調不良が起こることがあります．また摂食障害と診断されない正常領域の女性でも，ボディーイメージのやせへの偏りのため，食事が十分に摂れていない場合があります．そして栄養状態が悪化している状態にもかかわらず，過剰な運動を定期的に行っていることがあり，リハビリテーションの際には注意が必要です．リハビリテーション中に，めまいや立ちくらみ，動悸などを訴える場合は鉄分不足を，繰り返しこむら返りを訴える場合はカルシウム不足を，極端な偏食や味覚の異常を認めたらマグネシウム不足等を疑い，クリニックへの受診を勧めたほうがよいでしょう．摂食障害は，思春期に発症し，その後，成熟期（性成熟期）全般にわたって長期に罹患する例も多いとされています．また摂食障害の治療は，内科医師，精神科医師，栄養士などと協力した集学的な治療が必要で，長期間の介入となります．リハビリテーション中の患者に摂食障害傾向を認めたら，積極的に介入し，早期治療につなげましょう[2]．

> **キーワード**
> **摂食障害**
> 単なる食欲や食行動の異常ではなく，1）体重に対する過度のこだわりがあること，2）自己評価への体重・体形の過剰な影響が存在する，といった心理的要因に基づく食行動の重篤な障害です．神経性食欲不振症（anorexia nervosa：AN）と神経性過食症（bulimia nervosa：BN）に分類されます．AN には不食を徹底する「制限型」，あるいは過食を伴ってもそれに対する排出行為で代償しながら低体重を維持している「過食／排出型」があります．一方，BN には過食を繰り返しながらも体重増加を防ぐために種々の不適切な代償行為を伴っていますが，AN と違ってやせに至らないことが特徴です[3]．

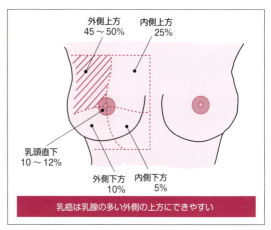

図1 乳癌の発生部位

成熟期のウィメンズ・ヘルスサポートとリハビリテーション

20〜45歳の成熟期は，女性が生殖可能な年齢で，生命にかかわる疾患に罹患する可能性が，他のライフステージに比べて少ない一方で，妊娠・出産にかかわる疾患が多い時期です．しかし一定の確率で，乳癌，子宮癌は発生してきます．

性交を開始した女性は子宮癌検診を行うべきです．子宮頸癌のリスクは，性交開始年齢が低いこと，セックスパートナーが多いこと，早婚，多産等で上昇しますが，子宮頸癌の発生には，その多くにヒトパピローマウイルス（Human Papillomavirus：HPV）の感染が関連していることが明らかになりました．そのため，HPV に対するワクチンを接種することによって体内に抗体を作り，HPV の感染を防止することで，子宮頸癌の発症リスクを減らすことができます．HPV 感染そのものはまれではなく，感染しても，多くの場合，症状のないうちに HPV が排除されます．しかし一部の HPV は，排除されず感染が続き，さらにその一部に子宮頸癌の前癌病変や子宮頸癌が発生すると考えられています．子宮頸癌ワクチンは，50歳未満で複数のセックスパートナーがいる人，または今後，複数のセックスパートナーができる可能性のある人は接種したほうがよいでしょう．

子宮頸癌検診は，20歳以上であれば公的検診で2年に1回受けることが可能です．しかしその間でも不正出血があれば，その都度，婦人科を受診することが望まれます．

子宮体癌のリスクは，女性ホルモンの過剰分泌に関連するものとそうでないものに分かれますが，おもなものとして，肥満，未産婦，遅い閉経（52歳以降），閉経後の出血のくり返し，糖尿病などがあります．また卵巣癌は，子宮癌に比べると発症頻度は低いのですが，症状なく進行してしまうことの多いのが特徴です．また卵巣癌は発生頻度が低いため公的検診ではカバーされません．ですから40歳を過ぎたら，子宮体癌と卵巣癌を早期に発見するために，公的な子宮頸癌検診の際や，あるいは別に機会を作ってコストをかけてでも経腟超音波検査を受診したほうがよいでしょう．

乳癌の日本での発症年齢は，加齢とともに発生率が増加する欧米諸国と違い，45〜55歳の第1ピークと，70〜75歳の第2ピークをもつフタコブラクダ形になっています．そのため30歳を過ぎたら少なくとも乳癌の自己検診の習慣をつけたほうがよいでしょう．乳癌の発生部位は，乳房の外側上方に多いことを認識して触診を行うことが大切です（図1）．触診を兼ねて，素手に石鹸を

つけて乳房を毎日洗うようにするとよいでしょう．そして乳房の状態がいつもと違う場合は乳腺外来を受診してください．さらに乳癌の家族歴がある場合は，30歳になったら年1回超音波検査を受診したほうがよいでしょう．また乳癌の家族歴の有無にかかわらず，40歳を過ぎたら公的検診を利用して，2年に1回マンモグラフィー検査を受診するように心がけましょう．さらにそのうちの2回に1回は，有料でも乳房超音波検査を受診しましょう．

最後に，20～40代から気をつけたほうがよい疾患に甲状腺疾患があります．甲状腺が機能亢進状態になると，やせ，イライラ，手の震えなどの症状が出現するようになります．また甲状腺の機能低下状態になると，肥満，むくみ，倦怠感，抑うつ状態などが起こります．しかし多くの甲状腺疾患の患者が，神経症や自律神経失調症と診断されているともいわれています[4]．検診などで採血を行う際には，TSH（甲状腺刺激ホルモン）の測定を行ったほうがよいでしょう．成熟期のリハビリテーションに関しては，月経周期で女性の体調や精神状態が変化することから，これを考慮して行うことが重要です．詳しくは，前項「女性にかかわる生理学」を参照してください．

更年期のウィメンズ・ヘルスサポートとリハビリテーション

更年期は，閉経前後の40歳後半～50歳半ばまでのことをいいますが，この時期には女性ホルモンの減少による体と精神の変化が起こります（**図2**）[5]．卵巣機能が低下すると，エストロゲンが減少してフィードバックにより高ゴナドトロピン血症（FSH上昇）が起こり，さらにこれが視床下部自律神経中枢に作用し，種々の自律神経失調症状が起こります．さらに子どもの自立，夫の退職，介護，職場環境の変化等の生活環境の変化も重なることが特徴です．この時期に起こる数々のトラブルを更年期障害とよびますが，具体的には，

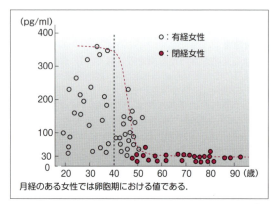

図2 加齢に伴う血中エストラジオール値の変化[5]

この時期に起こる，ほてり，のぼせ，発汗，不快感，冷え，動悸，頭痛，腰痛，めまい，不眠，不安，うつ気分，イライラ，便秘，排尿障害，不正出血等を指します．更年期障害の治療としては，内服剤や貼付剤による女性ホルモン補充療法に加えて，抗うつ剤，安定剤，漢方薬などが用いられますが，さらに代替治療（鍼灸治療，アロマセラピーなど）も効果を発揮します[6]．

この時期から気をつける必要があるのが生活習慣病です．40歳を過ぎると，遺伝的素因のある高脂血症（脂質異常症）・糖尿病・高血圧の徴候がみられるようになります．閉経し女性ホルモンが低下するとそれぞれの症状はさらに悪化します．放置すると動脈硬化が進行し，60歳以降の狭心症・心筋梗塞・脳梗塞などの発症の原因となります．

高脂血症は，2007年より脂質異常症とよばれています．『動脈硬化性疾患予防ガイドライン2007年版』[7]では，診断基準は，空腹時採血で，LDLコレステロール≧140mg/dL，HDLコレステロール＜40mg/dL，トリグリセライド≧150mg/dLです．ポイントは，リスクにより管理の厳しさが異なることです（**表1**）[8]．

空腹時血糖値126（mg/dL）以上，75g経口ブドウ糖負荷2時間後の血糖または随時血糖200mg/dL以上が，1999年以来の糖尿病の診断基準（**表2**）[9,10]ですが，2006年からは，ヘモグロビン（Hb）A1c6.5％以上（NGSP）の場合も糖

2 生理学・内分泌学

表1　脂質異常症の治療目標[8]

治療方針の原則	カテゴリー	脂質管理目標値		
		LDL コレステロール	HDL コレステロール	トリグリセライド
一次予防	低リスク群	160mg/dL 未満	40mg/dL 以上	150mg/dL 未満
	中リスク群	140mg/dL 未満		
	高リスク群	120mg/dL 未満		
二次予防	冠動脈疾患の既往	100mg/dL 未満		

動脈硬化のリスクを高めるおもな危険因子には下記のようなものがあり，危険因子に1つも当てはまらない場合は低リスク群，1～2つ当てはまる場合には中リスク群，3つ以上当てはまる場合には高リスク群に分類されます．
また，糖尿病・脳梗塞・閉鎖性動脈硬化がある場合には，当てはまる危険因子の数に関係なく高リスク群に分類されます．
・加齢（男性は45歳以上，女性は55歳以上）
・喫煙
・糖尿病（耐糖能異常も含む）
・冠動脈疾患の家族歴
・高血圧
・低 HDL コレステロール血症

表2　糖尿病の判定基準[9, 10]

空腹時血糖値および 75gOGTT による判定区分と判定基準				
	血糖測定時間			判定区分
	空腹時		負荷後2時間	
血糖値（静脈血漿値）[*1]	126mg/dL 以上	または	200mg/dL 以上	糖尿病型
	糖尿病型にも正常型にも属さないもの			境界型
	110mg/dL 未満	および	140mg/dL 未満	正常型[*2]

*1）血糖値は，とくに記載のない場合には静脈血漿値を示す．
*2）正常型であっても1時間値が 180mg/dL 以上の場合は，180mg/dL 未満のものに比べて糖尿病に悪化する危険が高いので，境界型に準じた取り扱い（経過観察など）が必要である．また，空腹時血糖値が 100～109mg/dL は正常域ではあるが，「正常高値」とする．この集団は糖尿病への移行や 75gOGTT（経口ブドウ糖負荷試験）時の耐糖能障害の程度からみて多様な集団であるため，75gOGTT を行うことが勧められる．

尿病と診断されるようになりました．

日本高血圧学会の定義（2014）では，正常血圧は 139/89mmHg 以下ですが，高血圧として治療する場合は，メタボリックシンドローム等の脳心血管リスクと高血圧の程度により層別化を行い，高リスクは早期に治療し，中等リスクは1カ月の，低リスクは3カ月の生活指導を行い，血圧が正常化しなければ，投薬を行うことが推奨されています（表3～5）[11]．

リハビリテーション施行の際に認識すべきことは，更年期の女性は，急激なエストロゲンの血中濃度の低下により知覚過敏を有しているということです．そのためリハビリテーション中に疼痛や違和感を感じると，それが遷延したり，リハビリテーション後の疲労感や倦怠感が強くなったりします．しかし更年期の運動習慣の確立は，その後の40年にわたる壮年期と老年期の QOL 向上の基礎となる重要な事項なので，リハビリテーションの場面では，無理な負荷による疼痛や不快感を与えず楽しんで長く続けられるように工夫することが重要です．

表3 高血圧の定義[11]

	分類	収縮期血圧		拡張期血圧
正常域血圧	至適血圧	< 120	かつ	< 80
	正常血圧	120-129	かつ/または	80-84
	正常高値血圧	130-139	かつ/または	85-89
高血圧	Ⅰ度高血圧	140-159	かつ/または	90-99
	Ⅱ度高血圧	160-179	かつ/または	100-109
	Ⅲ度高血圧	≧ 180	かつ/または	≧ 110
	(孤立性) 収縮期高血圧	≧ 140	かつ	< 90

(mmHg)

表4 血圧に基いた脳心血管リスクの層別化（診察室内）[11]

リスク層 (血圧以外の予後影響因子)	血圧分類	Ⅰ度高血圧 140-159/ 90-99mmHg	Ⅱ度高血圧 160-179/ 100-109mmHg	Ⅲ度高血圧 ≧ 180/ ≧ 110mmHg
リスク第一層 (予後影響因子がない)		低リスク	中等リスク	高リスク*
リスク第二層 (糖尿病以外の1〜2個の危険因子，3項目を満たすMetS*2のいずれかがある)		中等リスク	高リスク	高リスク
リスク第三層 (糖尿病，CKD，臓器障害／心血管病，4項目を満たすMetS，3個以上の危険因子のいずれかがある)		高リスク	高リスク	高リスク

*高リスクはすぐに治療，中等リスクは1カ月の，低リスクは3カ月の生活改善指導
*2 MetS：メタボリックシンドローム．内臓脂肪型肥満，高血圧，高血糖，脂質異常症の4つで評価する

壮年期のウィメンズ・ヘルスサポートとリハビリテーション

　55〜75歳の時期は，女性にとって生殖を終了し，月経のトラブルから解放され，自由を謳歌できる楽しい時期であるとともに，きたるべき老年期を健康に過ごすための大切な準備期とも考えられます．この時期は，乳房・子宮以外の臓器の悪性腫瘍の発症が増加する時期であるためがん検診の習慣化が必要となります．また皮膚の老化を防ぐために紫外線対策を行い，うつ状態にならないようにメンタルヘルスに気をくばる必要もあります．また，引き続き生活習慣病（高血圧，糖尿病，脂質異常症）の治療を続行する必要があります．

さらに，75歳以上になっても，疼痛なく動ける肉体を維持するために骨密度管理が欠かせません．

　骨粗鬆症とは，骨の中のカルシウムなどが減少することによって骨がスカスカになり，もろくなってしまった状態です．骨の強さは骨量や骨密度という言葉で表現されますが，閉経しエストロゲンの血中濃度が低下すると，破骨細胞の活動が亢進し，骨密度の低下が急速に出現します（図3）[12]．強さを失った骨は，骨折や変形，腰痛を引き起こしやすくなります．ちょっと転んだだけで骨折をしたり，気づかないうちに背骨がつぶれたりするため，背中が丸くなったり，身長が縮んできたりします．寝たきりになってしまうケース

表5　高血圧のリスク因子[11]

A．心血管病の血圧値以外の危険因子		B．臓器障害／心血管病	
高齢（65歳以上）		脳	脳出血・脳梗塞
喫煙			無症候性脳血管障害
脂質異常症[*1]	低HDLコレステロール血症（＜40mg/dL）		一過性脳虚血発作
	高LDLコレステロール血症（≧140mg/dL）	心臓	左室肥大（心電図，心エコー）
	高トリグリセライド血症（≧150mg/dL）		狭心症，心筋梗塞，冠動脈再建術後
			心不全
肥満（BMI≧25）（とくに内臓脂肪型肥満）		腎臓	蛋白尿・アルブミン尿
メタボリックシンドローム			低いeGFR[*2]（＜60mL/分/1.73m^2）
若年（50歳未満）発症の心血管病の家族歴			慢性腎臓病（CKD），確立された腎疾患（糖尿病性腎症，腎不全など）
糖尿病	空腹時血糖≧126mg/dL	血管	動脈硬化性プラーク
	負荷後血糖2時間値≧200mg/dL		頸動脈内膜中膜複合体厚≧1.1mm
	随時血糖≧200mg/dL		大血管疾患
	HbA1c≧6.5%（NGSP）		末梢動脈疾患（足関節上腕血圧比低値：ABI≦0.9）
		眼底	高血圧性網膜症

[*1] 空腹時採血によりLDLコレステロールはFriedwaldの式（TC − HDL-C − TG/5）で計算する．TG400mg/dL以上や食後採血の場合にはnonHDL-C（TC − HDL − C）を使用し，その基準はLDL-C ＋ 30mg/dLとする．
[*2] eGFR（推算糸球体濾過量）は下記の血清クレアチニンを用いた推算式（eGFR$_{creat}$）で算出するが，筋肉量が極端に少ない場合は，血清シスタチンを用いた推算式（eGFR$_{cys}$）がより適切である．
eGFR$_{creat}$（mL/分/1.73m^2）＝ 194 × Cr$^{-1.094}$ × 年齢$^{-0.287}$（女性は× 0.739）
eGFR$_{cys}$（mL/分/1.73m^2）＝（104 × Cr$^{1.019}$ × 0.996^{年齢}（女性は× 0.929））− 8

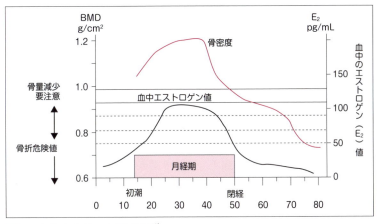

図3　女性ホルモンと骨密度[12]

もあります．腰椎X線で骨粗鬆症化を認めるか脆弱骨折がある場合，または腰椎骨密度値が，骨密度若年成人平均値（young adult mean：YAM）の70%未満である場合に骨粗鬆症と診断されます（**表6**）[13]．治療は，軽症の場合は，ビタミンD製剤＋カルシウム製剤や，選択的エストロゲン受容体モジュレーター（selective estrogen receptor modulator：SERM）などで行いますが，重症の場合は，ビスフォスフォネート製剤や，副甲状腺刺激ホルモン製剤の投与を行います（**図4**）．抗RANKL抗体デノスマブは，6カ月に1回の皮下注射による投与のみで治療が可能な画期的な治療薬です．この治療薬が，治療選択肢のどこに位置するようになるのか，今後の検討が待たれ

表6　骨粗鬆症の診断[13)]

【診断の進め方】
日本骨代謝学会の診断基準に沿って診断が行われます．

- Ⅰ．脆弱性骨折あり
- Ⅱ．脆弱性骨折なし
  - ⅰ．骨粗鬆症：骨密度[*1]値がYAM[*2]の70%未満，脊椎X線での骨粗鬆症化あり
  - ⅱ．骨量減少：骨密度値[*3]がYAMの70〜80%，脊椎X線での骨粗鬆症化疑いあり
  - ⅲ．正常：骨密度値がYAMの80%以上，脊椎X線での骨粗鬆症化なし

[*1] 骨密度は原則として腰椎骨密度とする．高齢者において脊椎変形などで測定が困難では大腿骨頸部あるいは他の部位の骨密度を用いる．
[*2] YAM（young adult mean）：20〜44歳の若年成人平均値
[*3] 骨密度の値は測定部位，測定方法，測定機器別で異なります．基準値も異なります．

ます．また生活習慣や環境を中心に考えた骨粗鬆症の危険因子は，栄養不足（カルシウムやビタミンDをはじめとする栄養不足），塩分過多（カルシウムを摂っても，塩分と一緒に尿中に排泄），運動不足（骨量ばかりでなく，筋力も低下して容易に骨折します），多量の飲酒（間接的作用として栄養不足を招いたり，肝臓におけるビタミンDの代謝障害を起こしたりして骨量減少を招きます），喫煙（女性ホルモン低下，カルシウム排泄増加を招き，骨量に影響を及ぼします），日照不足（ビタミンDの不足を引き起こします），やせすぎ（栄養不足と関係し，筋肉量が少ないので容易に骨折します）などで，治療薬の投与だけではなく，これらの危険因子を可能なかぎり避けることが，骨密度の維持にはとても重要です．

壮年期以降の生活習慣病や骨粗鬆症の予防には，食事の管理と運動が重要です．

食事の管理に関しては，炭水化物，脂質，タンパク質，ビタミン，ミネラルのいわゆる「5大栄養素」を，バランスよく，毎日3回の食事から摂ることが大切です．「主食」（炭水化物を多く含むご飯やパン，麺類など），「主菜」（メインとなるおかず：タンパク質を多く含む肉や魚，卵，大豆製品など），「副菜」（付け合わせのおかず：ビタミンやミネラルを多く含む野菜や海藻など）を，1日3回の食事になるべく揃え，さらに牛乳・乳製品や果物なども組み合わせると，5つの栄養素をバランスよく摂ることができます．

2007年，日本整形外科学会は，人類が経験したことのない超高齢社会を迎えている日本の未来を見据え，ロコモティブシンドロームという概念を提唱しました[14)]．運動器の障害のために移動機能の低下をきたした状態は「ロコモティブシンドローム（略称：ロコモ，和名：運動器症候群）」と定義され，進行すると介護が必要になるリスクが高くなります．ロコモは，筋，骨，関節，軟骨，椎間板といった運動器のいずれか，あるいは複数に障害が起こり，「立つ」「歩く」といった機能が低下している状態です．進行すると日常生活にも支障が生じてきます．ロコモになってしまうと健康とはいえなくなり，健康寿命は終わってしまうのです．ロコモを予防し健康寿命を延ばすことに寄与することが，これからのPTの最も重要な責務の1つでしょう．

健康な状態から要支援・要介護に至るまで，ロコモは少しずつ起こっていきます．運動に関しては，運動習慣のない生活を続けていると，徐々に運動器の機能が衰えていきます．一方，運動のやり過ぎは，筋や骨は鍛えられますが，関節や軟骨，椎間板などが摩耗し炎症を起こしやすくなります．また体重に関しては，やせすぎると体を支える骨や筋が弱くなります．一方，肥満の人は，骨に負荷が常にかかるため骨粗鬆症にはなりにくいのですが，腰や膝関節には常に大きな負担がかかる状態になるため，運動のやりすぎと同様に，関節や軟骨，椎間板は摩耗し消耗します．これらの適切な管理と指導が必要です．

また日常生活においては，歩かない生活も運動器の機能の衰えを助長します．自家用車・タクシーによる移動より電車・バスの利用，エレベーター

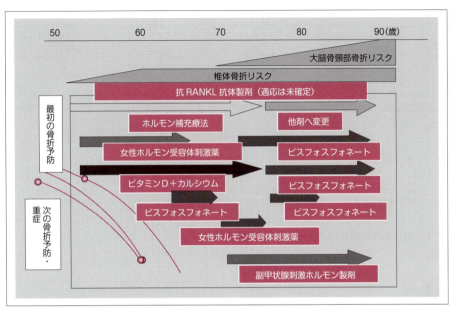

図4　閉経後女性の Bone Health Care

より階段の使用など，日常生活でも運動量を増やすよう勧め，常に足を上げて歩くように心がけることによって，転倒による怪我に気をつけるよう指導しましょう．

EBM
- 運動習慣は，肥満や生活習慣病の頻度を下げるだけではなく，がん，認知症，不安障害，骨粗鬆症等も減らすことができます[15]．

　前述の骨粗鬆症の進行だけではなく，関節に生じる疾患としては変形性関節症や変形性脊椎症があります．変形性関節症では，膝関節や股関節において，関節軟骨のすり減りにより疼痛や可動域制限などが生じます．変形性脊椎症は，背骨にかかる負担の結果，椎間板がすり減ったり骨の変形を生じたりしている状態で，脊柱管狭窄症を合併すると神経が圧迫され，脚の疼痛や痺れを生じます．

　骨粗鬆症の進行や，関節・軟骨・椎間板の摩耗や炎症が起こると，局所の疼痛や全身のだるさが生じます．局所の疼痛や全身のだるさが生じれば，安静にしたり痛み止めを服用したり，あるいは，症状を緩和するために，温めたり冷やしたり休養をとるのが一般的ですが，環境やストレス，性格などの影響で，早期の適切な安静・休養・疼痛緩和処置を行わず，症状を悪化させて慢性疼痛症となり，最終的に原因不明の全身痛である線維筋痛症等になる患者がいます．局所の疼痛のうちに，適切な安静・休養・疼痛緩和処置を行う習慣をつけるように指導しましょう．また，多少の疼痛があっても，無理のない範囲で，関節を定期的に動かしたり，関節周囲の筋を鍛えたり，外出をしたりすることで，ロコモの進行を予防するような指導も必要です．日本整形外科学会では，ロコモの判定を行うためのチェック法を作成し，ロコモの早期診断をよびかけています（図5）[14]．

　以上をまとめると，女性の壮年期・老年期に必要なヘルスケアは，①血管を守る，②骨を守る，③がんを早期に発見する，④うつ状態にならないように気をつける，⑤皮膚の老化を防ぐ，⑥筋肉量を維持することが重要です．そのためには運動療法が必要です．とくに女性の健康を守りQOLを維持する運動とは，骨盤底筋トレーニング，体幹トレーニング，有酸素トレーニングです（図6）．これらの運動を意識して定期的に行うように患者教育をする必要があります．

（関口　由紀）

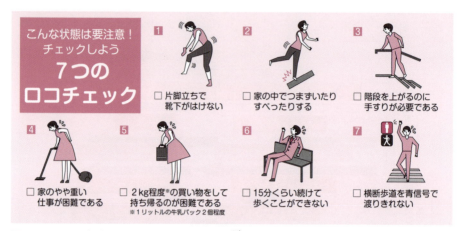

図5　ロコモの判定を行うためのチェック法[14]

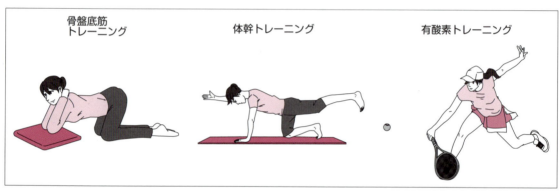

図6　女性の健康を守りQOLを維持する運動とは

参考文献

1) 成長期女性アスリート指導者のためのハンドブック，第二次性徴．国立スポーツ科学センター，2014．http://www.jpnsport.go.jp/jiss/Portals/0/column/woman/seichoki_handobook_2.pdf
2) 切池信夫：摂食障害．第2版，医学書院，2009．
3) 厚生労働省：知ることからはじめよう　みんなのメンタルヘルス．http://www.mhlw.go.jp/kokoro/speciality/detail_eat.html
4) Ittermann T et al：Diagnosed thyroid disorders are associated with depression and anxiety. Soc Psychiatry Psychiatr Epidemiol 50（9）：1417-1425, 2015．
5) 一戸喜兵衛，田中俊誠：更年期の始まりと閉経齢について．産婦の世界39：841-849，1987．
6) 水沼英樹：更年期障害の取り扱い．日産婦誌55（9）：312-314．
7) 日本動脈硬化学会編：動脈硬化性疾患予防ガイドライン2007年版．日本動脈硬化学会，2007．
8) 日本動脈硬化学会：動脈硬化性疾患予防のための脂質異常症治療ガイド2013年版．日本動脈硬化学会，2013．
9) 日本糖尿病学会糖尿病診断基準に関する調査検討委員会：糖尿病の分類と診断基準に関する委員会報告．糖尿病53：457，2010．
10) 日本糖尿病学会編：糖尿病治療ガイド2014-2015．日本糖尿病学会，2014．
11) 日本高血圧学会高血圧治療ガイドライン作成委員会編：高血圧治療ガイドライン2014電子版．日本高血圧学会，2014．
12) 小山崇夫，竹内冨貴子：骨粗しょう症―これで安心，予定と治療のすべて．法研，1997．
13) 骨粗鬆症の予防と治療ガイドライン作成委員会編：骨粗鬆症の予防と治療のガイドライン2015年版．日本骨粗鬆症学会，日本骨代謝学会，骨粗鬆症財団，2015．

14) ロコモティブシンドロームパンフレット 2015 年版．日本整形外科学会，2015．https://locomo-joa.jp/news/upload_images/locomo_pf2015.pdf
15) Grindler NM, Santoro NF：Menopause and exercise. Menopause 22（12）：1351-1358, 2015.

第2章 女性に対する運動療法における基礎知識

1 妊娠・出産にかかわる姿勢変化

はじめに

　妊娠・出産は女性のライフサイクルにおいて重大なイベントであり，この時期に生じる身体的変化は非常に著明です．妊娠期間は，最終月経開始日より計算して，28日ごとに月数が進行し，満40週にて分娩と定義されています（図1）．妊娠の時期別に，妊娠初期（〜15週），中期（16〜27週），後期（28週〜）と3期に分類することが多いのですが，海外では，妊娠第1三半期（first trimester：〜13週），第2三半期（second trimester：14〜27週），第3三半期（third trimester：28週〜）と分類することが多いようです[1]．

妊娠中の姿勢変化

　妊娠中は，胎児の成長が進むにつれて腹部が突出していきます．腹囲や子宮底長の値は，胎児の発育状況や子宮の状況（羊水過多や過少）を把握するために必要な情報ですが，形態的変化をとらえるうえでも重要なものです．腹囲および子宮底長の値は，妊娠12週以降の妊婦健診時の計測がルーチンとなっています（図2，3）[2〜4]．

　子宮は妊娠中，容積と重みが増すことで前上方へと突出していきますが，それに伴って身体重心位置も前上方へと変位するため，姿勢にも変化が生じます．

　妊娠中の姿勢変化として，矢状面上では，骨盤前傾，胸椎後弯および腰椎前弯が増加し，前額面上では，股関節外転・外旋位で支持基底面を広くとるワイドベースとなることが多いのですが[5,6]（図4），逆に，腰椎の弯曲の減少[7]や，妊娠期間を通して変化が生じない[8]といった見解もあります．妊娠中の変化様式はさまざまで，腹部の突出の時期の個人差や，快適で安定した姿勢を保持

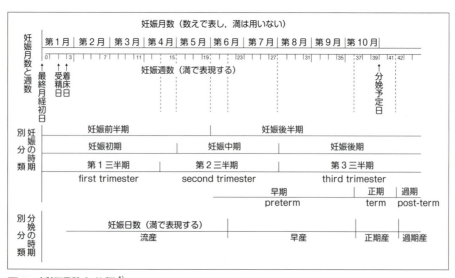

図1　妊娠週数と分類[1]

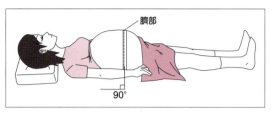

図2　腹囲の計測（文献2を改変）
　下腹部の最大周径または臍部を基点とした周径を計測するが，後者が多い．

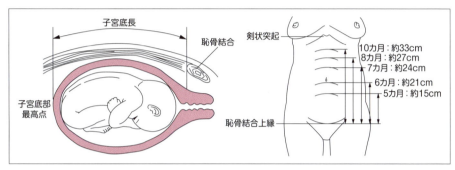

図3　子宮底長の計測と長さの目安（文献2を改変）

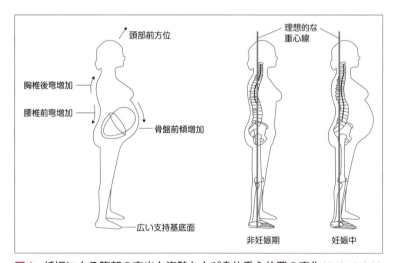

図4　妊娠による腹部の突出と姿勢および身体重心位置の変化（文献6を改変）

するための戦略に対する個人差も影響を及ぼしているといえます．姿勢評価では，Kendallによる分類をもとに細かく評価することができます（**図5**）[9, 10]．

　女性の骨盤の構造についてみると，**図6**のように上前腸骨棘と恥骨結合上縁を結ぶ直線がほぼ垂直で，仙骨岬角と恥骨結合を結んだ骨盤入口面は前方へ傾いており，この骨格構造によって腹圧や骨盤内臓器による垂直下方向への圧力が分散され，骨盤底筋群にかかる負担が最小限になっています[11]．しかし，上記のような腰椎前弯および骨盤前傾が生じると，子宮は前下方に傾くために骨盤底への負担がより大きくなります．逆に腰椎の平坦化および骨盤後傾が生じた場合も，骨格構造による圧力の分散がなされないため，骨盤底への負担は大きくなると考えられます（**図7**）[11, 12]．

第 2 章　女性に対する運動療法における基礎知識

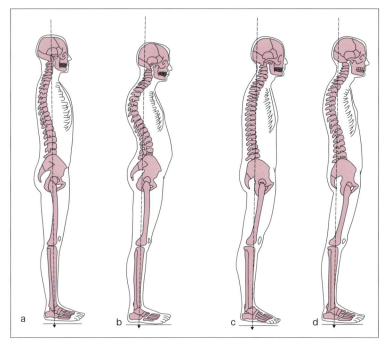

図 5　Kendall による姿勢分類（文献 9, 10 を改変）
　a：理想的な姿勢　b：kyphosis-lordosis（胸椎後弯−腰椎前弯）　c：flat-back（平背）　d：sway-back（胸椎後弯−腰椎平坦）

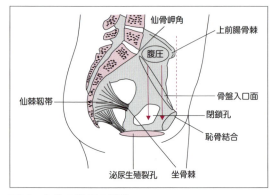

図 6　女性の骨盤の構造

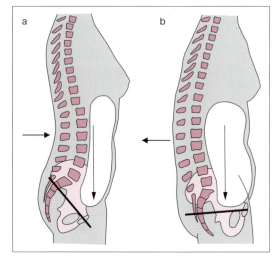

図 7　腰椎・骨盤のアライメントと骨盤底への負荷
（文献 11, 12 を改変）
　a：腰椎前弯・骨盤前傾　b：腰椎平坦化・骨盤後傾

　妊娠中の姿勢変化は，腰背部の筋へ過剰なストレスがかかるために疼痛（姿勢性腰痛）を引き起こす要因ともなります[13, 14]．また，不良姿勢でバランスを保とうとして下腿三頭筋の筋痙攣，いわゆるこむら返りが起きやすくなります[15]．さらに，妊娠中に身体の前で重量物を抱えたような状況では，腰背部に対して，非妊娠期と比較して約 2.3 倍の負荷がかかるともいわれています（図 8）[16]．このように，物を抱えたり子どもを抱いたりしている状況においては，移動中の転倒率が高くなることも報告されています[17]．

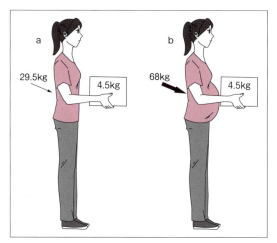

図8 非妊娠期および妊娠中の重量物持ち上げの際の腰背部への負荷（文献16を改変）
a：非妊娠期　b：妊娠中

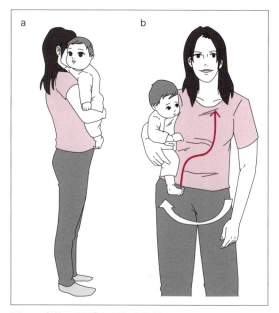

図9 産後の子どもを抱く姿勢（文献22を参考に作成）
a：矢状面　b：前額面

EBM

- 妊娠中の腰背部痛は，姿勢性のものと骨盤帯の不安定性によるものの，大きく2つの要因に分けて考えることができます．
- 姿勢性の腰背部痛の場合，腰背部の筋の持続的な収縮や伸張ストレスにより適切な筋活動が生じにくい状態となり，筋筋膜性の疼痛を引き起こしていると考えられ適切な姿勢の指導と筋活動の改善を促すことが介入の目的となります[27]．妊娠期の腰背部痛の要因や姿勢に対する教育的指導およびホームエクササイズを含む運動指導は疼痛を軽減させたという報告があります[28]．
- 骨盤帯の不安定性による疼痛への介入については，腹横筋や多裂筋など体幹の深層筋に対する運動療法によって支持性を高めることが効果的であるとの報告があります[29, 30]．さらに骨盤帯固定ベルトの装着による支持性向上の効果が報告されています[27, 31, 32]．
- 妊娠に起因する身体的変化の個別性と腰背部痛の発生機序を十分に理解し，エビデンスに基づいた的確なアプローチが望まれます．

産後の姿勢変化

妊娠中に生じた姿勢変化の影響が産後も継続して見受けられ，とくに胸・腰椎の弯曲が平坦化していたり，骨盤が後傾したりしていることが報告されています[18, 19]．妊娠中は半数以上の女性が腰背部痛を経験するといわれていますが[14, 20]，妊娠中のみならず，産後も腰背部痛を訴えることは非常に多く，産後早期では67％の褥婦が経験しているとの報告もあります[21]．産後の姿勢の変化は，妊娠中からの影響のみならず，授乳姿勢や子どもを抱くことなど，産後の環境変化による新たな要因が生じているためとも考えられます．

子どもの抱き方[22]

立位で子どもを抱く姿勢を，矢状面および前額面からみると（図9），身体の前方で抱いた場合，上部体幹が後方へ変位したいわゆるsway-back（胸椎後弯–腰椎平坦）の姿勢となりやすく（図9a），左右いずれか一方の体側で抱いた場合は，一側の上肢で抱えることが多く，脊柱および骨盤が左右へ変位し，左右非対称な姿勢をとりやすくなります（図9b）．また，子どもを抱いた状態での歩行時にも同様の姿勢変化がみられます[23]．

産後の姿勢変化については，子どもの抱き方を工夫することで筋骨格系への影響を防ぐことが重要となり，骨盤が側方へ変位した左右非対称となる姿勢を避けるような指導を行う必要があります（図10）．また，場合によっては，スリングやベビーキャリーといわれるような用具を活用することも

第2章 女性に対する運動療法における基礎知識

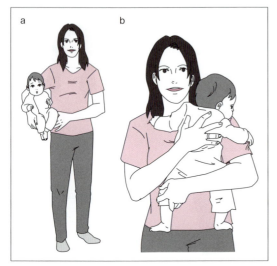

図10　子どもの抱き方に対する指導（文献22を参考に作成）
　a：体側での抱き方　b：対面での抱き方
　aでは対側の上肢も使用して抱えるようにします．また，体側で抱くときには一側に偏らないよう左右で切り替えるようにします．子どもの頸定後は，前方で対面での抱き方も可能となりますが（b），脊柱や上肢の過負荷とならないよう，子どもの体がフィットするようにします．

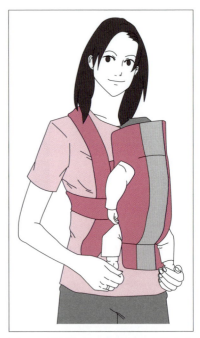

図11　用具を用いた子どもの抱き方の例（文献22を参考に作成）

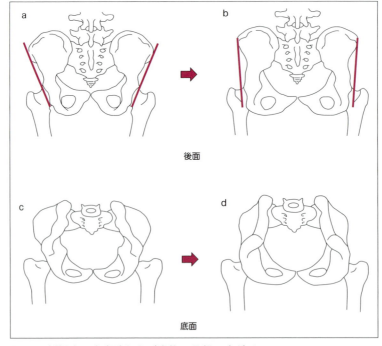

図12　妊娠中・出産時および産後の骨盤の広がり（文献26を参考に作成）
　a・c：非妊娠時の骨盤　b・d：妊娠中・産後の骨盤

3 運動学

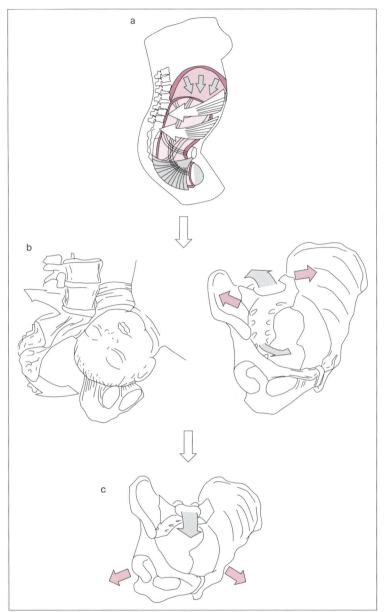

図13 妊娠中・出産時の骨盤の広がり（文献24, 25を改変）
a：腹圧により胎児の頭部が骨盤内へ移動　b：仙骨の起き上がり運動および腸骨翼の開大により骨盤上方開口部が拡大　c：仙骨のうなずき運動および坐骨間の開大により骨盤下方開口部が拡大して娩出される

有効です（**図11**）．

妊娠中から分娩時，出産後の骨盤の広がり

妊娠中はホルモンの作用により，とくに子宮や骨盤周囲の筋および靱帯の弛緩性が増加します．妊娠中，妊娠継続のために分泌されるホルモンのうち，リラキシンは，骨盤周囲の靱帯，とくに恥骨結合や仙腸関節の弛緩性増加に強く作用するといわれています．リラキシンの分泌は妊娠初期にピークとなることから，妊娠10〜12週ごろにすでに恥骨結合や仙腸関節の可動性増加が始まります[15]．さらに，プロゲステロンおよびhCG（ヒト絨毛性ゴナドトロピン）の作用により軟骨部分の吸水性が増すことで，恥骨結合は分娩に向けて約1cm広がるといわれています[24, 25]．骨盤は下方に開大し，骨盤の底面積が拡大するため骨盤底

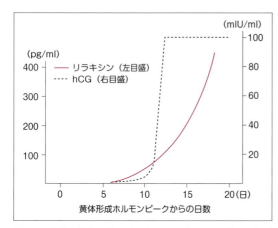

図14 妊娠成立周期におけるリラキシン分泌およびヒト絨毛性ゴナドトロピン（hCG）分泌の関係[33]

妊娠成立によりhCG分泌量が上昇するとともにリラキシンの分泌量も上昇する．

筋群は引き伸ばされますが（図12），産後3〜6カ月で回復していくとの報告があります[26]．分娩において，この骨盤周囲の関節における弛緩性は重要な役割を果たしますが，支持性が低下することで腰背部痛や骨盤周囲の疼痛の原因となることもあります．

分娩の過程では，腹圧により胎児の頭部が骨盤に侵入する際に，仙骨のいわゆる起き上がり運動や反うなずき運動といわれる動きが生じると同時に尾骨が前方へ動きます．また腸骨翼が広がり，骨盤の上方開口部径が大きくなります．分娩が進行していくと，下方開口部径を広げるために，今度は仙骨うなずき運動と尾骨の後方への動きが生じます．同時に左右の坐骨間が広がって胎児が娩出されます（図12, 13）[24〜26]．

> **キーワード**
>
> **リラキシン**
>
> リラキシンは，妊娠中の身体の運動学的変化について述べられる際に耳にすることの多いホルモンの名称です．リラキシンは妊娠が成立してhCG（ヒト絨毛性ゴナドトロピン）の分泌量が上昇すると黄体から分泌されて（図14）[33]，妊娠継続のために子宮筋の弛緩に働くことが明らかとなっています[5, 33, 34]．加えて，骨盤周囲の軟部組織の弛緩性を増加させる作用があるため，本文中に記載したとおり，恥骨結合や仙腸関節の弛緩性が増加することにつながります．妊娠中だけでなく，産後数日間は血中に分泌されることから，妊娠中だけでなく産後の姿勢や骨盤帯の不安定性について検討するうえでも考慮すべき重要なキーワードです．

（須永　康代）

参考文献

1) 寺田幸弘：妊娠の成立．学生から研修医までをトータルサポート　これならわかる産科学（岡村州博編），改訂2版，南山堂，2010，pp17-18．
2) 黒川寿美江：外診．臨床助産技術　ベーシック＆ステップアップテキスト（村上睦子編著），メディカ出版，2010，p22．
3) 進純郎，高木愛子：基本的な検査と診察．ブラッシュアップ助産学　助産外来の健診技術—根拠にもとづく診察とセルフケア指導，医学書院，2012，pp34-37．
4) 進純郎：子宮底長の計測．助産雑誌 68（5）：390-392，2014．
5) Irion JM, Irion GL：III Physical Therapy in Obstetric Care, 11. Physiological, anatomical, and musculoskeletal changes during the childbearing year, Women's health in physical therapy. Lippincott Williams & Wilkins. 2010, pp206-225.
6) 須永康代：妊娠期間中の生理学的・身体的特徴．ウィメンズヘルスリハビリテーション（ウィメンズヘルス理学療法研究会　編），メジカルビュー社，2014，pp168-169．
7) Moore K, Dumas GA et al：Postural changes associated with pregnancy and their relationships low back pain. Clin Biomech 5（3）：169-174, 1990.
8) Östgaard HC, Andersson GB et al：Influence of somebiomechanical factors on low-back pain in pregnancy. Spine 18（1）：61-65, 1993.
9) Kendall FP et al：2 Posture. Section II：Postural Alignment, Muscles Testing And Function with posture and pain 5th edition. Lippincott Williams & Wilkins, 2005, pp64-84.
10) 村井みどり：妊産婦および産褥婦の腰痛について．理学療法 21（1）：279-284，2004．

11) 小玉美智子：女性の骨格・生殖器．ウィメンズヘルスリハビリテーション（ウィメンズヘルス理学療法研究会　編），メジカルビュー社，2014，pp26-27．
12) 田舎中真由美：骨盤臓器下垂・脱に対する理学療法．理学療法ジャーナル47（10）：875-878，2013．
13) Ponnapula P, Boberg JS：Lower extremity changes experienced during pregnancy. J. Foot Ankle Surg. 49（5）：452-458, 2010.
14) Gutke：The inter-rater reliability of a standardized classification system for pregnancy-related lumbopelvic pain. Man Ther 15（1）：13-18, 2010.
15) 坂元正一ほか監修：妊娠の管理．プリンシプル産科婦人科学2，改訂版，メジカルビュー社，1998，pp197-201．
16) Occupational Health Workers for Ontario Workers Inc：Ergonomics and Pregnancy. 1st Edition. www.ohcow.on.ca/.../Ergonomics%20and%20Pregnancy.pdf. Accessed February 8：1-6, 2016.
17) Dunning K, LeMasters G et al：Falls in workers during pregnancy：risk factors, job hazards, and high risk occupations. Am. J. Ind. Med. 44（6）：664-672, 2003.
18) Gilleard WL, Crosbie J, et al：Static trunk posture in sitting and standing during pregnancy and early postpartum. Arch. Phys. Med. Rehabil. 83（12）：1739-1744. 2002.
19) 平元奈津子：産後に理学療法士が行う基本的なアプローチ．ウィメンズヘルスリハビリテーション（ウィメンズヘルス理学療法研究会　編），メジカルビュー社，2014，pp197-203．
20) 榊原愛子：妊娠時の腰痛が日常生活動作へ及ぼす影響．理学療法科学 21（3）：249-254，2006．
21) Östgaard HC, Andersson GB：Postpartum low-back pain. Spine 17（1）：61-65, 1993.
22) Irion JM, Irion GL：Ⅳ Medical and musculoskeletal lifespan issues in women's health, 18. Women in the workplace. Lippincott Williams & Wilkins. 2010, pp386-419.
23) Junqueira LD, Amaral LQ et al：Effects of transporting an infant on the posture of women during walking and standing still. Gait Posture 41：841-846, 2015.
24) AI Kapandji：骨盤帯．カパンディ関節の生理学　Ⅲ脊柱・体幹・頭部（塩田悦仁　訳），第6版，医歯薬出版，2008，pp46-83．
25) ブランディーヌ・カレージェルマン：分娩時の骨盤の動き．女性の骨盤（田中美緒　監訳），メディカルプレス，2015，pp18-19．
26) 善方裕美：出産後の過程．ウィメンズヘルスリハビリテーション（ウィメンズヘルス理学療法研究会　編），メジカルビュー社，2014，pp64-72．
27) Garshasbi A, Faghih Zadeh S：The effect of exercise on the intensity of low back pain in pregnant women. Int J Gynaecl Obstet 88（3）：271-275, 2005.
28) Shim MJ, Lee YS et al：Effects of a back-pain-reducing program during pregnancy for Korean women：a non-equivalent control-group pretest-posttest study. Int J Nurs Stud. 44（1）：19-28, 2006.
29) Stuge B, Hilde G et al：To treat or not to treat postpartum pelvic girdle pain with stabilizing exercise? Man Ther. 11（4）：337-343, 2006.
30) 伊藤俊一，鶴見隆正編：アスリートの慢性腰痛．腰痛の理学療法，三輪書店，2008，pp179-187．
31) Mens JM, Damen L et al：The mechanical effect a pelvic belt in patients with pregnancy-related pelvic pain. Clin Biomech 21（2）：122-127, 2006.
32) 廣瀬允美，後藤節子：妊婦腰痛に対する骨盤輪固定ベルトの有用性—骨盤周囲径と表面筋電図によりみた有用性の検討—．母性衛生 51（2）：396-405，2010．
33) 仲野良介：妊娠の成立，維持とステロイドホルモン．妊娠・分娩とホルモン（仲野良介　編著），永井書店，2003，pp4-21．
34) 坂元正一ほか監修：妊娠の生理．プリンシプル産科婦人科学2，改訂版，メジカルビュー社，1998，pp197-201．

2 妊娠・出産にかかわる動作の変容

妊娠経過に伴う姿勢制御の変化

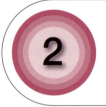

キーワード

床反力作用点
床と身体との接触面に働く力の分布の中心点．

安定性限界
身体がその支持基底面を変化させることなく自分自身の位置を保持できる範囲．

妊婦は，妊娠中～末期にかけて，胎児の成長とともに母体の身体変化が著しくなります．胎児の成長とともに身体重心位置は前上方変位して[1]，体形も変化（下部体幹の体重増加率増加）していきます[2]．妊娠期の立位姿勢では，この腹部膨大に伴う身体重心の前上方への移動に対する釣り合いをとるため，体幹後傾位をとりやすくなります．

体重が増加する一方で，妊娠期の筋力は，妊娠前と比較して低下すると先行研究では述べています[5]．妊娠初～中期の妊婦群と非妊婦群の筋力（握力，背筋群，膝伸筋）比較では，握力には差がみられなかったが，妊婦群で，背筋群と大腿四頭筋に筋力低下がみられていたと報告されています[5]．筋骨格系からの視点でも，体重を支える体幹・下肢筋群の弱化と体重増により，動作の困難さと姿勢制御能力の低下が容易に想像できます（図1）．

EBM
- 妊娠 20～24 週および妊娠 32～36 週においては，腹部・胸部の体重の増加率が著しくなります[3]．妊娠後期では，子宮は胎児などを合わせて 5～6kg[4]，母体の体重増加量も 10～12kg となり，筋骨格系に対する身体負担もさらに大きくなります．

姿勢制御能力には，平衡にかかわる神経機構に加えて，骨アライメント，関節機能，筋力などの要素が含まれます．妊娠期では，重心動揺の増加や体幹後傾位，関節構成体の loosening（緩み），下肢筋力の低下があげられており，姿勢制御能力低下がみられるようになります[6]．妊娠期の重心動揺は，前後方向と放射線状方向へ増加すると報告されています[7]．筆者らは，立位での最大重心移動量を妊娠中期と末期で比較して，妊娠後期において斜め方向を含めた前方への最大重心移動量が減少することを報告しました[8]．これは妊娠経過とともに斜め前方方向を含めた前方の安定性限界が狭小化していることを示しています．動的バランスの指標として用いられる functional reach test（FRT）の非妊婦群と妊婦群の比較では，FRT 最大値が妊娠期に減少していたと報告され[9]，重心の前方移動動作が妊娠経過に伴い困難になることが示唆されました．

前方の安定性限界が狭小化する原因としては身体重心位置の変位が考えられます．妊娠経過とともに，静止立位時に重心位置を投影した床反力作用点は支持基底面から逸脱しやすい状況となります（図2）．妊娠期では，前述した体幹後傾位をとることにより，前方の床反力作用点が安定性限界から逸脱しないようにしていることが推察されます．妊娠期での姿勢制御能力の低下は，日常生活動作に影響するものと思われます．

EBM
- 静止立位時では，胎児の成長による身体重心の上前方変位と釣り合うように体幹後屈位をとり，床反力作用点を支持基底面内に収めます．

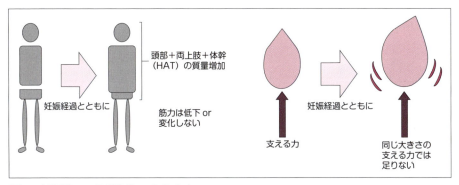

図1 妊娠期での姿勢制御のとらえ方

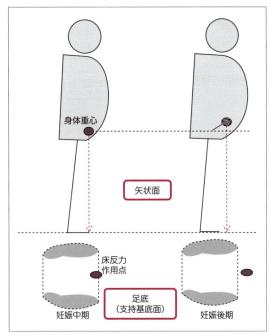

図2 妊娠中期と後期での身体重心位置と床反力作用点の関係

妊娠経過に伴う動作の変化

> **キーワード**
> **抗重力動作**
> 重力に対抗して動く動作.
> **従重力動作**
> 重力方向に従って下向きに動く動作.

　妊娠期には，腹囲の増加といった体形の変化と体重増加がみられ，日常生活動作に影響を与えます．体形変化による動作の困難さについては，しゃがみ動作，衣服着脱，足の爪切り，床の物拾い，洗髪を含めた洗体動作，和便器使用，自動車運転等に影響します[10]．これら動作の共通点は，体幹前屈時に，腹部前方突出のために動作が阻害され，体幹の前屈が困難となることです．よって，妊婦では，体幹前屈動作により身体重心を前方に移動させるような立ち上がり動作においても十分に重心が前方移動できず，膝の伸筋群への負荷が増加することとなります．

　重心を上方に持ち上げる抗重力動作や，体重に

第2章　女性に対する運動療法における基礎知識

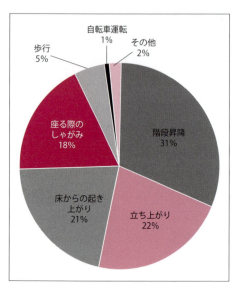

図3　不安定感を感じる動作の種類（有効回答775件）

かかる重力に制動をかけながら運動を行う従重力動作において，妊娠期の体重増加は筋骨格系に対し負荷を増加させます．これらの抗重力・従重力動作には，立ち上がりやしゃがみ動作だけでなく階段昇降などの移動動作も含まれますが，それらを行う際の不安定感の訴えが多くみられます[11]．妊婦2,000人を対象にしたアンケート調査では，妊娠期間中の日常生活動作時に不安定感を感じる妊婦は全体の72.1％を示していました[11]．図3に不安定感を感じる動作の種類を示します．不安定感を感じる動作で多いのは，階段昇降や立ち上がりなどの抗重力・従重力動作ですが，歩行に不安定感をあまり感じていないのは興味深いところです．歩行は，体肢を意識せずに行う自動的運動といわれ，通常，身体を意識して歩行を行う場面は限られます．また歩行時の重心移動は，立ち上がり－しゃがみ動作のような上下方向への重心制御ではなく，水平方向での重心制御が大半となるため不安定感を感じにくいのであろうと考えられます．妊娠期の歩容は変化するにもかかわらず，不安定感を感じづらい状況であるということは，思いがけない環境変化に対して予測できず，妊娠経過に伴う身体認知が不十分であることが推察さ

れます．体重増加に加え姿勢制御能力も低下するために全体的に動作が緩慢（動作速度低下）になります．妊娠期では，運動力学的視点から筋骨格系に対する負荷量が増加し，重心変位と体重増加に伴う姿勢制御能力低下がみられるため，腰痛や肩こり等の筋骨格系の疲労性疼痛を誘発する可能性があります．

次項では，日常生活動作に多い，立ち上がり－着座動作と歩行の運動力学的分析を示します．

> **EBM**
> ●若井らは，椅子からの立ち上がり－着座動作では，非妊婦と比較して妊婦でおよそ2倍の時間を要すると報告しています[12]．

立ち上がり－着座動作

> **キーワード**
> **身体重心**
> 身体の質量分布の中心点．
> **床反力ベクトル**
> 床からの反力を向きと大きさで表したもの．

妊娠期では，腹部膨大による体幹前屈制限もあるため，床反力作用点は後方に位置した状態のまま立ち上がらなければならず，図4に示すように，床反力ベクトルは後方に傾きが大きくなり，膝関節と床反力ベクトルとの距離が大きくなります．このため，膝伸筋活動を意味する膝伸展モーメントが増加します．

> **EBM**
> ●立ち上がり動作は，体幹前屈することで，床反力作用点を，足部で構成される支持基底面内に移動させ，膝関節伸筋群で身体重心を上方に持ち上げる動作です[13]．また着座動作は，身体重心が急激に後方に移動しないよう，制動をかけながら身体重心を下ろしていく動作となります．

着座動作では，立ち上がり動作と同様に，体幹を十分に前屈することで床反力ベクトルの傾きを小さくし，急激に重心が後方に落下しないように制御します．このことは立ち上がり時同様，膝関節と床反力ベクトルの距離を小さくすることで膝

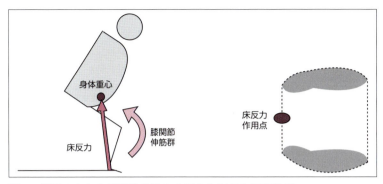
図4 妊婦の立ち上がり動作時の床反力作用点と足部位置

関節伸筋群への負担を軽減しています.

妊婦では十分な体幹前屈が困難となり，支持基底面内から後方に床反力作用点が容易に逸脱する状況になります．床反力ベクトルは，非妊娠時よりさらに後方に傾きやすく膝伸展モーメントが増加するため，膝関節伸筋群の筋活動を必要とします．このため着座動作は，急激に殿部が落下するような動作となりやすく，それを防ぐには何かにつかまるか，もしくは意識して，重心の後方への急激な移動を制動させながら行う必要があります．意識しない場合は，下肢の運動制動が不十分となり着座時の転倒につながるものと思われます．筆者らの転倒調査においては，着座や床でしゃがんだ状態からの立ち上がり時に後方に転倒する事例が報告されています[11]．

歩行

キーワード
立脚期
歩行時の足が地面に接地している時期.
関節モーメント
関節を支点として関節を回転させる力．多くは筋・靱帯による活動を指す.

妊婦では，下部体幹の体重増加と重心の前方変位に伴い，前後方向のみならず左右方向へも重心移動制御が必要となるため歩容も変化します[14, 15]．妊娠期では，歩行速度，歩幅，骨盤回旋量が減少し，反対に骨盤の前傾角度，歩隔が増加し，体幹後屈位となります[14, 15]．歩隔を増大させるのは左右への姿勢制御のためと考えられ，殿部を左右に振るようなアヒル様歩行が観察されるようになります[14]．運動力学的にみると，立脚期において，股関節屈曲，股関節外転，足関節底屈，体幹前屈モーメントが増加します[14, 15]．これら関節モーメント増加は，足関節底屈筋群，股関節前面の軟部組織や腹直筋等の体幹前面と大腿前面を連結する筋群，股関節外転筋群の負荷量が増加することを意味し，妊娠期の長時間の歩行は，これら筋群の易疲労性や疲労性の疼痛を引き起こすことが予想されます（図5）[14]．

下腹部への5kg重錘負荷を課した擬似妊婦と妊娠後期の妊婦の歩行解析では，有意に，ストライド長が短く，歩行速度が遅く，歩隔が広く，両脚支持期が長くなります．このことは，高齢者と同様に，姿勢制御を要求される単脚時間を短縮し，歩隔を広げることで支持基底面を安定させる戦略です[16]．このように一時期ではありますが，妊娠期においては，筋骨格系に対する負荷量が増加するだけでなく姿勢制御能力が低下するため，筋骨格系のマイナートラブルだけでなく転倒などを引き起こす可能性があります．

第2章 女性に対する運動療法における基礎知識

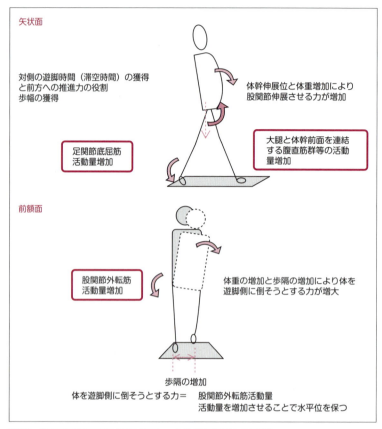

図5 妊娠期歩行での筋骨格系への負荷量増加の解釈

妊娠期の転倒

キーワード
転倒
本人の意思からではなく、地面またはより低い面に身体が倒れること.

米国での転倒調査では,働いている妊婦の約26％は転倒経験があり,65歳以上の高齢者での転倒に匹敵する割合です[17],日本での転倒調査では19.9％の発生率であると報告されています[11].これらの先行研究では,妊娠による身体変化に伴い転倒しやすくなっていることを示しています.転倒発生時期については,妊娠中期に多いという報告[17]や妊娠後期で最も多い[11]という報告があり,これらは姿勢制御能力低下が妊娠経過に伴うものであることを示しています.コンディショニングを含め,よりよい出産を迎えるための妊娠期の転倒予防に対する啓発や運動指導は重要です.転倒実態調査では図6に示すように,妊娠後期の転倒件数は転倒件数全体の半数で,妊娠初期の転倒件数の約5倍,妊娠中期の約2倍の件数となります.妊娠経過に伴う転倒件数の増加は,身体変化により,小さな外乱でも身体重心が安定性限界から容易に逸脱することが原因であると考えられます.

> **EBM**
> ●妊娠期の転倒は,治療を必要とする母体外傷の原因の17～39％を占め[18],入院を伴わない転倒に比べて入院を伴う転倒では,早期分娩,胎盤剥離,帝王切開出産の確率が高くなると報告されています[19].

転倒動作では,歩行時の転倒件数が全体の3割強を占め,階段降段,立ち上がり,座る際のしゃがみ動作の順に多く発生しています.妊娠期別で

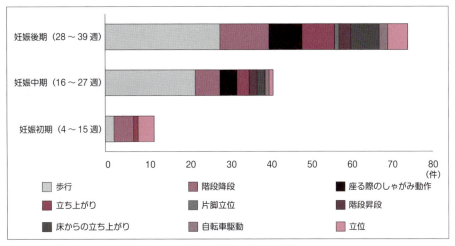

図6 各妊娠期での転倒件数と転倒動作（件数：複数回答）

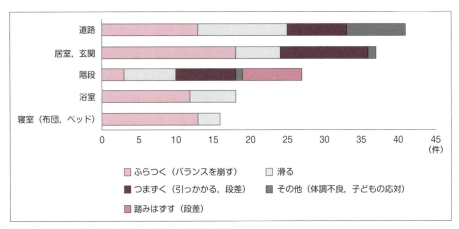

図7 転倒場所と転倒状況（件数：複数回答）

みると歩行時の転倒は，妊娠中期で22件，妊娠後期で28件と妊娠経過に伴い顕著に増加しています．座る際のしゃがみ動作，立ち上がり，階段昇段時，床からの立ち上がり時での転倒は，歩行時での転倒と同様に妊娠中期から発生し，妊娠後期に増加しています．階段降段時での転倒は，妊娠初期から5件発生し，妊娠中期で6件，妊娠後期では12件と，中期に比較して後期では2倍に増加しています．

図7に転倒場所と転倒状況のグラフを示します．転倒場所での転倒状況をみると，道路では，ふらつきによる転倒は13件，滑っての転倒は12件，つまずきによる転倒は8件と多様な転倒状況が示されていました．居室，玄関では，ふらつきによる転倒18件とつまずきによる転倒12件に集中していました．階段では，つまずきによる転倒と踏み外しによる転倒が各8件，滑っての転倒が7件発生していました．浴室では，ふらつきによる転倒が12件，滑っての転倒が6件でした．寝室では，ふらつきによる転倒が13件発生していました．

歩行時の転倒状況として，ふらつく，滑る，つまずくという状況が多数を占めることから考えて，予測できない環境に対して注意が払われず，妊娠経過に伴う身体認知が不十分であることから，少しの外乱でも十分な姿勢制御が行えず転倒していたと推測されます．階段では，滑る，踏み外す，つまずくような転倒が多く見受けられ，転

表　転倒時間帯（複数回答）

時間帯	件数（%）
18〜21時	42（25.0）
12〜15時	31（18.5）
9〜12時	28（16.7）
15〜18時	26（15.5）
6〜9時	15（8.9）
21〜0時	10（6.0）
3〜6時	5（3.0）
0〜3時	5（3.0）
未回答	6（3.6）

n＝168　（　）内は%

倒時期については，妊娠初期から発生し，妊娠後期で増加していました．妊娠中期から後期にかけての階段昇降時の転倒は，妊娠経過に伴う腹部前方突出により段差が確認しづらくなるといった視覚的な問題によるものと考えられます．妊娠初期からの転倒の原因としては，不定愁訴や，妊娠前の身体状態に近いため妊娠前の動き方をしていることによることが考えられます．

表は時間帯別の転倒件数を示します．夕方から夜間にかけてが最多で，昼から夕方までと朝から昼までに集中していました．通常，心身疲労は夕方から夜間に蓄積されやすくなります．このことから，1日の疲労が蓄積しているため，予測していても転倒を回避する適切な姿勢制御ができない状況が考えられます．妊娠期においては，疲労を軽減するための十分な睡眠，昼寝時間の確保といった生活調整の支援が必要です．

EBM
- 妊娠32週では，「気力の減退」，「慢性疲労」などの心身疲労症状が増強すると報告されています[20]．

妊娠期での転倒予防介入への糸口

妊娠期は，一時的ではありますが，身体変化とともに姿勢制御能力が低下します．このため，易疲労性とともにふらつきや外乱に対する制御が困難となります．姿勢制御能力の低下や筋骨格系への負荷量の増加は，活動性を低下させQOLの低下につながります．妊娠時期を快適に過ごすためには，精神活動の低下やストレスを軽減する意味でも運動指導や教育が必要です．介入の糸口として，妊婦の身体特性を理解し，客観的なデータを踏まえて現状を説明し，指導することが大事です．とくに運動指導については，末梢の運動だけでなく，身体重心と支持基底面とを考慮し姿勢制御課題を取り入れた抗重力トレーニングを加えたプログラムの提供が必要です．

（武田　要）

参考文献

1) American Physical Therapy Association：Perinatal Exercise Guideline. Section on Obstetrics and Gynecology, Alexandria, VA. 1986.
2) Jensen RK, Doucet S, Treitz T：Changes in segment mass and mass distribution during pregnancy, J Biomech 29：251-256, 1996.
3) 藤田光子，和田みどり：生体計測．妊産婦（1），広島女学院大学論文集 21：75-191，1971.
4) ウイメンズヘルス理学療法研究会編：妊娠・出産．ウイメンズヘルスリハビリテーション，メジカルビュー社，2014，pp47-72.
5) Dumas, Geneviève et al：COMPARISON OF STRENGTH BETWEEN PREGNANT AND NON-PREGNANT WOMEN. www.asbweb.org.
6) Butler EE et al：Postural equilibrium during pregnancy, Decreased stability with an increased reliance on visual cues, Am J Obstet Gynecol 195：1104-1108, 2006.
7) Jang J et al：Balance（perceived and actual）and preferred stance width during pregnancy. Clin Biomech 23：468-476, 2008.
8) 武田要ほか：妊娠期における安定性限界の変化．人間生活工学 15（1）：58-64.
9) Takeda Kaname, Shimizu Kiyomi et al：Changes in balance strategy in the third trimester. Journal of Physical Therapy Science 27（6）：1813-1817, 2015.

10) 関東舞,八藤後猛,野村歓:妊婦の日常生活困難動作からみた生活環境整備に関する基礎的研究.日本建築学会大会学術講演梗概集 E-1:893-894,2004.
11) 武田要,井村真澄:妊婦の転倒実態調査.母性衛生 56(4):591-598,2016.
12) 若井正一,高梨秀樹:日常生活場面における妊婦の姿勢条件と困難動作に関する一考察.日本建築学会東北支部研究報告集.計画系(69):255-256,2006.
13) 田中繁:いすからの立ち上がり—動作分析の現状と今後の研究方向—.理学療法MOOK6 運動分析,三輪書店,2007,pp77-82.
14) 武田要ほか:妊娠末期における歩行時の身体負荷量分析.理学療法科学 23(5):573-577,2008.
15) Foti T et al:A Biomechanical analysis of gait during pregnancy. J Bone Joint Surg Am 82A(5):625-632, 2000.
16) 青山宏樹ほか:下腹部への重錘負荷時の歩行動作と妊婦の歩行動作の比較.体力科学 59(4):375-388,2010.
17) Dunning K et al:Falls in workers during pregnancy:Risk factors, job hazards, and high risk occupations. Am J Indusrial Med 44:664-672, 2003.
18) Connolly AM et al:Truma andpregnancy. Am J Perinatol 14(6):331-336, 1997.
19) Brewin D, Naninni A:Women's perspectives on falls and fall prevention during pregnancy. MCN Am J Matern Child Nurs 39(5):300-305. 2014.
20) 尾木悦子ほか:妊娠8ヵ月(28〜32週)の心身疲労状態に関する研究.母性衛生 53(2):322-328,2012.

1 正常妊娠の経過

妊娠とは，受精卵が母体内に存在し，受精卵と母体が器質的に結合する状態をいい，着床から分娩までの過程を指します．妊娠周期，妊娠週数を図1に示します．

体重変化

妊娠中の母体の体型は，乳腺や脂肪組織の増大などによる乳房の増大が妊娠2カ月ごろより始まり，妊娠5カ月ごろからは腹部が前方に突出して大きくなっていきます．子宮の大きさは，妊娠初期には鵞卵大ですが，妊娠後期には剣状突起と臍とのあいだの高さにまで増大します．

妊娠中の母体の体重変化を図2に示します．母体の体重は，妊娠前と比較すると，妊娠後期後半では腹部が約8〜10kg増加し，乳房は非妊娠時の数倍の重量になります．分娩により，胎児や胎盤などの付属物が排出されるため約4〜6kg減少します．産褥期にさらに約4kg減少し，最終的には分娩後4〜6カ月でほぼ非妊娠時の体重に戻るのが一般的です．

姿勢変化

妊娠の経過に伴い，増大した腹部や乳房を保持し抗重力姿勢を保つために，妊娠中の女性は特徴的な姿勢や動作をとることが多くなります[1]．とくに妊娠中期から後期では，体幹前面に増大した腹部や乳房を保持し抗重力姿勢を保つために，体幹の質量中心を後方へ変位させなければならないため，立位で，骨盤に対して体幹上部が後方に変位した位置にある状態である sway back 姿勢（胸椎後弯-腰椎平坦）（図3）となります[2]．

妊婦は，脊椎と骨盤のアライメントを変化させることで，体幹の質量中心を後方へ変位させます．妊婦の脊柱は，妊娠経過に伴い，腰椎前弯と胸椎後弯が増加する[3,4]，胸椎後弯が増加して腰椎前弯と同時に骨盤後傾を示し全体の姿勢が後傾する[5]，腰椎が平坦化する[6]，胸腰椎が平坦化する[7]等，さまざまです．以上のように，妊婦の姿勢について一定の見解はみられていませんが，非妊娠時とは異なる状態になることは明らかです．

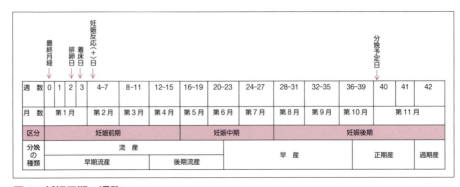

図1 妊娠周期・週数

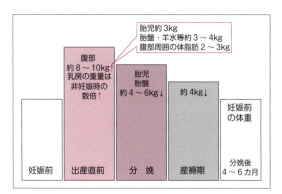

図2　母体の体重変化

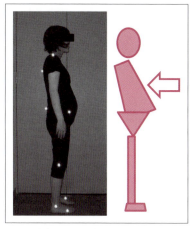

図3　妊婦に特徴的な姿勢〔sway-back姿勢（胸椎後弯―腰椎平坦）〕

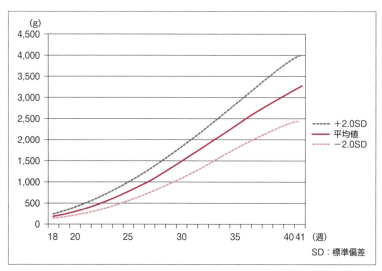

図4　胎児の推定体重[9]

胎児の変化

　胎児は，妊娠経過とともに各臓器の機能が分化・成熟します．胎児の推定体重を**図4**[9]に，妊娠各時期における胎児の形態的特徴を**表**に示します[8]．

（平元奈津子）

表 妊娠各時期における胎児の形態的特徴

妊娠週数 (週)	身長 (cm)	体重 (g)	形態的特徴
〜7	1.3	−	臓器,耳,眼,口が発生,手足の指が明瞭
8〜11	9	20	ヒトとしての形態が完成,皮膚は硝子様透明,尿の産生,外陰部の性差が明瞭
12〜15	16	100	ヒトらしい外観,皮膚は不透明,うぶ毛,羊水嚥下,四肢の運動開始(胎動),胎盤完成
16〜19	25	250	頭部は全体の1/3,脂肪の沈着により皮膚半透明,熱産生,皮脂腺分泌,頭髪・爪の発生
20〜23	30	650	頭髪・眉毛・爪の出現,鼻孔の開通,急速な眼運動,骨髄による造血
24〜27	35	1,000	老人様顔貌,眼が開き網膜完成し,光を感じとる,外耳道の開通により音刺激に反応
28〜31	40	1,500	老人様顔貌,丸みを帯びた体型,全身のうぶ毛著明,肺でのガス交換可能
32〜35	45	2,000	皮下脂肪の増加,頭囲と腹囲が同じ,顔面・腹部のうぶ毛消失
36〜39	50	3,000	皮下脂肪の蓄積,背部・上腕部以外のうぶ毛消失,腹囲<頭囲,中枢神経系の十分な発達による統合的な機能発揮

参考文献

1) 村井みどり:妊娠と姿勢.理学療法 24:56-62, 2007.
2) 石井美和子:体幹の機能障害—体幹の機能障害がもたらす姿勢・運動への影響.理学療法 23:1394-1400, 2006.
3) Whitcome KK, Shapiro LJ et al:Fetal load and the evolution of lumbar lordosis in bipedal hominins. Nature 450:1075-1078, 2007.
4) Bullock JE, JullGA et al:The relationship of low back pain to postural changes during pregnancy. Aust J Physiother 33:11-17, 1987.
5) Okanishi N, Kito N et al:Spinal curvature and characteristics of postural change in pregnant women. Acta Obstet Gynecol Scand 91:856-861, 2012.
6) Moore K, Dumas GA et al:Postural changes associated with pregnancy and their relationship with low-back pain. Clin Biomech (Bristol, Avon) 5:169-174, 1990.
7) Gilleard WL, Crosbie J et al:Static trunk posture in sitting and standing during pregnancy and early postpartum. Arch Phys Med Rehabil 83:1739-1744, 2002.
8) 山本樹生:妊娠の生理.標準産科婦人科学(岡井 崇,綾部琢哉編)第4版,医学書院,2013, pp300-312.
9) 日本産科婦人科学会:胎児計測と胎児発育曲線について.2011(http://www.jsog.or.jp/public/shusanki.html).

2 妊娠にかかわる異常

妊娠にかかわる異常は，母体側と胎児側に分けて考えます．

母体側の問題

妊娠悪阻

妊娠悪阻は，つわりの重症型です．つわりと妊娠悪阻の明確な区別基準はありませんが，1日中続く頻回の嘔吐，食事摂取困難，5kg以上の体重減少，脱水・飢餓状態などで治療が必要になった場合とされています[1]．

全妊娠の1～2%に生じ，重症化するものは経産婦に多くみられます．治療は原則として入院安静とし，対症療法が中心となります．まずは食事の嗜好の変化に対応しながらの少量頻回の食事指導と水分補給を行い，休養をとらせ，心身の安静を図ります．症状に応じて薬物療法を行います．ショウガの摂取は，つわりの吐き気を改善するというエビデンスがあり，摂取を推奨しています[2]．重症化した場合には，腎障害，脳・神経症状，ビタミンB1欠乏によるウェルニッケ脳症など生命予後に影響し，妊娠継続が困難となる可能性があります．

流産，切迫流産

流産とは，妊娠21週6日までに妊娠が終結することをいい，切迫流産は流産への移行状態と考えられ，正常妊娠過程への復帰が可能な状態です．自然流産は全妊娠の約15%に起こり，妊娠8～10週ごろが最も多く，その原因の約50～60%は胎児の染色体異常といわれています[3]．

妊娠高血圧症候群，妊娠糖尿病

妊娠高血圧症候群（pregnancy induced hypertension：PIH）は，妊娠20週以降，分娩後12週までに高血圧や高血圧に蛋白尿を伴うものとされています．全妊婦の4～7%が発症し，35歳以上の高齢妊婦に多くみられます．重症化すると母児ともに重篤な合併症です．PIHは中高年女性の高血圧症，脂質異常症の最大のリスク因子です[4]．

妊娠糖尿病は，妊娠中に初めて発症した，糖尿病に至っていない糖代謝異常です．糖尿病と同様に，中高年になり2型糖尿病に移行するリスクが高いとされています．

これらは，妊娠中だけでなく産後も，生活習慣病の予防的手段として管理基準を設け，医学的介入を行う必要があります．

早産，切迫早産

早産とは妊娠22～37週未満の分娩をいいます．切迫早産は，早産の時期に，下腹部痛，性器出血，破水などの症状に加え，規則的な子宮収縮，子宮口開大など早産になる可能性が高い状態です．早産のリスク因子として，子宮頸部円錐切除後，早産既往，細菌性腟症，多胎妊娠，子宮頸管長短縮などがあります．その他，喫煙，低栄養状態，飲酒，ストレス，長時間勤務，休息が取れない状態なども要因として考えられています[5]．また，歯周病と早産の関係について多くの議論がなされていますが，メタアナリシスによる分析を行った研究[6,7]では，歯周病と早産・低体重児出産の関連性があると報告されています．

その他

母体側の問題として，貧血，妊娠中・後期にみられる胎盤異常としての前置胎盤，胎盤が子宮壁に強く癒着し胎盤の剥離が困難な癒着胎盤，羊水過多・減少，常位胎盤早期剥離などがあります．前置胎盤とは，胎盤が正常より低い部分の子宮壁に付着し，組織学的内子宮口を覆うか，その辺縁

表 胎児発育不全の分類と特徴[9]

	均衡型 FGR(Type-Ⅰ)	不均衡型 FGR(Type-Ⅱ)
原因	遺伝的・素因的染色体異常，放射線被曝など	子宮・胎盤血流減少，栄養障害
発生時期	妊娠前期	妊娠中期〜後期
頻度	10.3%	89.7%
先天異常	50.6%	2.2%
胎児機能不全	3.8%	31.8%

が同子宮口にかかる状態と定義されています[8]．

胎児の異常

　胎児の異常として，胎児発育不全（fetal growth restriction：FGR）があります．なんらかの原因で子宮内の胎児発育が遅延し，妊娠期間にそぐわない胎児の発育状態となります．胎児発育不全の分類と特徴を**表**に示します[9]．不均衡型胎児発育不全は胎児栄養失調とも称され，胎盤機能不全による胎児の栄養障害である胎盤機能不全症候群もここに属します．

（平元奈津子）

参考文献

1) 松原茂樹：妊娠悪阻．臨床婦人科産科 68（4）：248-650，2014．
2) 堀内成子ほか編：エビデンスをもとに答える妊産婦・授乳婦の疑問92．南江堂，2015．
3) 高橋亜紀，武藤はる香：流産・切迫流産を説明しよう！．ペリネイタルケア 33（8）：760-763，2014．
4) 杉山 隆：PIH既往女性と糖尿病．産科と婦人科 82（8）：899-902，2015．
5) 菊池菜美，川口晴菜：早産・切迫早産を説明しよう！．ペリネイタルケア 33（8）：764-767，2014．
6) Vergnes JN1, Sixou M：Preterm low birth weight and maternal periodontal status：a meta-analysis. Am J Obstet Gynecol 96（2）：135.e1-135.e7, 2007.
7) Chambrone L1, Pannuti CM et al：Evidence grade associating periodontitis with preterm birth and/or low birth weight：Ⅱ：a systematic review of randomized trials evaluating the effects of periodontal treatment. J Clin Periodontol 38（10）：902-914, 2011.
8) 小松篤史：胎盤異常診断の基本．臨床婦人科産科 69（7）：658-661，2015．
9) 荒木 勤：胎児の発育異常．最新産科学　異常編，改訂第22版，文光堂，2013，pp137-142．

3 正常分娩の経過

　分娩とは，胎児と，胎盤などその付属物を母体外に排出し，妊娠が終了する過程のことです．正常な分娩時期は正期産とよばれ，妊娠37週0日から41週6日を指します．分娩所要時間は初産婦30時間未満，経産婦15時間未満とされています．

分娩の経過

　出産に際し，娩出力，産道，娩出物は「分娩の3要素」といわれ（図1）[1]，その要素によりさまざまな分娩が進行します．

　最初になんらかの前駆症状があらわれます．個人差はありますが，分娩の数週間以内に出現し，前駆陣痛（偽陣痛），産徴（いわゆる，おしるし），その他の自覚症状（胃部圧迫感の減少，腟分泌液の増加，頻尿など）がみられます．

　分娩の進行を表[2]および分娩の経過を図2[3]に示します．表のとおり，経産婦のほうが初産婦より所要時間が短い傾向があり，分娩の進行が早いのが特徴です．また分娩第2期は胎児が産道を下降する過程であり，このときに適切に腹圧を上昇させ，胎児を娩出させる必要があります．

産褥期

　産褥期は，分娩後から，妊娠・分娩に伴う母体の生理的変化が非妊娠時の状態に戻るまでの期間をいい，その期間は，通常，産後6～8週間です．分娩直後，子宮は急激に収縮・減少し，産後6週間で非妊娠時の大きさに戻ります．分娩後より悪露とよばれる子宮や腟からの分泌物が産褥期を通じてみられます．分娩後に授乳を開始します．授乳開始時期は，可能な限り早期の授乳が推奨されており，分娩後30分以内がユニセフと世界保健機関（WHO）により提唱されています[4]．

（平元奈津子）

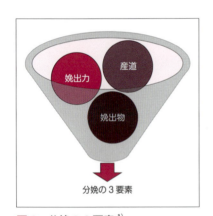

図1　分娩の3要素[1]

分娩期		第1期	第2期	第3期
		開口期	娩出期	後産期
		陣痛開始～ 子宮口全開大	子宮口全開大 ～胎児娩出	胎児娩出～ 胎盤娩出
所用時間	初産婦	10～12時間	2～3時間	15～30分
	経産婦	4～6時間	1～1.5時間	10～20分

表　分娩の進行　分娩期と所要時間[2]

4 妊娠・出産にかかわる基礎知識

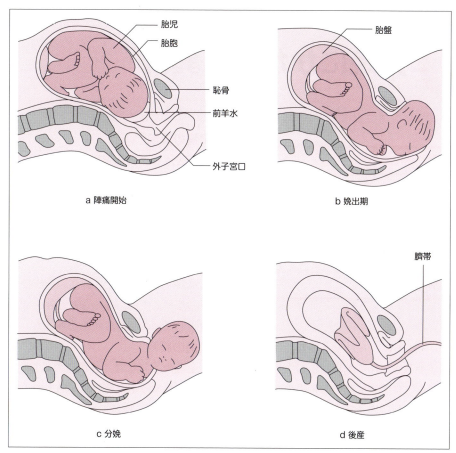

図2　分娩の経過[3]

参考文献

1) 岡井 崇，綾部琢哉：標準産科婦人科学，第4版．医学書院，2011，pp453-459．
2) 水上尚典：正常分娩の経過と管理．日本産科婦人科学会雑誌63（12）：119-123，2011．
3) 池ノ上克，前原澄子：みえる生命誕生　受胎・妊娠・出産．南江堂，2013，pp192-200．
4) 公益社団法人日本ユニセフ協会 http://www.unicef.or.jp/about_unicef/about_hospital.html

4 分娩にかかわる異常

分娩の種類

分娩には，自然分娩（経腟分娩）と，医療的処置が必要な吸引分娩・鉗子分娩・帝王切開があります（図1）[1]．

分娩にかかわる異常

前期破水

全分娩の10～25％にみられるとされ，卵膜の異常，羊水過多や咳嗽に伴う子宮内圧の上昇，狭骨盤や胎位異常などによって胎児と産道のあいだに隙間が生じてその部位に子宮内圧がかかることが原因として考えられています．破水が先行した正常分娩の経過であれば，多くが半日以内に自然分娩に至ります．半日経っても陣痛が開始しない場合は，子宮内の感染のリスクを減らすため陣痛誘発を実施します．

陣痛の異常

微弱陣痛と過強陣痛があります．微弱陣痛は，子宮奇形や子宮筋腫などによる子宮筋の変化，多胎妊娠や羊水過多などによる子宮筋の過伸展，胎位異常や児頭骨盤不均衡などで児頭による子宮下節の圧迫が弱い場合，子宮内感染，肥満などが原因としてあります．

過強陣痛があると，陣痛の発作持続時間が長くなったり，圧力が強くなったりするため，子宮筋や胎児に過大な負荷がかかります．

産道の異常

産道の異常には，骨産道の異常（狭骨盤），軟産道の異常（子宮筋腫等，過去の手術操作等による瘢痕性拘縮，腟管の熟化不全など）があります．

児頭骨盤不均衡

児頭と骨盤の大きさに不均衡が存在するため，分娩の停止，母児への障害が予測される場合のことです．妊娠38週以降で児頭が骨盤内に固定しない場合や機能的診断法で疑われる場合，身長150cm以下の低身長妊婦の場合などに児頭骨盤不

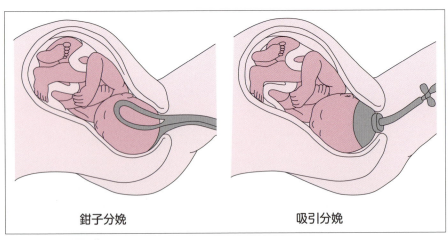

図1　分娩の種類[1]

均衡が疑われます．明らかな児頭骨盤不均衡と診断できる場合は帝王切開術を行い，それ以外の場合には試験分娩の結果により診断されます．慣習的に2時間で進行がみられない場合は児頭骨盤不均衡と診断され，帝王切開術となります[2]．

回旋侵入の異常

反屈の程度により図2[3]に示すとおり4種類に分類されます．

胎位の異常

胎位の異常を図3[4]に示します．このうち最も頻度が高いのは殿位（約75％）であり，次いで足位（約24％）となり，膝位はほとんどみられません．最初に娩出される部位が大きいほど，軟産道が十分に開大するため児頭娩出が円滑になります．そのため，先進部位の面積の広い殿位と比較すると，面積の小さい足位では分娩時の危険性

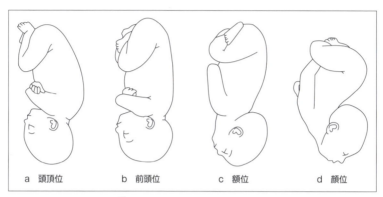

図2　回旋侵入の異常[3]

骨盤位	頻度	内容			先進部の面積	危険度
殿位	約75%	単殿位	複殿位	不全複殿位	大	小
膝位	約1%	全膝位		不全膝位		
足位	約24%	全足位		不全足位	小	大

図3　胎位の異常（文献4を改変）

が増します.

骨盤位分娩（いわゆる逆子）では，体幹のあとに頭部が通過するため，産道の開大が不十分となり，児頭娩出に時間を要することがあります．児頭が娩出されるまでのあいだ，児頭と産道のあいだで臍帯が圧迫され，赤ちゃんの低酸素血症が生じやすくなります．また，経腟分娩時に脊髄損傷を起こすリスクが高まり，分娩時外傷，頭蓋内出血などが生じることがあります[4]．

遷延分娩

分娩開始後，初産婦で30時間，経産婦で15時間を経過しても娩出に至らないものをいいます．原因として，胎児やその進入の異常，骨産道の異常，微弱陣痛，腹圧が微弱な場合などがあります．分娩所要時間が長引くと，母体の疲労や破水後の場合は感染のリスクが高くなるため，帝王切開術となります．胎児の娩出には，子宮の収縮とともに腹圧が重要です．分娩第2期で必要な腹圧ですが，分娩第1期からすでに腹圧を上昇させてしまうと疲労をきたしてしまい，本来必要な時期に腹圧を上昇させることができなくなります．そのため，妊娠中から分娩に向けて，適切な腹圧上昇の方法，呼吸法などの練習が必要です．

胎児機能不全

妊娠中または分娩中に胎児の状態を評価する検査において正常ではない所見がみられ，胎児の健康上の問題，または将来，問題を生じる可能性を判断されたものです．おもな病態は虚血性および低酸素症であり，重篤な場合は，非可逆的変化や胎児・新生児死亡を起こすことがあります．原因は，心疾患や糖尿病などの母体側の原因，陣痛促進剤の乱用などによる子宮・胎盤の循環障害，胎盤血行障害，臍帯血行障害，産道中の児頭圧迫などがあります．

その他の問題として

胎盤の異常（癒着胎盤，胎盤の奇形など），臍帯の異常〔臍帯下垂・脱出，臍帯巻絡，臍帯の長さ（過短臍帯，過長臍帯）など〕があげられます．

分娩時裂傷

分娩時の会陰裂傷・腟壁裂傷は，赤ちゃんの娩出や器械的操作による産道の過度の伸展などにより頻繁に生じます[5]．会陰裂傷の分類を**表1**に示します[6]．

会陰切開は，会陰の伸展が悪い，急速遂娩の必要がある，吸引分娩や鉗子分娩である，回旋異常や巨大児のため裂傷が必至であるなどの場合に適応となります．会陰切開には**図4**のとおり，正中切開，正中側切開，側切開の3種類があり[7]，会陰切開後または会陰裂傷後は会陰縫合を実施します．

会陰マッサージを実施すると，初産婦の経腟分娩では，無傷で出産する可能性があります[8]．

妊婦に対する運動療法

正常妊婦への運動指導

妊娠中の水中運動を含む全身運動は，呼吸循環器系の健康，尿失禁と腰痛の改善，うつ状態の軽

表1 会陰裂傷の分類[6]

第1度	最も軽度なもので会陰皮膚および腟壁粘膜のみに限局する裂傷
第2度	会陰の皮膚のみならず，筋層の裂傷を伴うが肛門括約筋は損傷されないもの
第3度	さらに裂傷が深層におよび，肛門括約筋や直腸腟中隔の一部が断裂したもの
第4度	裂傷が肛門粘膜ならびに直腸粘膜に及んだもの

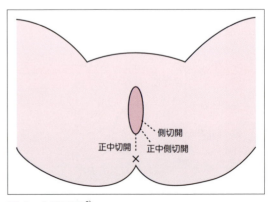

図4 会陰切開[8]

減等に有用です[9]．妊娠中の運動は普通分娩を増加させ，帝王切開や吸引分娩，鉗子分娩を減少させます[10, 11]．

日本の妊婦に対する運動はおもに健康増進施設で行われていますが，必ずしも専門的な医療職が設置されていないのが現状です．妊婦に適した運動の指標は，わが国では日本臨床スポーツ医学会による「妊婦スポーツの安全管理基準」があります（表2）[12]．しかし，不適切な運動強度等によるマイナートラブルの発症や悪化，子宮収縮の促進による切迫早産などの問題が生じる危険性があるため，妊婦特有の運動生理や運動の功罪を理解したうえで，PTが専門的にかかわる必要があり，今後の普及に期待します．

PTとして正常な妊婦に対して関与できる内容としては，過剰な体重増加を防ぐ目的での体重管理のための運動指導，理想的な姿勢アライメントの獲得や修正，分娩に向けて腹圧上昇のための腹部の運動や骨盤底筋群のエクササイズ，日常生活上での転倒に対するリスク指導などがあげられます．

妊婦の体重管理について，妊娠前の体型と妊娠中の体重増加量を考慮する必要があります．妊娠前または妊娠中に「やせ」の状態である妊婦では，妊娠中の母親の栄養状態が悪くなりやすいため，赤ちゃんが低体重で生まれやすくなります．低体重で生まれた赤ちゃんは，将来に生活習慣病になるリスクが高まるという成人（生活習慣）病胎児期発症（起源）説を念頭におき，体重増加が少なくならないよう留意しながら，運動と栄養摂取のバランスを十分考慮する必要があります．一方，妊娠前に肥満の状態，または妊娠期間中に過剰な体重増加がある場合には，妊娠高血圧症候群などさまざまな疾患に罹患するリスクや，巨大児になりやすく帝王切開術になるリスクが高まるため，必要なエネルギーおよび栄養素の摂取を行いながら，適切な体重増加となるようコントロールする必要があります．

PTがかかわる出産準備としては運動指導があります．とくに，娩出期では，胎児を押し出すために，腹筋と横隔膜の随意収縮による腹腔内圧の上昇と骨盤底の弛緩と伸張，呼吸運動が必要です．腹圧と骨盤底筋群に対する妊娠中からの指導により，スムーズな分娩を起こすことが重要です．

ハイリスク妊娠患者への対応

ハイリスク妊娠とは，母体や胎児を疾患や死亡の危険にさらす問題が合併している状態のことです．ハイリスク妊娠には，切迫早産，妊娠性高血圧や糖尿病，多胎妊娠などがあります[13]．切迫早産や多胎妊娠など，子宮の収縮が強く安静を要する妊婦の場合，出産までの期間を通して入院し，治療のため長期臥床が必要です．PTは，これらの妊婦に対して，ポジショニング，関節可動域低下予防，筋力低下予防，ベッド上動作や移動の指導などでかかわります．運動に伴い上昇するノルエピネフリンは，子宮収縮の強度と頻度を高めるため，早産のリスクがある場合には，運動の程度も十分配慮する必要があります．産婦人科医師，助産師，看護師とPTが連携をとってリスク管理を十分に行うことが重要です．なお，妊娠中期以降の持続する出血，妊娠26週以降の前置胎盤，妊娠中の早期分娩等は，米国産科婦人科学会[14]

表2　妊婦スポーツの安全管理基準[12]

項　目	内　容	備　考
運動の種類	有酸素運動	最大酸素摂取量70％以下
運動強度	心拍数150bpm以下	連続運動の場合は自覚的運動強度「やや楽」以下
実施頻度	1回60分以内で週2〜3回	
実施場所	平坦な場所	
実施時間	10〜14時	子宮の日内変動を考慮

表3 帝王切開術の適応[15]

母体適応	胎児適応
・児頭骨盤不均衡 ・前置胎盤 ・子宮破裂 ・重症妊娠高血圧症候群 ・常位胎盤早期剝離 ・分娩停止,分娩遷延 ・性感染症 ・前回帝王切開	・胎児仮死 ・臍帯脱出 ・子宮内胎児発育遅延 ・切迫早産 ・前期破水 ・多胎妊娠

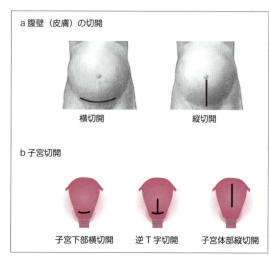

図5 帝王切開術 腹壁および子宮の切開の種類[16]

により,妊娠中の運動の禁忌としてあげられるため,ハイリスク妊娠のうち,運動処方の可否の判断を必ず主治医に確認することが重要です.

帝王切開術

母親か胎児のどちらかに問題が生じ,経腟分娩が難しいと判断された場合に選択される出産方法です.脊椎麻酔や硬膜外麻酔などの麻酔下にて母親の腹壁と子宮を切開し,胎児を分娩します.妊娠中に手術日(分娩日)を決めておく予定帝王切開と,分娩経過の途中で経腟分娩が難しいと判断された場合に行う緊急帝王切開があります.帝王切開術の適応について表3[15]に示します.このうち緊急帝王切開の適応は,常位胎盤早期剝離,重度の妊娠高血圧症候群,微弱陣痛,軟産道強靱,児頭の回旋異常,胎児仮死,遷延分娩,前期破水,臍帯脱出です.

帝王切開術による腹壁(皮膚)および子宮の切開方法を図5[16]に示します.横切開は,創部が下着に隠れて目立ちにくいため美容の観点から好まれますが,胎児娩出までに時間を要すること,術後の疼痛が少し強いこと,皮下血腫などの合併症が増えることが問題点としてあります.縦切開は,回復しやすく胎児の娩出が容易なことや,どんな症例でも対応が可能であること,術後の疼痛が少ないことが利点としてあげられますが,術後の創部が容易に瘢痕化する問題があります.

帝王切開術後の母親に対する運動指導は,術後,可能なかぎり早期から予防運動を開始します.血行循環の改善による静脈うっ滞予防,肺合併症予防のための呼吸法,下肢の自動での関節可動域(ROM)運動,骨盤底運動などを実施します.回復の程度を考慮して,腹部の運動を開始します.腹直筋離開の有無を評価し,切開部位を保護しながら,愛護的セッティング運動から開始します.切開部位の可動性・瘢痕化の有無も合わせて評価・指導します.緊急帝王切開となった場合,その多くは,陣痛や分娩第2期の「いきみ」により,骨盤底や陰部神経にストレスがかかっています.その場合は,骨盤底への介入を,経腟分娩後と同様に行う必要があります.

上記のような運動は,帝王切開術が適応の場合であれば,妊娠中から指導を行うことが望まれます.帝王切開術に対する理学療法は,諸外国では術後早期から積極的に行われています.近年,日本では,分娩数が減少しているにもかかわらず,帝王切開術の占める割合は20%を超え,さらに増加しています[17].35歳以上では自然分娩率が低下し,年齢の増加とともに帝王切開術による分娩率が増加することがわかっています[18].今後,日本のPTが積極的にかかわっていくことが期待されています.

> **EBM**
>
> ●産後の母親における体重減量と運動について，ガイドライン[19]やシステマティックレビュー[20, 21]による報告があります．これらに共通した見解として，産後の母親の体重を減量させる場合，運動単独で実施するよりも，運動と食事制限（ダイエット）を組み合わせることが最も効果的だといわれています．そうすることで，産後の母親の呼吸循環機能の改善や肥満の予防にも効果があります．また，運動量は中等度程度の適切なものとすることで授乳に影響はなく，運動実施に際しては，歩数計やハートレートモニターなどを使用して，運動強度や運動量を客観的に管理することが，体重減量に対して最適です．

（平元奈津子）

参考文献

1) 池ノ上 克，前原澄子：みえる生命誕生—受胎・妊娠・出産．南江堂，2013，p202．
2) 朝倉啓文，松島 隆：児頭骨盤不均衡（CPD） 産科診療マニュアル－産科異常への対応－ IV．異常分娩．産科と婦人科 72（11）：1561-1565，2005．
3) 新井陽子ほか：新看護学 14 母子看護．医学書院，2002，p156．
4) 医療情報科学研究所編：病気がみえる vol.10 産科．第 2 版，メディックメディア，2009，p239．
5) 春日義生：腟壁・会陰裂傷，腟壁・外陰血腫．産科と婦人科 79（5）：595-600，2012．
6) 日本産科婦人科学会編：産科婦人科用語集・用語解説集，改訂第 2 版．金原出版株式会社，2008，137．
7) 平松祐司：会陰切開・縫合と会陰裂傷修復術．産婦人科治療 92（6）：997-1004，2006．
8) Labrecque M, Eason E et al：Randomized controlled trial of prevention of perineal trauma by perineal massage during pregnancy. American Journal of Obstetrics and Gynecology 180（3 Pt 1）：593-600, 1999.
9) Nascimento SL, Surita FG et al：Physical exercise during pregnancy：a systematic review. Curr Opin Obstet Gynecol 24：387-394, 2012.
10) Poyatos-Leon R, Garcia-Hermoso A et al：Effects of exercise during pregnancy on mode of delivery：a meta-analysis. Acta Obstericia et Gynecologica Scandinavica 94（10）：1039-1047, 2015.
11) Barakat Rl, Pelaez M et al：Exercise during pregnancy reduces the rate of cesarean and instrumental deliveries：results of a randomized controlled trial. J Matern Fetal Neonatal Med 25（11）：2372-2376, 2012.
12) 三宅秀彦ほか：妊婦スポーツの安全管理基準．日本臨床スポーツ医学会誌 18（2）：216-218，2010．
13) Carolyn K, Lynn AC：出産と骨盤底．最新運動療法大全（渡邊昌，中山彰一ほか監修）5 版，ガイアブックス，2008，797-820．
14) R Artal, M O'Toole et al：Guidelines of the American College of Obstetricians and Gynecologists for exercise during pregnancy and the postpartum period. Br J Sports Med 37（1）：6-12, 2003.
15) 金山尚裕：帝王切開術（D．産科疾患の診断・治療・管理，研修コーナー）．日本産科婦人科学会雑誌 60（5）：100-103，2008．
16) ウィメンズヘルス理学療法研究会編：ウィメンズヘルスリハビリテーション．第 2 版，メジカルビュー社，2016，pp61-62．
17) 厚生労働省ホームページ 平成 23 年（2011）医療施設（静態・動態）調査・病院報告の概況．http://www.mhlw.go.jp/toukei/saikin/hw/iryosd/11
18) 栗林ももこ，笠井靖代ほか：年齢階層別の妊娠・分娩リスクについての解析．日本周産期・新生児医学会雑誌 51（3）：1009-1017，2015．
19) Davies GA, Wolfe LA et al：Exercise in pregnancy and the postpartum period. J Obstet Gynaecol Can 25（6）：516-529, 2003.
20) Nascimento SL, Pudwell J et al：The effect of physical exercise strategies on weight loss in postpartum women：a systematic review and meta-analysis. Int J Obes（Lond）．38（5）：626-635, 2013.
21) Amorim Adegboye AR, Linne YM：Diet or exercise, or both, for weight reduction in women after childbirth（Cochrane review）. Cochrane Database of Systematic Reviews. Issue 7：2013.

5 産褥期

産褥期とは

産褥とは，妊娠・分娩を終了した母体が，ほぼ非妊娠時の状態に回復するまでのことをいいます．その期間は，生理学的復古からみた期間を踏まえて，分娩直後から6〜8週[1]と定義されることが一般的です[2]．

> **キーワード**
> **産褥復古**
> 産褥復古とは，妊娠から分娩に至るまでの期間に起きた母体の変化が，非妊娠時の状態に回復することをいいます．産褥復古には，子宮などが元の状態に回復する退行性変化と，乳房が乳汁を産生するような進行性変化があり，復古とはいうものの，非妊娠時の状態にすべてが戻るというわけではありません．

産褥期の全身の変化

内分泌の変化

妊娠期を終了した分娩直後からホルモン動態は著しく変化します（**図1**）[3]．

プロラクチン

蛋白ホルモンの1つで，分娩終了時に一時的に低下しますが，授乳により上昇します．

プロゲステロンとエストロゲン

これらのステロイドホルモンは，産褥期の初期に短時間で急激に減少していきます．およそ1週間で非妊娠時の値に戻ります．このような急激な変化が産後うつの原因の1つともいわれています．

子宮復古

産褥復古のなかでも，子宮における復古現象を子宮復古といいます．子宮は，分娩直後から産後4〜6週程度をかけて，収縮と弛緩を繰り返しながら非妊娠時に戻ります[4]（**図2**）[5]．

悪露

産褥中にみられる性器からの分泌物のことを悪露（おろ）といいます．分娩直後は血性の赤色で，徐々に漿液性の褐色から白色に変化し，産後4〜6週で停止します．その過程では，子宮の収縮と弛緩によって，褐色だった悪露が再度血性の赤色に戻る[4]こともあります．

会陰部の疼痛

分娩時，必要に応じて会陰を切開したり，切開しない場合は裂傷をきたしたりすることがあります．これは，育児だけでなく，日常生活活動においても支障をきたす疼痛をもたらすことがあります．

> **EBM**
> ●カナダでは経腟分娩後，会陰の損傷度合にかかわらず，産褥1日目で92%，産褥7日目で61%，産褥6週目で7%の女性が疼痛を感じ，どの時期においても，損傷が大きいほど疼痛を感じている女性の割合が多い[6]と報告されています．

帝王切開術後の疼痛

入院中の疼痛管理で軽減した帝王切開術による創部痛が，退院後の赤ちゃんの世話や活動量の増加で増悪することもあります．帝王切開術による術創は，産後約4週で治癒します．

母乳分泌

産後は，母乳を分泌するために重要なプロラクチンとオキシトシンの作用により乳汁が分泌されます．ただし，母乳の分泌については個人差も多くみられます．

精神的な変化

分娩数日後から，出産後の内分泌環境の急激な

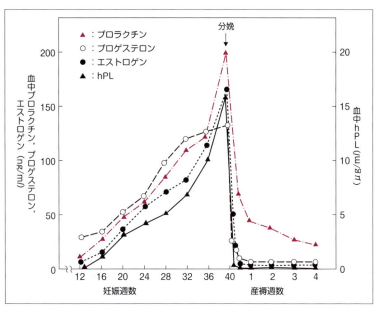

図1　妊娠中および産褥期におけるホルモンの変動[3]

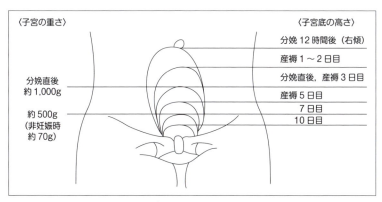

図2　子宮底の高さと重さの変化
　子宮底の高さは，分娩直後に臍下3横指まで下降したのち弛緩し，12時間後には臍の高さに戻り，その後，徐々に縮小します[5]．

変化に加え，生活環境や身体的要因などが関連し，精神的に不安定さが生じ，軽度のうつ状態になる褥婦がみられます[7]．長期化することで，乳児はもちろん家族関係そのものへも大きく影響するため，早期の対処が望まれます．

特徴的な腹壁の変化

　腹直筋離開とは，妊娠中に大きく引き伸ばされた腹直筋が，白線上で左右に離開した状態をいいます．臨床上，2横指以上の離開がある場合を腹直筋離開があると判断します（**図3**）．重症なものでは，離開部に膨隆がみられ，腹部臓器のヘルニアを起こしていることもあります．妊娠期に効果的な運動を行うことで，産後の腹直筋離開の出現を35％減少させることができます[8]．

産褥期における姿勢

　妊娠時の影響を受けるうえに，体幹の支持性が乏しいまま，授乳やおむつ替えなど，体を前傾して行う動作が多く，不良姿勢になりやすい状態と

第2章　女性に対する運動療法における基礎知識

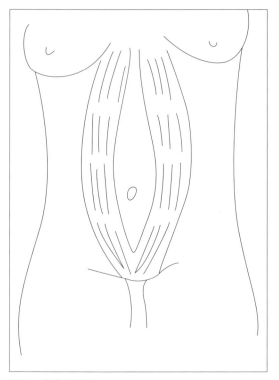

図3　腹直筋離開
「白線上で左右の腹直筋が2横指以上離れている状態」と定義されます．

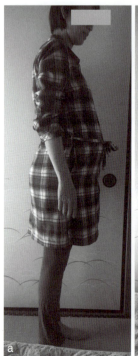 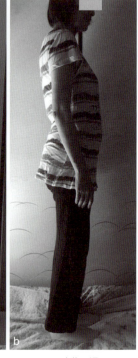

a：妊娠32週　　　　　　　　b：産後3週

図4　産褥期の姿勢
妊娠期（a）のsway back（胸椎後弯−腰椎平坦）の増強といった特徴的な変化が産後（b）にも影響しています．ただし，姿勢変化は個体差があるため，個別の評価が重要となります．

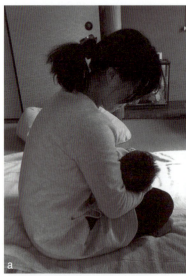 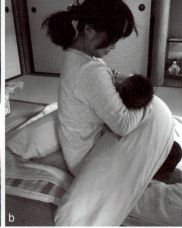

a：前かがみの不良姿勢での授乳　　　b：補助具を使用した姿勢での授乳

図5　授乳姿勢

70

4 妊娠・出産にかかわる基礎知識

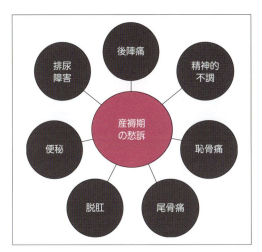

図6 産褥期によくみられる愁訴

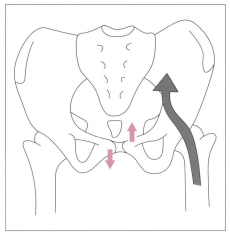

図8 恥骨結合に生じる剪断力

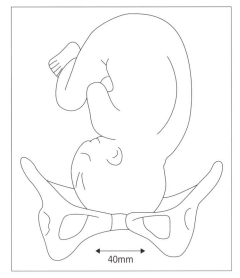

図7 分娩時の恥骨結合（約40mm開大）

いえます（図4）.

とくに授乳においては，慣れない授乳動作に加え，乳頭の傷などによる疼痛を伴う授乳では，疼痛への恐怖や回避から不良姿勢をとることも多くみられます．このような不良姿勢は，円滑な授乳や赤ちゃんによる哺乳そのものへも影響するため，姿勢の指導も重要となります（図5）．また，授乳環境に合わせ，適切な補助具の使用を工夫するとよいでしょう．

産褥期によくみられる愁訴

図6に産褥期によくみられる愁訴を示しました．

疼痛

子宮復古の過程に生じる後陣痛

授乳の際に，乳頭が刺激されることにより分泌されるオキシトシンが子宮を収縮させることで子宮復古を促進させます．一方で，その子宮収縮が後陣痛の疼痛につながります．疼痛は，産褥1～2日目が強く，多くは産褥3日には軽減していきます．後陣痛の緩和には，シムス肢位などのポジショニングが効果的です[9]．

このほかの疼痛として，前述した会陰切開，裂傷，または帝王切開術後の創部痛があります．

恥骨結合離開，尾骨の疼痛

その他，分娩が及ぼす運動器への影響が原因で起きるものが，恥骨結合離開による疼痛です（図7）．起き上がり，歩行などの動作により恥骨結合へ剪断力が生じると，疼痛が誘発されます[10]（図8）．また，分娩時に仙尾関節には大きな力が加わり，周囲の靱帯損傷や椎間板の損傷による尾骨の疼痛が残る[11]ことがあります（図9）．恥骨痛と尾骨痛は，産褥期の動作・姿勢指導を行うことで疼痛を軽減することが期待できます．

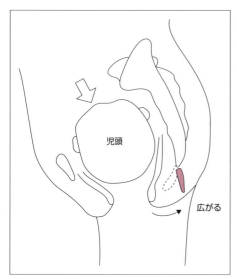

図9 分娩時の尾骨の広がり（文献5を一部改変）

脱肛

分娩時の努責や，胎児の頭部による圧迫で，循環が低下し，脱肛を生じることがあります．脱肛は肛門内に還納することができれば疼痛は和らぎます．ただし，排便の際に，不良な姿勢で過度な腹圧をかけることで再度脱出してしまうこともあるため排便姿勢の指導も行うとよいでしょう．

排尿障害

産褥初期の膀胱の緊張低下，分娩時の神経・尿道括約筋の圧迫などの影響で，排尿困難，尿閉，残尿，尿失禁などを伴うことがあります．多くは数日間で自然治癒するとされますが，産後3カ月しても軽快しない腹圧性尿失禁の約92％は，産後5年経過しても持続します[12]．

便秘

産後数日は腸管蠕動運動が低下します．これに加え，排便することで外陰部の裂傷等による疼痛が増悪するのではないかという心理的な影響もあり便秘になりやすいとされます．この場合にも，食事・運動指導と合わせて，適切な排便姿勢の指導を行うことが重要です．

（山崎　愛美）

参考文献

1) WHO：International conference for ICD-10 Definitions, standards and reporting requirements related to maternal and childhealth and the prenatal periods. 1989.
2) 武谷雄二ほか編：新女性医学大系32 産褥．第1版，中山書店，2001, p4.
3) 池ノ上克ほか編：NEW エッセンシャル産科学・婦人科学．第3版，医歯薬出版，2004, p367.
4) ウィメンズヘルス理学療法研究会編：ウィメンズヘルスリハビリテーション．メジカルビュー社，2014. p65, 96.
5) 医療情報科学研究所編：病気がみえる vol.10 産科．第2版，メディックメディア，2010, pp190, 307.
6) Macarthr AJ et al：Incidence, severity, and determinants of perineal pain after vaginal delivery：a prospective cohort study. Am J Obsted Gynecol 191（4）：1199-1204, 2004.
7) 今津ひとみほか編：母性看護学2．産褥・新生児．第2版，医歯薬出版，2010, p84.
8) Benjamin DR et al：Effects of Exercise on diastasis of the rectus abdominis muscle in the antenatal and postnatalperiods：a systematic review. Physiotherapy 100（1）：1-8, 2014.
9) 今津ひとみほか編：母性看護学2．産褥・新生児．第2版，医歯薬出版，2010, p55.
10) 福林　徹，蒲田和芳監修：骨盤・股関節・鼠蹊部のスポーツ疾患治療の科学的基礎．ナップ，2013, p38.
11) Jill Boissonnaullt：出産後の筋骨格系機能障害．理学療法学 27（4）：101-102, 2000.
12) Victrup L：The risk of lower urinary tract symptoms five years after the first delivery. Neurourol Urodyn 21（1）：2-29, 2002.

6 産後の生活の変化

産後の生活の変化

赤ちゃんの発達，母親の身体的側面と精神的側面それぞれの変化の一例を図に示します．産褥期に限らず，産後の生活も踏まえた長期的な視点をもって支援を継続することが重要です．

> **EBM**
> ● カナダの報告では，約300例のうち，約3/4は，妊娠中に増えた体重を1年以内に減らし，健康的なレベルの脂質と血圧を保持していましたが，残る1/4では，体重がむしろ増え，糖尿病や心疾患のリスク因子も増えていることがわかりました[1]．産後の体重管理を含めた健康管理は，その後の疾病リスクに影響する可能性があります．

産後1～2カ月

この時期の母体は，まだ出産時の影響を受け，腹壁や骨盤底は脆弱なため，臥床時間を長くとることが必要です．また，赤ちゃんの世話や授乳がおもな原因となって，急激な生活の変化と疲労感，不安感をもたらす時期でもあり，産後うつを発症する可能性もあります．家族の協力や社会資源の活用などが望まれます．

> **キーワード**
> **産後うつ病**
> 産後女性の約10％が発症するとされます．ホルモン動態の急激な変化に加え，家族関係や経済的背景などの要因も関与しています．すぐに疲れる，意欲がなくなる，悲観的になる，赤ちゃんの世話が苦痛に感じる，などが2週間以上持続する場合は産後うつ病が考えられます[4]．重症化すると，最悪の場合，自殺に至ることもあるため早期のスクリーニングが必要です．

3カ月

母乳育児の場合，授乳トラブルも落ち着き，赤ちゃんとの生活リズムも整い始める時期です．その一方で，夜中の授乳や夜泣きで十分な睡眠がとれず，疲労感を感じる人もいます．また，抱っこ

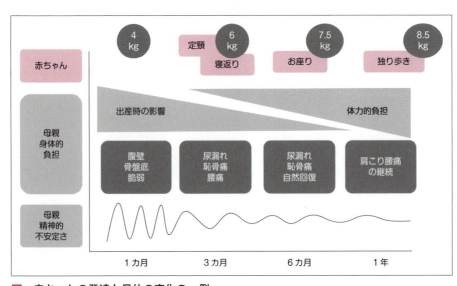

図　赤ちゃんの発達と母体の変化の一例
（赤ちゃんの発達・体重は身体発育曲線を踏まえた一例です）

紐など育児補助具を積極的に使用した外出の機会も増えてきます．赤ちゃんは日中起きている時間が長く表情も豊かになり，手足も活発に動かし始めます．

6カ月

この時期は，あやすと赤ちゃんが笑うなど，家族としての生活に幸せを感じる時期です．分娩の影響で起きていた身体トラブルも，多くがこの時期に自然回復していき，体調も整い始めます．一方で，赤ちゃんの体重が増加し，抱っこ等での母体への負担が大きくなり，腰痛，肩こり，膝の疼痛といった運動器系の問題が起きやすい時期でもあります．

1年

この時期には，個人差はありますが，母体は月経が再開したり，卒乳を迎えたり，広義の意味での非妊娠時の状態に回復する時期でもあります．一方，腰痛，肩こりといったマイナートラブルは継続して抱えていることも少なくありません．生活面では，仕事復帰や保育園入園などの大きな変化を迎える人もいます．赤ちゃんは，歩行を獲得する段階で，行動範囲が広がり，目の離せない時期です．出産直後と比較して精神面では安定してきますが，家族や社会とのかかわり方，育児の悩みは常に存在し，精神面に影響する可能性があります．

（山崎　愛美）

参考文献

1) Kew S, Ye C et al：Cardiometabolic implications of postpartum weight changes in the first year after delivery. Diabetes care 37(7)：1998-2006, 2014.

第2章 女性に対する運動療法における基礎知識

1 成長期における身体変化

　成長期は一般的に身長が著しく発育する期間のことを示しており，10代半ばからの思春期の数年間を指します．この時期に，女性特有の身体変化が起こり始め，第二次性徴がみられるようになります．

　成長期では，筋骨格系の著しい変化が生じ，この時期を境にして生殖機能が高まっていきます（スキャモンの発育・発達曲線．図1）．理学療法を進めていくうえで，成長期に生じる女性特有の特徴を理解して評価することが重要となります．

成長期の変化

筋骨格系の変化

　成長期においては，女性は初経を迎え，出産を迎える身体になるために変化していきます．体脂肪が増えたり，骨盤が大きくなったりする変化は，育児すべてに必要な変化です．

　女性は，男性と比較して，体脂肪量が多く，筋量が少なくなります．そのため，体重当たりの筋量も女性のほうが少なくなります．生理学的に，単位断面積当たりの筋力には男女差がないとされており，男女の筋力の差は絶対的な筋量の差で説明されます．

　こうした身体的な変化がさまざまな障害と関連するため，女性の身体的特徴を把握しておく必要があります（表1）[1]．

成長速度曲線

　成長期の特徴は，年間の身長増加量を測定して評価するとわかりやすくなります（図2）．女性では平均12歳でピーク（Peak Height Velocity：PHV）を迎え，男性は平均14歳と報告されています[2]．身長が著しく伸びる時期と関連して，女性特有の身体的変化が起こってきます．年間の身長増加量を評価することは成長期の変化を捉えるうえで重要な指標となります．

関節弛緩性

　関節の弛緩性とは，"関節の緩さ"を評価するものであり，関節の運動が，正常よりも過剰な可動域を有していることを示します．2,3歳ごろ

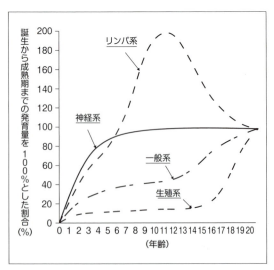

図1　スキャモンの発育・発達曲線

表1　成長期の身体的特徴の性差

	女性	男性
骨盤	骨盤が大きく，広い	骨盤が小さく，狭い
股関節	内旋位	外旋位
大腿部	大腿骨前捻角が大きい 大腿部の筋が未熟	大腿骨前捻角が小さい 大腿部の筋が発達
膝関節	外反膝 過伸展の増加 顆間窩幅が狭い	内反膝 柔軟性の欠如 顆間窩幅が広い
下腿部	脛骨外捻	脛骨内捻または中間位

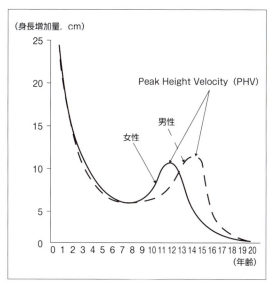

図2 年間の身長増加量とPeak Height Velocityの概要図

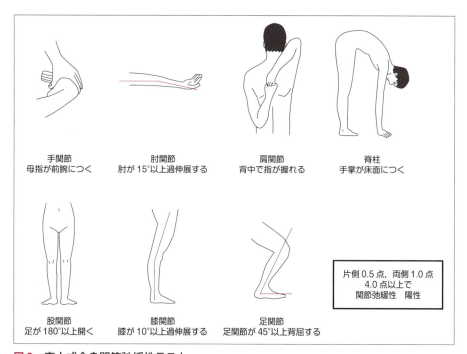

図3 東大式全身関節弛緩性テスト

では高い割合で関節弛緩性を認めますが，成長期では明らかに女性のほうが関節弛緩性を認める割合が高くなります[3]．関節弛緩性の検査には，わが国においては，東大式の7項目の全身関節弛緩性テスト（**図3**）が使用され，世界的にはBeighton Hypermobility Scoreが有名です．

内分泌系の変化

生まれつき性器にみられる特徴（第一次性徴）と比較して，思春期になってみられる生物学的な男女の特徴を第二次性徴といいます．

表2 タナー分類

分類	内容	図
Ⅰ	・乳頭だけが突出 ・発毛なし	
Ⅱ	・乳頭だけが突出し乳房が小さい高まりを形成，着色が増す ・長いやや着色した綿毛のような，まっすぐまたはわずかに縮れた毛が陰唇に沿ってまばらに発生	
Ⅲ	・乳輪と乳房実質がさらに突出，しかし，乳輪部と他の部分とのあいだに段がない ・より色が濃く，あらくて縮れた毛が腔の上方にまばらに発生	
Ⅳ	・乳輪部が乳腺実質の上に盤状に突出 ・成人型発毛に近づくが，発毛の区域が小さい	
Ⅴ	・丸みをもった半球状の乳房を形成 ・成人型の発毛	

　第二次性徴の特徴は内分泌系の変化によって生じます．思春期になると脳の視床下部から，性腺刺激ホルモン放出ホルモンを出すように下垂体に命令が出されます．そして，下垂体からゴナドトロピンが分泌され，男性は精巣，女性は卵巣に作用し，精巣から男性ホルモン，卵巣から女性ホルモンが分泌されます．ホルモンは血液によって全身に運ばれ，男性および女性としての第二次性徴が現れます．

　具体的な特徴としては，初経（初めての月経）が起こる，乳房が発達する，陰毛やわき毛が生えてくる，丸みを帯びた体型になっていく，などがあげられます．代表的な成熟度の評価としてタナー分類があります（**表2**）．

月経

　思春期の最大の特徴が月経です．月経は約28日の間隔で起こり，限られた日数で自然に止まる，子宮内膜からの周期的出血のことを指します．その仕組みは，さまざまな女性特有のホルモンによってコントロールされています．ホルモンの分泌に伴い，基礎体温が変化するため，基礎体温を計測することでホルモン分泌の周期を把握できます（**図4**）．

月経異常

　月経の異常については，周期，日数，出血量，随伴症状などによって評価することができます．評価に際して基準となるのが，基礎体温の周期的変化です．

　基礎体温は，周期的なホルモン分泌とともに変化し，理想的な状態としては，①高温期と低温期の2相に分かれている，②低温期から高温期への移行期間が2日以内，③低温期と高温期の平均温度差が0.4℃前後，であることとされています．基礎体温の変化を観察することで，代表的な月経異常を評価することが可能です（**表3**）．

　とくに初経発来後しばらく周期がわかるまでの成長期においては，月経異常とは別に月経周期が不安定になることもあり，そのことを念頭に入れておく必要があります．

月経前症候群

　月経前に3～10日間続く，身体的および精神的な愁訴を示す症候群のことを指します（**図4**，**表4**）．月経前症候群（Premenstrual syndrome：PMS）は，月経が始まるとともに症状が減退ないし消失します．身体的，精神的に状態が不安定となりやすいため，基礎体温を評価することに

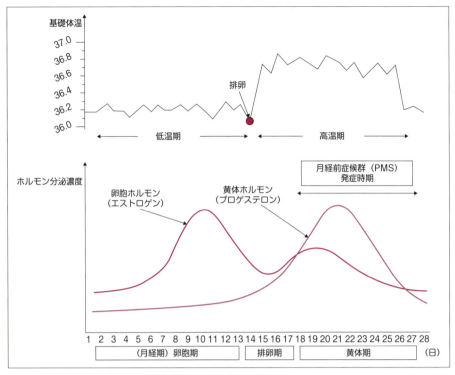

図4 月経周期のホルモン分泌と基礎体温の概要図

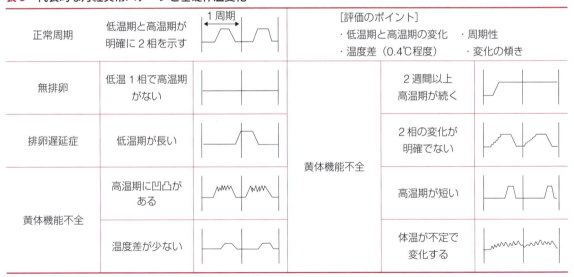

表3 代表的な月経異常パターンと基礎体温変化

よって対応していく必要があります．

成長期の女性に発生する障害

　成長期は女性特有の身体変化が生じることにより，障害が容易に発生する時期でもあります．多くの障害は，女性特有のアライメントに加えて，日常生活やスポーツ活動による体の使いすぎが誘因となって発生します（図5）．

前十字靱帯損傷

　女性のスポーツ障害のなかで，成長期に多いのが膝関節の前十字靱帯（anterior cruciate liga-

第2章 女性に対する運動療法における基礎知識

表4 月経前症候群の身体的・精神的症状

身体的症状	精神的症状
・下腹部痛	・憂うつ
・頭痛	・易怒性
・乳房痛	・緊張
・腰痛	・無力感
・むくみ，下肢の鈍重感	・孤独感
・にきび	・易疲労性
・めまい	・不眠
・食欲亢進	・集中力低下
・便秘，下痢	・判断力低下
・悪心，動悸　など	・意欲低下　など

> **EBM**
>
> ● PMSは，病因・病態が明らかではないため，標準的治療は確立されていないのが現状です．日本産科婦人科学会においては，英国産婦人科学会のガイドラインを利用した診療が行われており，重症度別に各種の薬物療法と非薬物療法が用いられます（**表5**）[4, 5]．
>
> ● PTが関与するガイドラインとしては，初期の段階での運動が重要となります．とくに有酸素運動は，エンドルフィン（多幸感をもたらす神経伝達物質）のレベルを上げ，気分転換を図ることができるなど，PMSの症状緩和に効果があると考えられています[6]．しかし，質の高いランダム化比較試験はほとんど存在せず，十分な根拠をもった内容として提供されていないのが現状です[7]．予防としての運動の重要性をウィメンズ・ヘルスの分野においても構築していく必要があります．

表5 重症度別の月経前症候群ガイドライン

重症度別	治療方針
Level 1 軽症から中等度	ライフスタイル：有酸素運動，栄養療法 サプリメント（カルシウム，マグネシウムなど）の摂取
Level 1a 身体症状優位	スピロノラクトン（利尿薬）：乳房圧痛，腹部膨満感 経口避妊薬：乳房痛，急激な腹痛，その他の腹痛 消炎鎮痛薬：黄体期に起きるほとんどの身体症状
Level 3 気分障害が強い	段階的にSSRI（選択的セロトニン再取り込み阻害薬）を使用
Level 4 Level1-3に無反応	高用量女性ホルモン剤，ゴナドトロピン放出ホルモン作動薬の投与，両側卵巣摘出

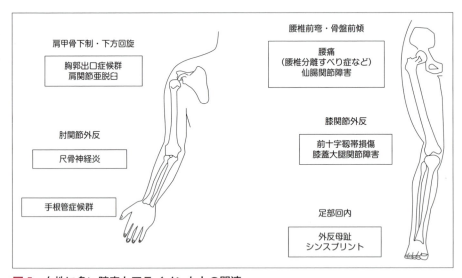

図5 女性に多い障害とアライメントとの関連

ment：ACL）損傷です．ACL損傷の発生件数の調査においても，15～20歳に急激に発生件数が増加するため，さまざまな対策が行われます（**図6**）[8～10]．とくに，注意すべきポイントとして，

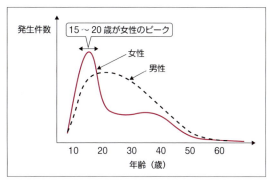

図6 前十字靱帯損傷の発症年齢の分布（文献8〜10より作成）

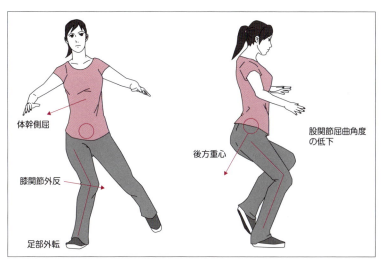

図7 女性の前十字靱帯損傷時の着地姿勢の特徴

Knee-in Toe-out とよばれる特徴的な姿勢・動作があげられます．これは，ジャンプの着地やサイドステップなどの動作時に，足の爪先が外側を向き，膝が内側に入る現象です（**図7**）．女性の身体的な特徴である骨盤の大きさや膝関節の外反アライメントに加えて，筋量の不足や筋活動のタイミングの遅れなどの要因があります[11]．膝関節が外反強制され，下腿の回旋の動きが加わるため，前十字靱帯に過剰なストレスがかかり損傷します．この状態を回避することが障害予防において重要です．

> **キーワード**
> **女性アスリートの三主徴**
> 女性アスリートに発症しやすいとされる無月経（月経異常），摂食障害，骨粗鬆症の3つの症状は，女性アスリートの三主徴（female athlete triad）とよばれています．成長期における激しいトレーニングや著しい体重制限などは，初経の遅延や無月経，骨密度の低下を招く可能性が高く，女性としての正常な発育・発達を妨げると考えられています（**図8**）[12]．それぞれが複雑に関連して問題を引き起こすため，発症時には婦人科外来など専門的な対応が必要になることもあります．

成長期においては，身長の年間増加量を把握して，女性特有の身体的特徴を理解することで筋骨格系の問題を捉えることが必要です．また，月経を中心とした内分泌系の変化については，基礎体

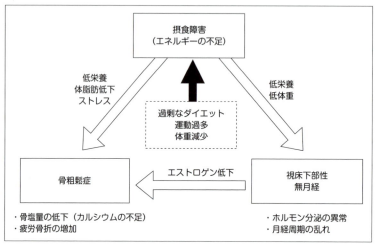

図8 女性アスリートの三主徴の関連図

温の周期や体重変化，心拍数の変化などを捉えることで，全身状態に関するコンディショニングを行っていく必要があります．

（粕山　達也）

参考文献

1) Ireland ML：Special concerns of the female athlete, in Fu FH, Stone DA（eds）：Sports Injuries：Mechanism, Prevention, and Treatment. 2nd Edition. Baltimore, Williams and Wilkins, 1994, pp153–162.
2) Largo RH et al：Analysis of the adolescent growth spurt using smoothing spline functions. Ann Hum Biol 5：421-434. 1978.
3) 岡部とし子ほか：健常成人とJoint Laxityについて．総合リハ 10：349-354，1982.
4) The National Association for Premenstrual Syndrome：Guidelines on Premenstrual Syndrome. 2011.
5) 長塚正晃：症例・プライマリーケア（救急）月経前症候群．日産婦誌 58（4）：48-55，2006.
6) Johnson SR：Premenstrual Syndrome, Premenstrual Dysphoric Disorder, and Beyond：A Clinical Primer for Practitioners. Obstet Gynedol 104：845-859, 2004.
7) Douglas S：Premenstrual syndrome. Evidence-based treatment in family practice. Can Fam Physician 48：1789-1797, 2002.
8) Renstrom P et al：Non-contact ACL injuries in female athletes：an International Olympic Committee current concepts statement. Br J Sports Med 42：394-412, 2008.
9) Granan LP et al：Development of a national cruciate ligament surgery registry：the Norwegian National Knee Ligament Registry. Am J Sports Med 36：308-315, 2008.
10) Lind M et al：The first results from the Danish ACL reconstruction registry：epidemiologic and 2 year follow-up results from 5,818 knee ligament reconstructions. Knee Surg Sport Traumatol Arthrosc 17：117-124, 2009.
11) LaBella CR et al：Anterior cruciate ligament injuries：diagnosis, treatment, and prevention. Pediatrics 133：e1437–e1450, 2014.
12) Nattiv A et al：American College of Sports Medicine position stand. The Female Athlete Triad. Med Sci Sports Exerc 39：1867-1882, 2007.

2 閉経と更年期障害にかかわる身体変化

閉経と更年期

　卵巣機能は加齢とともに徐々に低下していきます．一生のうちに排卵される卵子の数は決まっているため，次第に正常な機能をもつ卵胞は減少し，月経周期も成熟期（性成熟期）のように規則的なリズムから不規則なものへと変わっていきます．やがて月経は永久に停止を迎えますが，このことを「閉経」とよびます．一般的には 12 カ月以上月経が起こらない場合を閉経とし，日本人女性の平均は 49.5 歳，中央値は 50.5 歳です[1]．また，この閉経の前後 5 年間を合わせた 10 年間のことを「更年期」といいます．

> **キーワード**
> **更年期**
> 生殖期（成熟期）と非生殖期（老年期）のあいだの移行期をいい，卵巣機能が減退し始め，消失するまでの期間のことです[2]．女性におけるライフスタイルや社会的環境の変化が起こる時期と重なることも多くみられます．

更年期障害とは

　更年期には，自律神経失調症状，精神神経症状，その他の身体的な症状が現れることがあります（**表1**）[2]．この，更年期に現れる多種多様な症状のなかで，器質的変化に起因しない症状を更年期症状とよび，これらの症状のなかで日常生活に支障をきたす状態のものがとくに「更年期障害」とよばれます[3]．

更年期障害の原因

　更年期障害のおもな原因は，卵巣機能の低下に伴うエストラジオール（E_2）の減少[4]や，黄体形成ホルモン（luteinizing hormone：LH）・卵胞刺激ホルモン（follicle stimulating hormone：FSH）の増加による自律神経中枢への影響であると考えられています（**図1**）[5]．しかし，単なるホルモンバランスの変化だけではなく，自分自身や夫の職場環境の変化，子どもの独立，親の介護などの環境の変化といった心理・社会的背景に加

表1 更年期における諸症状（文献 2 を改変）

自律神経失調症状	血管運動神経症状	のぼせ，発汗，寒気，冷え，動悸
	胸部症状	胸痛，息苦しさ
	全身的症状	疲労感，頭痛，肩こり，めまい
精神神経症状		・情緒不安定，イライラ，怒りっぽい ・抑うつ気分，涙もろくなる，意欲低下 ・不安感
その他の身体的な症状	運動器症状	腰痛，関節・筋肉痛，手のこわばり，むくみ，しびれ
	消化器症状	嘔気，食欲不振，腹痛，便秘，下痢
	皮膚粘膜症状	乾燥感，湿疹，かゆみ・蟻走感
	泌尿生殖器症状	排尿障害，頻尿，性交障害，外陰部違和感

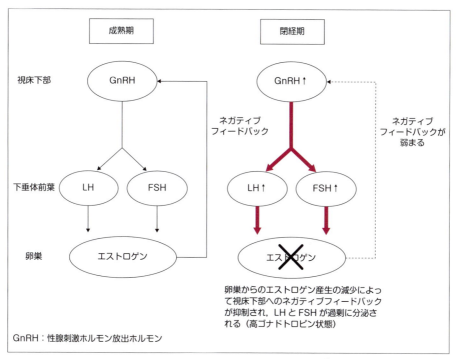

図1 更年期におけるLH・FSHおよびエストロゲン分泌の変化[5]

え，個人の性格や生い立ちなども複雑にかかわり合っています．

> **キーワード**
> **エストラジオール（E_2）**
> エストロゲンの一種で，エストロゲンのなかで最も活性が強いものです．通常，測定されるエストロゲンの主成分であり，卵胞の顆粒膜細胞で産生されます．閉経前の主要なエストロゲンを示します（**表2**）[5]．
>
> **黄体形成ホルモン（LH）**
> 卵胞期にはアンドロゲンの産生を増加させ排卵の誘発にかかわります．黄体期には黄体形成を亢進させプロゲステロンの産生増加に関与します．
>
> **卵胞刺激ホルモン（FSH）**
> 卵胞期に卵胞を発育させエストロゲンの産生を増加させます．

更年期障害の症状（表1）[2]

更年期症状のなかで最も特徴的なものはホットフラッシュです．ホットフラッシュとは，急に顔がほてったり，のぼせた状態になったり，発汗したりする症状のことを指し，血管運動神経の障害によって現れます．また，日本人女性では，肩こり，易疲労感，頭痛，のぼせ，腰痛，発汗，不眠の順に発症頻度が高いと報告されています[6]．また，症状は，個人によって異なることが多く，同一人物でも症状が多彩で，かつ一定しないことがあり，多くは不定愁訴となります．したがって，医療者は，症状だけを診るのではなく，その人の人間性や背景まで含めて関係性を築いていくことが大切になってきます．

更年期障害の診断と評価

更年期障害の診断には，①不規則ないし消失した月経，②エストロゲンの低下ととくに関係の深い血管運動神経症状の発現，③他の器質的疾患の除外，④血液検査での卵巣機能の低下，などがありますが，とくに器質的変化（疾患）の除外診断に基づくことが重要です[7]．類似症状を呈する疾患には，気分障害，不安障害，甲状腺疾患，自律神経失調症，機能性頭痛，腰椎椎間板ヘルニアや

表2 エストロゲンの種類 (文献5を改変)

エストロン（E_1）	・脂肪組織に含まれるアロマターゼによってアンドロステンジオンが芳香化されて産生されるエストロゲンの一種
	・閉経後のおもなエストロゲンであり，成熟期においては全エストロゲンの約40％を占める
エストラジオール（E_2）	・卵胞の顆粒細胞で産生されるエストロゲンの一種
	・成熟期のおもなエストロゲンであり，成熟期におけるエストロゲンの約60％を占める
エストリオール（E_3）	・おもに妊娠中に胎児の副腎と胎盤で産生・分泌されるエストロゲンの一種

表3 日本人女性の更年期症状評価表 (文献9を改変)

	症状	症状の程度		
		強	弱	無
熱感	1. 顔がほてる			
	2. 上半身がほてる			
	3. のぼせる			
	4. 汗をかきやすい			
不眠	5. 夜なかなか寝つかれない			
	6. 夜眠っても目をさましやすい			
神経質．憂うつ	7. 興奮しやすく，イライラすることが多い			
	8. いつも不安感がある			
	9. 神経質である			
	10. くよくよし，憂うつになることが多い			
倦怠感	11. 疲れやすい			
	12. 眼が疲れる			
記憶障害	13. ものごとが覚えにくくなったり，もの忘れが多い			
胸部症状	14. 胸がどきどきする			
	15. 胸がしめつけられる			
疼痛症状	16. 頭が重かったり，頭痛がよくする			
	17. 肩や首がこる			
	18. 背中や腰が痛む			
	19. 手足の節々（関節）の痛みがある			
知覚異常	20. 腰や手足が冷える			
	21. 手足（指）がしびれる			
	22. 最近，音に敏感である			

腰椎すべり症などの腰部運動器疾患などがあります．更年期症状の代表的なものの1つに抑うつ傾向がありますが，重症化すると疾患としての「うつ病」へと移行することがあり，うつ病の可能性がある場合はDSM-5に基づいた厳密な診断が必要です．

外来や自身で簡便にチェックできる評価指標として，簡易更年期指数（simplified menopausal index：SMI）[8]や日本人女性の更年期症状評価表（**表3**）[9]があります．

更年期障害の治療

治療にあたっては，その症状の要因や重症度，合併症，コンプライアンスなどを考慮したうえで，薬物療法，精神・心理療法，食事療法，運動療法などから個人に合ったものを選択していきます．

薬物療法

ホルモン補充療法

明らかなエストロゲン欠乏症状を認める場合にはホルモン補充療法（hormone replacement therapy：HRT）が検討されます．適応には，ホットフラッシュなどの血管運動神経症状や尿道腟粘膜の炎症症状の治療，および骨粗鬆症の予防などが考えられます[10〜12]．大きく分けて，エストロゲン単独療法（estrogen therapy：ET）とエストロゲン・プロゲスチン併用療法（combined estrogen-progestogen therapy：EPT）とがあります．ETは黄体ホルモンによる不安やうつなどの症状を回避することができますが，子宮内膜の過形成や発がんリスクの上昇[13]をもたらすリスクがあり，おもに子宮摘出後の女性が適応となります[14]．

子宮を摘出されていない女性では上記のリスクを考慮してEPTが選択されます．月経の状態（閉経前後なのか，閉経から1年以上経過しているのか）や，どの部位のがんの発症リスクをより配慮すべきかなどによって，投与する薬剤や投与方法（周期的投与法か持続的投与法か）などを決定します[14]．

EBM

- HRTとがんのリスク：EPTでは，長期投与例において乳癌リスクを上昇させることが報告されていますが，5年未満であればリスクは上昇しないことがわかっています[21, 22]．また，ETでは，対照群と有意な差はなく[23, 24]，必ずしも乳癌を増加するとは限らないと考えられます．子宮体癌についてはETでリスクが上昇するとされていますが[25]，EPTにすることで，子宮体癌は増加しないか減少すると報告されています[26]．ほかには，卵巣癌，子宮肉腫（とくに低悪性度子宮内膜間質肉腫）などがHRTによってリスクが上昇するとされています[27]．一方でHRTは，大腸癌や直腸癌のリスクを低下させると考えられています[28]．

HRTでは，高血圧症の場合は脳卒中や血栓症，BMI25以上の肥満者では血栓症，エストロゲン依存性の疾患（乳癌や子宮体癌，子宮筋腫，子宮内膜症など）のリスクが増加するため，HRT治療中はこれらの症状に留意することが必要となります[14]．

漢方薬

漢方薬は，器質的疾患より機能的疾患に効果が高いと考えられており，更年期障害に対しても各種が処方されています[7]．三大漢方婦人薬とよばれている，当帰芍薬散，加味逍遙散，桂枝茯苓丸の3剤が50〜70％を占めるとされていますが，これらの使い分けや選択方法に明確なコンセンサスは得られておらず，エビデンスは現時点では検証中です[14]．西洋薬と比べ副作用が少ないことがメリットとしてあげられます．

その他

おもに精神症状に対し，SSRI（選択的セロトニン再取り込み阻害薬．抗うつ薬の一種），精神安定剤，催眠剤，鎮痛剤などが適宜処方されていきます．SSRIについてはホットフラッシュに対しても有効です[15]．

精神・心理療法

心理・性格的因子としては，消極的で考えすぎるタイプやストレスに弱い性格，抑うつ的な人に症状が出やすく[14]，また，閉経に対してネガティブな印象をもっている女性は，ポジティブな印象をもっている女性と比べ，精神症状が出現しやすくなります[16]．患者状態の詳細な把握のためのカウンセリング，信頼関係の確立，問題点の理解，明確化を進め，ライフスタイルの見直し，自立への方向修正を行っていきます．必要に応じて，認知行動療法，森田療法といった心身医学的な手法を取り入れて治療します．

食事療法

簡易更年期指数（SMI）が高いほど，タンパク質，ビタミンB_1，ビタミンB_2，ビタミンC，ビタミンA，カルシウム，鉄の摂取量が低く[17]，

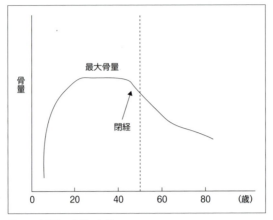

図2　骨量の経年変化

表4　女性生殖器以外へのエストロゲンの作用

	骨	膵臓	肝臓	血管・血液	皮膚
作用	・骨量の維持 ・骨端軟骨板閉鎖（思春期） ・コラーゲンの合成促進	・インスリンの産生・分泌↑ （筋や脂肪組織などでのインスリンの感受性↑）	・LDL受容体↑ ・LDLコレステロール↓ ・HDLコレステロール↑	・血管拡張作用 ・抗動脈硬化作用 ・凝固能亢進	・皮脂腺の分泌抑制 ・コラーゲンの合成促進
低下による症状，疾患	・骨粗鬆症	・高血糖，糖尿病	・脂質異常症（高脂血症）	・動脈硬化 ・虚血性心疾患	・にきび ・しわ

これらの栄養素をしっかり摂取できるようバランスのとれた食事を心がける必要があります．また，大豆イソフラボンは選択的にエストロゲン受容体を刺激し，エストロゲン作用を示しますが，大豆イソフラボンの摂取によって更年期症状が改善され，摂取による効果が期待できます[18]．

運動療法

有酸素運動によって更年期症状の軽減を期待することができます[19]．また，定期的な運動は，運動不足の解消やストレス解消に対する効果，生活習慣病・骨粗鬆症・運動器疾患の予防にも有用です．医療者が適切な運動指導を行うことが有効です．運動処方をする際は，その人に馴染みのある運動や，ウォーキングなど，容易に取り組むことができ負荷の強すぎないものから開始し，20〜40分実施して「やや楽である」程度の強度から始めるとよいでしょう[20]．

エストロゲンの低下による影響

卵巣機能の低下に伴い，エストロゲンの分泌も，閉経の数年前から徐々に減少していきます．このことにより，女性の身体は更年期症状の出現以外にもさまざまな影響を受けます．代表的なものとして骨密度の低下があげられます．思春期後半〜成熟期の女性は，エストロゲンのもつ骨吸収の抑制ならびに骨形成の促進作用により骨密度は維持されています．しかし，更年期になりエストロゲン濃度が低下することによって骨吸収が亢進し，骨密度の低下が起こります（図2）[29]．そのため，閉経後の女性では男性と比べ骨粗鬆症のリスクが大きくなります．また，糖代謝や脂質代謝，血管系とも関連しているため，閉経後の女性では糖尿病のリスクが増大したり，内臓脂肪が容易に蓄積し，心血管疾患の発症率が増加します（表4）．

（梶原　由布）

参考文献

1) 望月眞人ほか：教育・用語委員会報告：「本邦婦人の閉経年齢について」に関する委員会提案理由．日産婦誌 47（4）：219-233, 1995.
2) 相良洋子：女性ホルモン補充療法（HRT）の再評価－いわゆる更年期障害に対するHRTの効果．産と婦 41（8）：1043-1049, 2003.
3) 日本産科婦人科学会編：産科婦人科用語集・用語解説集，改訂第2版．金原出版，2008.
4) McKinlay SM et al：The menopause transition. Maturitas 14 (2)：103-115, 1992.
5) 若槻明彦監修：更年期障害，病気がみえる vol.9 婦人科・乳腺外科，第3版．MEDIC MEDIA, 2013, pp102-103.
6) 廣田正彦ほか：生殖・内分泌委員会報告：更年期障害に関する一般女性へのアンケート調査報告．日産婦誌 49（7）：449-451, 1995.
7) 幕内安弥子，森村美奈：更年期，閉経期－更年期障害の診断・治療と不正性器出血－．月間地域医学 29（1）：31-35, 2015.
8) 小山嵩夫：更年期治療における漢方治療 簡略化した更年期指数による評価．産婦人科漢方研究のあゆみ 9：30-34, 1992.
9) 日本産科婦人科学会生殖・内分泌委員会：「日本人用更年期・老年期スコアの確立とHRT副作用調査小委員会」報告：日本人女性の更年期症状評価表の作成：平成11年～平成12年度検討結果報告．日産婦誌 53（5）：883-888, 2001.
10) Abdi F et al：Hormone therapy for relieving postmenopausal vasomotor symptoms：A systematic review. Arch Iran Med 19（2）：141-146, 2016.
11) National Institute for Health and Care Excellence：Menopause：Full Guideline. UK, 2015.
12) Gambacciani M, Levancini M：Hormone replacement therapy and the prevention of postmenopausal osteoporosis. Prz Menopauzalny 13（4）：213-220, 2014.
13) Mizunuma H et al：Postmenopausal hormone replacement therapy use and risk of endometrial cancer in Japanese women. Climacteric 4（4）：293-298, 2001.
14) 日本女性医学学会編：女性医学ガイドブック 更年期医療編 2014年度版．金原出版，2014.
15) Shams T et al：SSRIs for hot flashes：a systematic review and meta-analysis of randomized trials. J Gen Intern Med 29（1）：204-213, 2014.
16) Jimenez LJ Perez SG：The attitude of the woman in menopause and its influence on the climacteric. Gynecol Obstet Mex 67：319-322, 1999.
17) 柴田みちほか：更年期外来患者における更年期症状と栄養摂取状況の関係について．日本更年期医学会雑誌 10（1）：58-63, 2002.
18) Husain D et al：Supplementation of soy isoflavones improved sex hormones, blood pressure, and postmenopausal symptoms. J Am Coll Nutr 34（1）：42-48, 2015.
19) Zhang J et al：Effect of physical exercise on health-related quality of life and blood lipids in perimenopausal women：a randomized placebo-controlled trial. Menopause 21（12）：1269-1276, 2014.
20) 樋口毅：その他の治療法（特集 内科医のための更年期症候群治療）－（女性更年期症候群）．診断と治療 102（8）：1219-1225, 2014.
21) Million Women Study Collaborators：Breast cancer and hormone-replacement therapy in the Million Women Study. Lancet 362：419-427, 2003.
22) Chlebowski RT et al：Estrogen plus progestin and breast cancer incidence and mortality in postmenopausal women. JAMA 304(15)：1684-1692, 2010.
23) Anderson GL et al：Effects of conjugated equine estrogen in postmenopausal women with hysterectomy：the Women's Health Initiative randomized controlled trial. JAMA 291（14）：1701-1712, 2004.
24) Vickers MR et al：Main morbidities recorded in the women's international study of long duration oestrogen after menopause（WISDOM）：a randomized controlled trial of hormone replacement therapy in postmenopausal women. BMJ 335：239-248, 2007.
25) McDonald TW et al：Exogenous estrogen and endometrial carcinoma：case-control and incidence study. Am J Obstet Gynecol 127（6）：572-580, 1977.
26) Rossouw JE et al：Risks and benefits of estrogen plus progestin in healthy postmenopausal women：principal results from the Women's Health Initiative randomized controlled trial. JAMA 288（3）：321-333, 2002.
27) Million Women Study Collaborators：Ovarian cancer and hormone replacement therapy in the Million Women Study. Lancet 369：1703-1710, 2007.
28) Crandall CJ：Estrogen replacement therapy and colon cancer：a clinical review. J Womens Health Gend Based Med 8（9）：1155-1166, 1999.
29) Orito S et al：Age-related distribution of bone and skeletal parameters in 1,322 Japanese young women. J Bone Miner Metab 27：698-704, 2009.

3 高齢者にみられる問題

閉経によるエストロゲン分泌の低下は，老年期に入ると，泌尿生殖器の萎縮症状，脂質異常症，心血管系疾患，骨量減少症，骨粗鬆症といった症状を引き起こします[1]．また，エストロゲン低下の影響だけでなく加齢による身体機能の変化も起こります．

骨粗鬆症の定義

WHO の定義によると，骨粗鬆症とは「低骨量と骨組織の微細構造の異常を特徴とし，骨の脆弱性が増大し，骨折の危険性が増大する疾患である」とされています[2]．女性は，男性と比べ最大骨量が 25％低く[3]，骨量維持に重要な役割を果たしている性ホルモンの加齢による減少が，男性では緩やかなのに対し，女性では閉経前後に急激に生じるため，閉経期以降では，男性よりも女性のほうが骨粗鬆症の有病率は圧倒的に高くなっています．わが国における骨粗鬆症の患者数は 1,280 万人（男性 300 万人，女性 980 万人）と推定されており（図1）[4]，介護が必要となったおもな原因の 10.9％が骨折・転倒によるものであることを考えると[5]，骨粗鬆症を予防・治療することは，女性が健康な生活を送るうえで重要です．

骨粗鬆症の評価と診断

骨粗鬆症を考えるうえで「骨強度」は重要な概念といえます．しかしながら，臨床では簡便に評価を行うために X 線や超音波を用いて骨密度を測定するものが中心です．わが国では脆弱性骨折の有無や，骨密度の若年成人平均値（young adult mean：YAM）に対する骨密度（bone mineral density：BMD）の割合から診断を行います（表）[6]．

> **キーワード**
>
> **骨強度**
> 骨密度と骨質の 2 つの要因からなります．骨密度は骨強度の約 7 割を説明し（BMD），骨質は残りの約 3 割を説明します（微細構造，骨代謝回転，微小骨折，石灰化）．

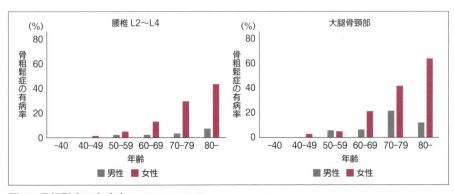

図1 骨粗鬆症の有病率（文献 4 より作成）

表　原発性骨粗鬆症の診断基準（文献6を改変）

低骨量をきたす骨粗鬆症以外の疾患または続発性骨粗鬆症を認めず、骨評価の結果が下記の条件を満たす場合、原発性骨粗鬆症と診断する。

1. 脆弱性骨折[*1]あり	①椎体骨折[*2]または大腿骨近位部骨折あり
	②その他の脆弱性骨折[*3]があり、骨密度[*4]がYAMの80％未満
2. 脆弱性骨折なし	骨密度[*4]がYAMの70％以下または－2.5SD以下

[*1]：軽微な外力によって発生した非外傷性骨折．軽微な外力とは、立った姿勢からの転倒か、それ以下の外力を指す．

[*2]：形態椎体骨折のうち、2/3は無症候性であることに留意するとともに、鑑別診断の観点からも脊椎X線像を確認することが望ましい．

[*3]：その他の脆弱性骨折：軽微な外力によって発生した非外傷性骨折で、骨折部位は、肋骨、骨盤（恥骨、坐骨、仙骨を含む）、上腕骨近位部、橈骨遠位端、下腿骨．

[*4]：骨密度は原則として腰椎または大腿骨近位部骨密度とする．また、複数部位で測定した場合にはより低い％値またはSD（標準偏差）値を採用することとする．
腰椎においてはL1～L4またはL2～L4を基準値とする．ただし、高齢者において、脊椎変形などのために腰椎骨密度の測定が困難な場合には大腿骨近位部骨密度とする．大腿骨密度には頸部またはtotal hip（total proximal femur）を用いる．これらの測定が困難な場合は橈骨、第二中手骨の骨密度とするが、この場合は％のみ使用する．

骨粗鬆症の予防

日本人女性は18～20歳ごろに最大骨量（peak bone mass：PBM）を獲得し、それ以降は、閉経前後に骨量が低下し始めるまでほぼ一定の値を保ちます（88頁図2）．したがって、思春期にできるだけ大きな最大骨量を獲得することと、閉経以降の骨量減少をできるだけ少なくすることが骨粗鬆症の予防に重要となってきます．若年者においては、カルシウムやビタミンDといった栄養素の摂取、18歳までに強度のある運動を習慣的に行うことが効果的です[8]．また、骨密度とBMI（Body Mass Index）も関連し[9]、とくにやせは、高いPBMの獲得を妨げることになるため注意が必要です．

また、中高年においても、栄養管理を行っていくとともに、歩行運動を中心とした習慣的な運動の実施[10]と喫煙を始めないことおよび禁煙[11]、適切な飲酒量を守ること（エタノール量で1日24g未満）[12]が骨粗鬆症による骨折リスクを低下させます．適切な運動習慣を身につけることは身体機能の維持・向上にもつながり、転倒予防の観点からも骨折リスクを低下させます．

> **EBM**
> ●骨密度と運動：運動は骨密度の改善に良い影響を与えますが、運動の種類によって効果のある部位が変わります．高強度の全身運動（ジョギング、ダンス、ジャンプなど）は大腿骨近位部の骨密度の改善に、低強度の全身運動（ウォーキングや太極拳など）は腰椎の骨密度の改善に効果があります．また、両者の組み合わせや非荷重位における下肢の漸増抵抗運動では両方の骨密度の改善を期待できます[10]．

骨粗鬆症による骨折

大腿骨近位部骨折

大腿骨近位部骨折のほとんどは転倒によって発生しますが、まれに疲労骨折として生じることがあります．大腿骨近位部骨折は骨折部位によって分類され、大半を大腿骨頸部骨折と大腿骨転子部骨折が占めます[8]．大腿骨頸部骨折の場合、原則として保存療法の適応はなく、人工骨頭置換術が行われます．大腿骨転子部骨折の場合、不完全骨折であれば部分荷重にて骨癒合が得られるため保存療法が可能です．完全骨折では、short femoral nailやCHS（compression hip screw）等の内固定が行われます．人工骨頭置換術と大腿骨転子部骨折に対する内固定では、ともに術後早期より全荷重が可能です．退院時にT字状杖歩行を獲得した症例ではその後の経過も良好ですが、術後半年の時点でT字状杖歩行に至らなかった症例ではその後の回復の可能性が低いことから、術後早期からの積極的なリハビリテーションが必要です[13]．

椎体骨折

椎体骨折には、臨床症状の有無とは無関係に椎体変形の程度により判定する形態骨折と、骨折治

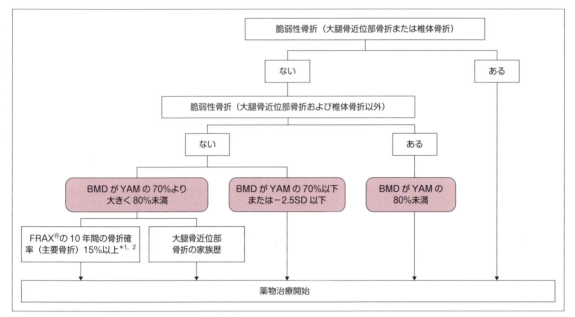

図2　原発性骨粗鬆症の薬物治療開始基準[8]

*[1]：75歳未満で適用する．また，50歳代を中心とする世代においては，より低いカットオフ値を用いた場合でも，現行の診断基準に基づいて薬物治療が推奨される集団を部分的にしかカバーしないなどの限界も明らかになっている．

*[2]：この薬物治療開始基準は原発性骨粗鬆症に関するものであるため，FRAX®の項目のうち糖質コルチコイド，関節リウマチ，続発性骨粗鬆症にあてはまる者には適用されない．すなわち，これらの項目がすべて「なし」である症例に限って適用される．

療の観点より，骨折発生からの期間で分類する骨折（臨床的な骨折）との2つの分類方法があります[8]．椎体骨折の2/3は無症候性で症状がなく，骨折に気づかない患者も少なくありません．椎体骨折の症状としては，骨折による症状と脊柱変形による症状とに分けられます．骨折による症状としては，体動時の疼痛と骨折椎体のレベルと一致した圧痛・叩打痛があります．また，まれに，椎体後壁が圧潰することによって脊柱管を圧迫し，脊柱管狭窄症や脊髄麻痺が起こることがあります（遅発性脊髄麻痺）．脊柱の変形に伴う合併症としては，逆流性食道炎，呼吸機能の低下などがあげられます．疼痛のある新鮮骨折例では，局所の安静，体幹ギプス固定，コルセット装着による外固定，鎮痛剤の処方が初期治療となります．保存治療を行っても，疼痛が残存したり，脊柱後弯変形が進行したり，偽関節となったりするような症例に対しては経皮的椎体形成術が適応となることがあります[8]．

骨粗鬆症は，骨折していない場合でもQOLが低下しますが[14]，大腿骨近位部骨折や椎体骨折を発生した例では，そのQOLや日常生活活動（activities of daily living：ADL），生活機能の低下はより大きなものとなるため[15]，骨粗鬆症の治療と骨折の予防が重要となります．

骨粗鬆症の治療

大腿骨近位部骨折もしくは椎体骨折を有する場合，骨密度の結果を問わず薬物療法開始の適応となります（**図2**）[8]．骨粗鬆症の治療薬には，女性ホルモン（エストロゲン），選択的エストロゲン受容体モジュレーター（SERM），活性型ビタミンD，ビタミンK，カルシトニン，ビスフォスフォネート，副甲状腺ホルモン，抗RANKL抗体デノスマブなどがあります（**図3**）[24]．治療薬を選択する際には，骨密度や骨折抑制への効果，疼痛改善，転倒抑制効果などに加え，副作用や患

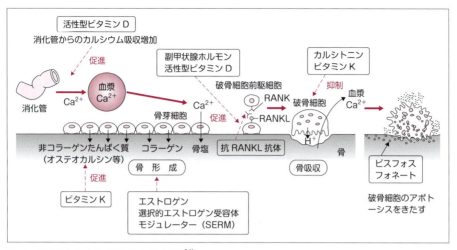

図3　骨粗鬆症治療薬のおもな作用[24]

活性型ビタミンDは，十二指腸から小腸上部でのカルシウム吸収を促進する．ビタミンKは，骨の基質蛋白質であるオステオカルシンのGla化にも不可欠で，骨芽細胞のオステオカルシン産生と骨の石灰化促進効果をもつ．カルシトニンは破骨細胞の骨吸収を抑制し，ビスフォスフォネートは骨に取り込まれて，破骨細胞のアポトーシスをきたす．抗RANKL抗体はRANKLのRANKへの結合を阻害することで，破骨細胞形成や活性を抑制する．副甲状腺ホルモンの時間間欠的な作用で骨形成は促進される

者のコンプライアンスなどに考慮することが大切です[8]．

変形性関節症とは

変形性関節症（osteoarthritis：OA）は関節軟骨をはじめとする関節構成体の退行性疾患です．基本的には，関節軟骨の変性・破壊と，それに続く変化としての，関節辺縁や軟骨下骨における骨の増殖性変化があり，さらに二次的な滑膜炎のみられる非炎症性の疾患です[16]．OAは多因子疾患であり，加齢，肥満，性別，遺伝的素因のような全身的要因と，外傷や関節の不安定性，ストレスのような局所的要因とが関連しています[17]．OAはすべての関節に起こりうる疾患ですが，なかでも変形性膝関節症（膝OA）と変形性腰椎症は多く，わが国での推定有病率はそれぞれ2,530万人（人口の21％）と3,790万人（人口の31％）に達すると見込まれています（図4）[4]．男性よりも女性のほうが有病率は年齢とともに上昇し，80歳以上の女性では80％以上が膝OAに罹患していると想定されています[4]．ただし，これはX線学的に診断した有病者数であり，治療を必要とする有症者数はそれよりも少なくなると考えられます．変形性股関節症（股OA）の有病率はおよそ1～4％と推定されており[18]，膝OAよりも少数です．膝OAが明らかな原因疾患のない一次性OAが多いのに対し，股OAは，股関節脱臼や臼蓋形成不全などの原因疾患がある二次性OAが多くを占めます．

OAの症状

初期には，関節の軽い疼痛やこわばりが症状として現れることが多くなります．通常は，運動時における関節の使用や負荷によって疼痛が生じ，安静によって軽減・消失します．また，運動開始時に疼痛が生じやすいのですが，動き始めると次第に軽快することも少なくありません．疾患が進行すると，運動時痛・荷重時痛の増大や軋音（れきおん），運動後の疼痛の持続，関節液の貯留に伴う関節水腫を認めるようになります．さらに進行すると，関節の変形や関節可動域（range of motion：ROM）制限を呈するようになります[16]．

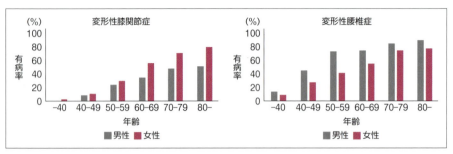

図4 変形性膝関節症，変形性腰椎症の有病率 (文献4より作成)

OAの診断

現時点でOAには明確な診断基準はなく，病歴や臨床所見，画像所見などを総合して診断が行われます[17]．最も一般的な方法として単純X線像が用いられており，関節軟骨の菲薄化や消失を反映して関節裂隙の狭小化が認められます．また，疾患が進行すると，骨棘や骨嚢胞の形成，軟骨下骨の硬化像が認められます．CTを骨条件で撮影すると，骨棘や骨嚢胞の局在や形態を詳細に把握することができます．3D-CTを用いれば，複雑な骨関節形態の把握が容易となり，手術方針の決定や評価に有用です．また，MRIでは，関節内病変（関節水腫，骨軟骨病変，滑膜変化など）の描出，病変の範囲と程度の判定が可能です．さらに，軟骨の厚さや質的変化についても評価が可能になります．

とくに膝関節では，国際的な分類であるKellgren-Lawrence分類が，股関節では，寛骨臼形成不全症の多いわが国の特徴を考慮に入れた日本整形外科学会の変形性股関節症病期分類が広く用いられています[17]．また，臨床上での評価法としては，SF-36，Western Ontario and McMaster Universities Osteoarthritis Index（WOMAC），HSS（Hospital for Spcial Surgery）Score，Knee Society Score，Harris Hip Score，日本整形外科学会の膝関節治療成績判定基準（JOA knee score）や股関節機能判定基準（JOA hip score）が使用されます．

OAの治療

OAの治療は，大きく分けて保存療法と手術療法に分けられます．保存療法では，物理療法や運動療法，薬物療法に加え患者教育や生活指導が行われます．物理療法では，温熱療法や渦流浴，超音波照射などが行われます[19]．運動療法では，大腿四頭筋を中心とした筋力強化練習，歩行や自転車エルゴメーターなどの有酸素運動，ROM運動などがあります[20, 21]．薬物療法は，アセトアミノフェン，NSAIDs，オピオイドなどの内服薬とステロイド，ヒアルロン酸などの関節内注射に大別されます．また，患者教育や生活指導として，肥満の場合は，減量指導[19]や杖の使用（患肢への負荷が約30％減少する），歩行の励行などを行います．膝OAの場合は，足底板や装具の使用により歩容や疼痛の改善が期待できます[22, 23]．

病期が進行し保存療法では効果が得られなくなった場合に手術療法が検討されます．年齢が若く，関節軟骨が比較的保たれていて，アライメントの修正による関節の荷重分散によって症状の改善が期待できる場合は，寛骨臼回転骨切り術や高位脛骨骨切り術（high tibial osteotomy：HTO）などが選択されます[17]．しかし，末期のOAで関節温存が困難な場合や60歳以上の場合は人工関節置換術が適応となります．膝関節では，関節軟骨の損傷範囲に応じて，人工膝関節単顆置換術（unicompartmental knee arthroplasty：UKA）または人工膝関節全置換術（total knee arthroplasty：TKA）が選択されます．骨切り術術後は荷重制限が必要となるのに対して，人工関節置換術では術後早期からの全荷重が可能な場合が多く，リハビリテーションとして ROM 運動や筋力強化練習を行うことに加え，歩行練習や ADL の練習を行うことによって早期退院が可能となります．また，人工股関節置換術（total hip arthroplasty：THA）においては，侵入方向により，股関節屈曲・内転・内旋の複合運動によって脱臼するリスクが高く，脱臼肢位を避ける動作指導が必要となります．

（梶原　由布）

参考文献

1) 日本女性医学学会編：女性医学ガイドブック　更年期医療編　2014 年度版．金原出版，2014.
2) World Health Organization：Assessment of fracture risk and its application to screening for postmenopausal osteoporosis. Report of a WHO study group. WHO technical report series 1994, p843.
3) Seeman E：Clinical review 137：Sexual dimorphism in skeletal size, density, and strength. J Clin Endocorinol Metab 86（10）：4576-4584.
4) Yoshimura N et al：Prevalence of knee osteoarthritis, lumbar spondylosis, and osteoporosis in Japanese men and women：the research on osteoarthritis/osteoporosis against disability study. J Bone Miner Metab 27（5）：620-628, 2009.
5) 厚生労働省：平成 25 年国民生活基礎調査の概況，2014．(http://www.mhlw.go.jp/toukei/saikin/hw/k-tyosa/k-tyosa13/dl/05.pdf, 2016 年 2 月現在)
6) 宗圓　聰ほか：原発性骨粗鬆症の診断基準（2012 年度改訂版）．Osteoporosis Japan 21（1）：9-21，2013.
7) Orito S et al：Age-related distribution of bone and skeletal parameters in 1,322 Japanese young women. J Bone Miner Metab 27：698-704, 2009.
8) 骨粗鬆症の予防と治療ガイドライン作成委員会：骨粗鬆症の予防と治療ガイドライン　2015 年版．ライフサイエンス出版，2015.
9) Howe TE et al：Exercise for preventing and treating osteoporosis in postmenopausal women. Cocrane Database of Syst Rev 7：CD000333, 2011.
10) Miyabara Y et al：Effect of physical activity and nutrition on bone mineral density in young Japanese women. J Bone Miner Metab 25（6）：414-418, 2007.
11) Law MR et al：A meta-analysis of cigarette smoking, bone mineral density and risk of hip fracture：recognition of a major effect. BMJ 315（7112）：841-846, 1997.
12) Kanis JA et al：Alcohol intake as a risk factor for fracture. Osteoporos Int 16（7）：737-742, 2005.
13) Fukui N et al：Predictors for ambulatory ability and the change in ADL after hip fracture in patients with different levels of mobility before injury：a 1-year prospective cohort study. J Orthop Trauma 26（3）：163-171, 2012.
14) Wilson S et al：Health-related quality of life in patients in the absence of vertebral fracture：a systematic review. Osteoporos Int 23（12）：2749-2768, 2012.
15) Hagino H et al：Sequential change in quality of life for patients with incident clinical fracture：a prospective study. Osteoporos Int 20（5）：695-702, 2009.
16) 国分正一，鳥巣岳彦：標準整形外科学　第 10 版．医学書院，2008.
17) 久保俊一，齋藤正純：変形性関節症を理解する．Jpn J Rehabili Med 52：256-264，2015.
18) 変形性股関節症ガイドライン策定委員会：変形性股関節症診療ガイドライン．南江堂，2008.
19) Zhang W et al：OARSI recommendations for the management of hip and knee osteoarthritis, part Ⅰ：critical appraisal of existing treatment guidelines and systematic review of current research evidence. Osteoarthritis Cartilage 15（9）：981-1000, 2007.
20) van Baar ME et al：Effectiveness of exercise therapy in patients with osteoarthritis of the hip or knee：a systematic review of randomized clinical trials. Arthritis Rheum 42（7）：1361-1369, 1999.
21) Roddy E et al：Aerobic walking or strengthening exercise for osteoarthritis of the knee? Ann Rheum Dis 64（4）：544-548, 2005.
22) Kirkley A et al：The effect of bracing on varus gonartrosis. J Bone Joint Surg Am 81（4）：539-548, 1999.
23) 新井裕志ほか：装具処方のポイント　膝疾患に対する膝装具の選択について．Medical Rehabilitation 142：58-64，2012.
24) ウィメンズヘルス理学療法研究会：ウィメンズヘルスリハビリテーション．メジカルビュー社，2014.

第3章

女性にみられる病態・症状別の運動療法

1 妊婦に対して行う評価

はじめに

　欧米諸国において積極的に取り組まれて久しい産前産後女性に対する運動療法は，近年のわが国における女性の心身ケアへの社会的認知や女性が働くことに対する社会的認知などの影響を大きく受け，その注目と関心が急速に高まりつつあります．

　2015年，米国整形外科学会で，妊婦の腰椎骨盤痛の軽減に対する教育や運動について紹介がなされ，さまざまな補助的または代替療法が有効な場合もあるが，必ず，医師，産科医師，産婦人科医師の診療を受けることを推奨するとしました．

　現在のわが国においては，PT が医療保険下で積極的に産前産後女性にかかわることができる環境が整っているわけでは決してなく，ほとんどが，自費診療や他のライセンスのもとでコンディショニングやケアとして実施されているのが現状です．さらに，分娩中や出産直後のいわゆる急性期に PT がかかわることはほとんどないと思われます．

　2015年，日本理学療法士協会は従来の5部門に加えて5つの部門を新設することを決め，そのなかにウィメンズ・ヘルスが含まれることになりました．今後この分野はわが国でもさらに注目され発展していくと思われます．本項では，医療機関における正常妊娠経過および経腟分娩の産前産後女性への取り組みを紹介します．コンディショニングやケアといった枠組みに限らず，医療という枠組みのなかにおいても，よりいっそう PT がこの分野においてその役割を担うとともに，新たな治療や発展につながれば幸いです．

訴えの多い疼痛について

　厚生労働省が 2015 年 9 月 3 日付で公開した人口動態調査での人口動態統計によると，わが国の出生数は漸減しているものの，2014 年では 100 万人を超えています．出産後はふたたび日常生活に戻りますが，すべての女性が容易にそうなるわけではありません．日常生活や育児の支障となるおもな原因として，骨盤帯痛や腰痛，尿失禁などがあります．妊婦に関連した骨盤帯痛に関する報告によると，骨盤帯痛と腰痛を合わせた有病率は，妊娠中 45％，産後 25％と推定されます[1]．多くの産後女性は 3 カ月以内に回復しますが，5〜7％の女性はスムーズな回復過程をたどれず[2]，出産後 3 年経過しても 17％程度は疼痛が持続します[26]．Rost ら[3]によると，産後女性の 76％が仙腸関節あたりに，57.2％が恥骨結合のあたりに疼痛を認めたと報告しています．

　ちなみに，筆者が経験した，医師の指示によって理学療法が処方された産前産後女性 100 人以上のうち，約 95％が仙腸関節痛または恥骨結合部痛を訴えていました（その他は，腰痛，股関節痛，大腿部痛，会陰痛，背部・頸部痛，手関節痛などであり，これらは仙腸関節痛や恥骨結合部痛も伴うことが少なくありません）．産前産後女性が訴える疼痛（切迫早産や妊娠異常に伴う腹部痛や張り感などを除き，運動療法対象者に限る）は，仙腸関節または恥骨結合部付近に多いといえるでしょう．とくにこれらの部位の疼痛は，産前または産後間もなくの女性にとって，歩行困難や起居動作困難といった著しい日常生活活動（activities of daily living：ADL）低下，家事動作や育児動

作の難渋を引き起こし，精神的負担や慢性疼痛化につながるリスクがあると考えています．よって，以下では，おもに仙腸関節と恥骨結合部に焦点をあてた評価の一部を紹介します．

骨盤帯について（仙腸関節・恥骨結合部を中心として）

骨盤の役割

腰椎（脊柱）－骨盤－股関節領域のおもな機能は，基本動作において，とくに，座位，立位，歩行のような体重と重力によって負荷が産生されるような姿勢や動作時に，その負荷を伝達することにあります．骨盤は閉じたリング状となっており，体重力は体幹から大腿へ，また大腿から体幹への伝達を生み出します（図1）[4]．それは，大腿骨および骨盤における骨梁系統からみても明らかであり，体重力を仙腸関節から臼蓋へ，また坐骨へ伝え，2つの主たる骨梁組織を認めます[5]．つまり，この体重力の伝達がうまく行われないような問題が起こった場合，体重支持（骨盤が受ける荷重応力を軽減する）や運動連鎖の破綻，疼痛などが生じやすくなると考えられます．

仙腸関節

仙腸関節は，随意的な運動は不可能であり，かつその動きは脊柱や下肢の運動に連鎖して起こります．またその関節面は，向きが異なる2〜3関節面で構成され不整です．ちなみに，仙腸関節の加齢に伴う変化（関節腔狭小化，硬化，骨棘，囊胞，侵食）は11〜20歳までに始まるとされています[6]．10代前半ごろまでは，仙腸関節面はフラットに近いため，強靱な骨間靱帯によって制動されます．20代になると，寛骨側の関節面に突起がみられるようになり，31〜50歳の仙腸関節面にみられる変性は，女性より男性のほうが早期に生じ，関節面の著明な変化が認められるようになります．これは，体重増加などに対して機能的に適応するための二次的変化であり退行性変化ではない[7]とされています．

仙腸関節には直接的な制動を行う筋はありません．直接的制動は靱帯によってもたらされますが，妊娠中の女性においては，妊娠中のホルモン変化（とくにリラキシン）により靱帯弛緩が生じるため，不安定性が容易に増加するでしょう．一方，体幹や股関節周囲の筋連結機能によって圧迫されることで仙腸関節はその安定性を得ることができます．

仙腸関節の安定化システム

●仙腸関節の動き

仙腸関節のおもな動きは，S2を軸とした寛骨に対する仙骨の前後屈です．一般的に可動性は約2°もしくは2〜3mmとされています．左右の仙腸関節で，仙骨が寛骨に対して対称性かつ両側性に動くとき，仙骨の前屈（うなずき）はニューテーション，また仙骨の後屈（起き上がり）はカウンターニューテーションともいいます．

通常，背臥位で仙骨は後屈しており，座位や立位ではわずかに前屈しています．座位や立位において体幹を前後屈するとき，仙骨は両寛骨に対して前屈状態を維持していなければいけません．しかし，不良姿勢や安定性にかかわる筋の問題などによっては，動作の初期段階で仙骨が完全前屈位または後屈位になりやすく，その結果，疼痛を生じる，あるいは力の伝達ができなくなります（図2）．

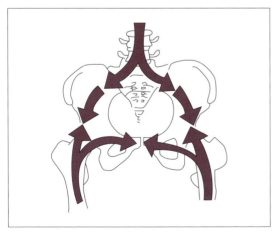

図1　骨盤帯における力の伝達[4]

前屈は，寛骨に対する仙骨の前傾もしくは仙骨に対する寛骨の後傾によって生じます．これは骨間仙腸靱帯，仙結節靱帯，腸骨尾骨筋，尾骨筋の伸張によって制限されます．後屈は，長後仙腸靱帯，多裂筋などの伸張によって制限されます．通常，前屈は荷重下（立位や座位）で増強され，後屈は免荷状態で生じます．

●仙腸関節を制動する組織

　仙腸関節を直接的に制動する組織は靱帯です．一方，直接，仙腸関節を横断はしないものの，連結した筋の収縮によって仙腸関節を圧迫し，また深層で仙結節靱帯と交じり合うことでその安定性を高める効果を生み出す筋のシステムがあります（表1）．

　このように，仙腸関節を直接制動する靱帯は，仙骨の前屈においては多くの靱帯がかかわりますが，後屈を制動する因子は多くありません．

●仙腸関節の安定性を高める筋システム

　腸骨に付着している脊柱起立筋は，腸骨を後傾方向に引くことで仙腸関節の前傾を導きます．ハムストリングスには，前屈姿勢やアップライトな長座位で骨盤を後傾させる作用があります[8]．また，腹横筋，内腹斜筋，外腹斜筋，大殿筋，広背筋，脊柱起立筋，多裂筋の収縮により緊張度合を高める胸腰筋膜は，これらの筋のほかに，Th12以下腰椎の棘突起や脊柱の靱帯，腸骨稜，上後腸骨棘，長後仙腸靱帯，仙結節靱帯などに付着または連結します[9]．このように体幹の筋は，L4以下末梢で正中線上交差して対側の腸骨稜や仙骨に連結し，股関節周囲の筋に連結します．仙骨の前傾は荷重の前に予測的に生じますが，脊柱起立筋と多裂筋の働きによって仙骨の前傾が促されると，仙腸関節の頭側が圧迫され，尾側は広げられます．仙腸関節が鉛直方向を向いているため，大殿筋は直接的または仙結節靱帯に連絡する付着部を介して間接的に仙腸関節を圧迫します．胸腰筋膜を介した対側の広背筋の作用によっても仙腸関節は圧迫されます．仙結節靱帯の緊張は，大腿二頭筋長頭の尾側への牽引によって生じますが，これは近位の一部の腱によって行われます[9]．

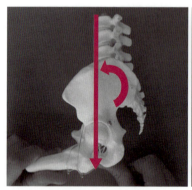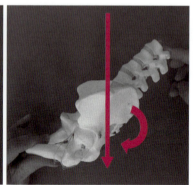

図2　不良姿勢による力の伝達
　座位において，重心が仙腸関節より後方に変位すると仙骨は完全に後屈します．このような姿勢では，上後腸骨棘直下の疼痛や尾骨痛を容易に生じます．このとき，長後仙腸靱帯が関与していることが多いかもしれません．

表1　仙腸関節の安定性に関与するおもな靱帯

骨間仙腸靱帯	仙骨と腸骨を強固に結合しロッキング機構を確保
長後仙腸靱帯	仙腸関節の後屈を制動．上後腸骨棘の尾側で触診可能
前仙腸靱帯	仙腸関節の離開を防ぐ．仙腸関節周囲の靱帯のうち最も弱い
仙結節靱帯	仙腸関節の前屈を制動．大殿筋やハムストリングスと連続
仙棘靱帯	仙腸関節の前屈を制動

仙腸関節は，構造上の安定性が低下した場合，このような筋や筋膜などの張力（緊張）によって間接的に安定性を高めることにより，姿勢や動作に対応し，疼痛を生じず体重支持や荷重応力の軽減を図ることができます．産前産後は構造上の安定性が容易に低下し，とくに産後は，筋の張力（緊張）低下や絶対的な筋力低下などにより，これらの筋の連結システムによる安定性は著明に低下すると考えられます．

産前産後女性における仙腸関節の関節面は年代的に平面ではなく不整であり，すべての関節面が接触するような安定した関節ではないうえに，妊娠や分娩によるさまざまな影響を受けるため，靱帯による直接的，また筋の連結システムによる間接的な制動が容易に低下するようになります．産前ではとくに妊娠中のホルモンの影響により，産後は分娩時の関節の特異的な可動により，靱帯の直接的な制動能力は失われます．また産前の姿勢・運動様式の変化や，産後の筋機能不全により，仙腸関節への負担は助長され，疼痛有病率が高い部位となると考えられます．

恥骨結合

恥骨結合は非常に動きの少ない二次性軟骨性関節です．しかし，臨月近くや分娩中は，軟部組織による水分の吸収があり恥骨は容易に離開するようになります[5]．加えて，後述する骨盤帯の性差や妊娠・出産の影響により，とくに荷重時やADLにおいていっそう容易に離開する状態となります．

片脚立位や歩行における下肢接地時には，支持脚における床反力の伝達が，同側股関節の突き上げと反対側寛骨の引き下げ傾向を生じるため，恥骨結合レベルにおいて剪断力が生じます．正常の恥骨結合における結合強度があれば，いかなる動きでも制動することが可能ですが，妊娠・分娩の影響を受け容易に離開する恥骨結合では十分に制動することができません．よって，恥骨結合部においても機能的問題や疼痛が容易に生じると考えられます．

恥骨結合の安定化

恥骨結合を支持する靱帯には，上恥骨靱帯，恥骨下弓靱帯，後恥骨靱帯，前恥骨靱帯があります（図3）．上恥骨靱帯は，恥骨結節を横断する分厚い線維性靱帯で，恥骨下弓靱帯は，線維軟骨円板から連続し恥骨下枝に付着することで，結合下縁の安定性に大きく関与しています[5, 10]．恥骨結合の前上方には腹直筋が付着し，腸骨結合を前方からみると，水平および斜めに走る線維からなる分

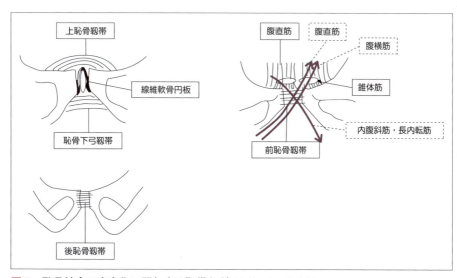

図3　恥骨結合の安定化に関与する靱帯など（文献4を一部改変）

厚い前恥骨靱帯があり，その部位には，腹横筋，腹直筋，錐体筋，内腹斜筋，長内転筋からなる腱膜展開部が交差する[5]ことで，緻密かつ強靱な線維性組織による前方の安定性が生み出されています．

恥骨結合は，恥骨結合周囲の靱帯と同部位に連絡および付着する筋によって，強靱な安定性を得ています．しかし，この部位もまた妊娠中のホルモンの影響や，分娩時の骨盤帯の特異的な可動などにより靱帯性の安定性を失うため，疼痛有病率が高い部位となると考えられます（図4）．

骨盤帯の性差と妊娠・出産の影響について

妊娠中の骨盤帯において，靱帯による制動を主とする仙腸関節と恥骨結合は，靱帯弛緩によって緩みが生じます[11]．

これは，リラキシンというホルモンの影響によるもので，妊娠4カ月ごろから7カ月ごろまではこの影響が大きいとされており，この時期に骨盤帯の疼痛が初めて出現する対象者が多くみられます．一方，8カ月以降では，とくに胎児の成長とともに母体の姿勢や運動戦略の変化によって，機能低下や疼痛が出現および増悪しやすくなります．そして，とくに出産後，初回以降の歩行時，初回入浴時，1日に頻回に行われる授乳によって，容易に仙腸関節や恥骨結合部の疼痛を生じ，悪化する対象者が多くみられます．出産後5日目までの期間は，歩行困難や自力での起居動作が困難になる可能性が最も高いでしょう．このように，骨盤帯は性差に加え，妊娠・分娩による受動的な影響と能動的な影響を受け，出産後の動作などによって疼痛の出現や増悪を助長しやすいのです．

骨盤帯における性差

骨盤帯の形状を男女で比較すると，女性の骨盤は横幅が広く，より開いた形状をしています．一方，男性の骨盤は縦に長く，より狭い形状をしており，腸骨稜はより高い位置にあります（図5，6）．一般に骨盤腔は，男性のほうが長くやや円錐状をしており，女性は短く円柱状であり，女性の仙骨は男性よりも後傾気味です．また，女性の荷重面はより小さく，仙骨がより水平で，仙腸関節面は相対的に凹凸が少なく可動性が大きいとされています．男性の仙腸関節の可動性は女性よりも30〜40パーセント程度少ないともいわれます．恥骨結合の可動性は男性で1.4mm，未経産女性で1.6mm，多産女性で3.1mmです[12]．この骨盤形状の性差は，股関節と重心線の関係にも影響を与えます．女性では重心線が仙腸関節の直前あるいは仙腸関節上を通りますが，男性ではより腹側（股関節と重心線が一致）を通ります[13]．このため，仙腸関節の前屈でのレバーアームが女性より男性

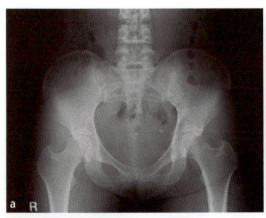 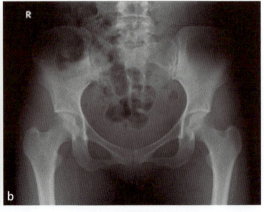

図4　恥骨結合X線写真
a：経腟分娩により第2子出産後の30代前半女性．産後の初回歩行以降に恥骨結合に著明な疼痛を生じ歩行困難となりました．
b：30代前半女性，未経産者．恥骨結合部を含め骨盤帯における疼痛などはありません．

において長くなり，男性の仙腸関節はより強固になるとともにその可動性は制限されやすいのです．女性における重心線は，股関節より後方に位置するため，骨盤は後方回旋を生じやすくなり（図7），仙腸関節での問題はより生じやすくなるでしょう．

関節面が小さく，また生理学的運動に対する抵抗が弱い女性の仙腸関節は，妊娠中はとくにホルモンの影響により靱帯は弛緩し，産後は経腟分娩によりおもに仙腸関節の過度な可動を生じます．またその骨盤形状の性差により後方回旋を生じやすいため，いっそう仙腸関節の過剰な動きを制動する機能が容易に低下します．これらは，仙腸関節機能不全が女性に多く生じやすい原因の1つと考えられます．

骨盤帯における妊娠・分娩による受動的な影響

妊娠中の主たる受動的な影響は，妊娠中に分泌されるホルモン（リラキシン）の影響による靱帯弛緩です．この靱帯弛緩による影響は上述したとおりです．

次に，骨盤帯にとって最大の受動的な影響は，分娩によって生じる，おもに仙腸関節と恥骨結合

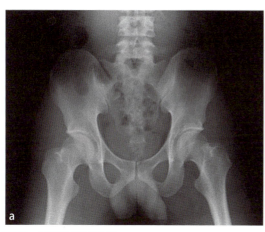
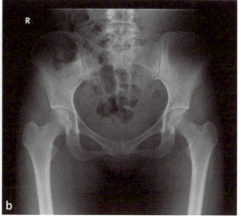

図5　骨盤のX線写真
a：20代男性健常者　b：20代女性健常未経産者

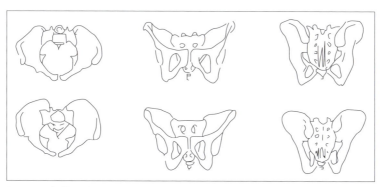

図6　骨盤帯の性差
上段：女性．下段：男性．
左：仙骨の形・幅，骨盤腔の形の違い．中：女性の恥骨弓は男性より角度大，閉鎖孔の形の違い．男性の腸骨稜の高さの違い，女性の仙骨は男性より後傾位．右：骨盤下口・仙骨の形，坐骨切痕・恥骨弓の違い．

の特異的な可動です．

　以下，正常経腟分娩による受動的な影響について説明します．

　分娩（胎児および付属物を母体外に娩出し，妊娠を終了する過程）は，娩出力，産道，娩出物の3つの要素に分けられます[14]．このうち産道を胎児が通過する際に骨盤帯にとって大きなストレスが加わります．

　産道には骨産道と軟産道の2つがあります．骨産道は，寛骨，仙骨，尾骨で構成され，軟産道は，通過管（子宮下部，子宮頸部），腟，外陰および会陰で構成されます．胎児は分娩時に骨盤誘導線（骨産道の各部前後径中点を結ぶ曲線）に沿って通過します（図8）．分娩時，骨産道を胎児がスムーズに通過するためには，児頭が通過できるように，寛骨，仙骨，尾骨は可動する必要があります．骨産道は，部位によって，骨盤入口部，骨盤濶部，骨盤峡部，骨盤出口部の4つに分けられます（図9）が，その部位の縦横の径はそれぞれ異なります．妊娠36週以降の児頭大横径は平均9cmになり，40週ごろには約10cmまで成長します．骨産道における4つの部位で最も狭い骨盤峡部は，横径10.0cm，前後径11.5cmです[14]．胎児はこの産道を通過する際に，胎向を変え，骨重積（頭蓋の骨が重なり合う）により児頭の容積を小さくすることで通過を可能にしますが，骨盤峡部に続く骨盤出口部も狭い骨産道であるため，この2カ所の骨産道部分を通過するには母体の骨盤帯の大きな可動が必須となります．身長が150cm以下の女性は狭骨盤の可能性が高いとされるため[14]，骨盤帯に生じるストレスはさらに多大となるでしょ

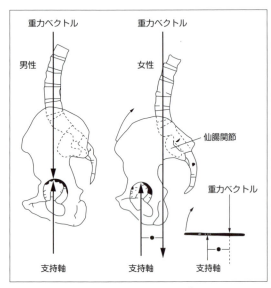

図7　仙腸関節・股関節と重心位置[9]

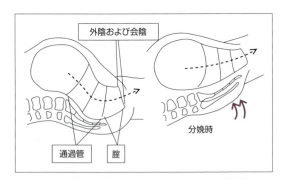

図8　軟産道と骨盤誘導線（点線は骨盤誘導線）

　軟産道は，通過管，腟，外陰および会陰で構成され，分娩時に胎児の通り道となります．分娩時，骨盤が後傾位となるよう誘導され，またはそのようなポジショニングをとる分娩台が多いのは，骨盤傾斜角を小さくすることにより，児頭が娩出されたあと，恥骨結合に胎児の肩が引っかかりにくくするためです．

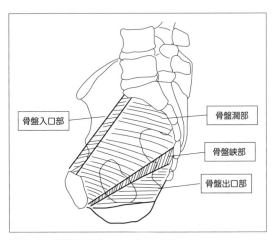

図9　骨産道（文献14を一部改変）

　骨産道は，骨盤入口部，骨盤濶部，骨盤峡部，骨盤出口部の4つに分けられます．骨盤峡部でその径は最も狭くなります．また骨盤出口部において，尾骨は分娩時に胎児により圧排され，後方に1〜2cm可動します．仙腸関節は，分娩の最初の段階で仙骨の後屈が生じ，腸骨翼は広がります．その後，胎児の通過に伴い，仙骨は前屈し，尾骨は後方に可動，両坐骨間の広がりとともに恥骨結合の離開が生じます．

う．この骨産道を通過する際に，仙腸関節および恥骨結合に最も過剰な可動が強いられることになります．このとき，両坐骨は側方に開き，仙骨岬角は前方へ傾くとともに仙骨尖は後方へ押し広げられます．また，尾骨は，仙骨との結合部分からより後方へと広がります．これらの骨盤帯の動きは，胎児を安全に分娩するためには必要な現象なのです．

近年，国内ではフリースタイルでの分娩を積極的に導入している病院や施設もあり，分娩に伴う骨盤帯の可動はさまざまです．これにより，陣痛時のいきみ逃し（努責回避）や分娩が容易という利点がある一方，場合によっては骨盤底筋群の裂傷が容易に重症化するという欠点もあります．また分娩台上で背臥位姿勢により行われる分娩においては，使用される分娩台の多機能化によって，骨盤の後傾位保持，仙骨部分の免荷などが図られることで産道の拡大を起こりやすくし，より胎児にとって安全な分娩をサポートするというメリットがありますが（図10），その姿勢により骨盤帯や股関節周囲筋のダメージが増大する場合もあります．つまり，こういった分娩時姿勢や分娩環境などの変化に伴って生じる影響は，骨盤の前後傾，仙骨の前後屈，そして骨盤底筋群にかかる重力の有無などさまざまであり，それらがもたらす病態は多様となることを理解しておく必要があるでしょう．

骨盤帯における妊娠・分娩による能動的な影響

妊娠中，腹壁は著明な伸張を強いられます．なかには，皮膚や筋膜の損傷，また多胎児妊婦においては，これらの結合組織の過伸張による肋骨骨折を生じる場合もあります．腹部筋，横隔膜，骨盤底筋群そして腰部における筋・筋膜は，妊娠中に過剰な伸張を強いられ，なかには組織によって裂傷を生じることもあります．妊娠により皮膚や筋膜は広範囲にわたって損傷や変性を生じます．白線の幅（腹直筋間距離）が規定の数値を超えた場合，腹直筋離開と診断されます．

腹直筋離開は，妊娠第2期で27％，第3期で66％認め，そのうち53％は分娩後も残存し，産

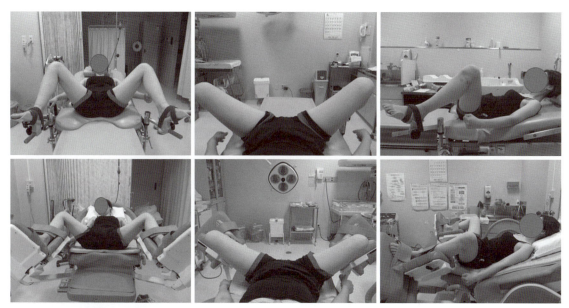

図10　分娩台の種類と姿勢の違い
　分娩台やその多機能性によって分娩時の骨盤帯や股関節のポジションや固定角度は異なります．その違いが，分娩時や産後において，骨盤帯や股関節周囲の組織にどのような影響を与えるのかを考慮し，産科医師や助産師と連携のうえ産後の理学療法介入戦略を決定することが重要となります．

後5～7週において36％に著明に残存した[15]とあります。

分娩時も同じく，この伸張と裂傷リスクは生じます．なかでも骨盤底筋群には経腟分娩において最大の伸張ストレスが加わり，会陰は裂傷することも少なくありません．これらは，産後の性器脱や失禁，腰痛などに大きく影響します．

分娩第2期後半（60頁参照）には，骨盤底筋群は安静時長の3倍以上になるとの報告[16]があります．骨盤底筋群は，腹横筋や横隔膜，多裂筋とともに体幹・骨盤帯の安定化機構として働きます．これらの安定化機構は，体幹・骨盤底の長軸方向への支持作用として重要です．また，これらは運動方向にかかわらず，動揺に対して予測的に先行して筋活動を起こします．そのため，骨盤底筋群の裂傷やその機能不全は，姿勢保持だけではなく動作にとっても非常に影響を与えると考えられます．また骨盤底筋群は，骨盤内臓器の支持や尿失禁などにとっても重要な役割をもち，さまざまな症状を引き起こす重要な要因の1つとして影響を与えます（骨盤底筋群についての詳細や臓器脱，尿失禁については14, 134, 198頁をご参照ください）．

骨盤帯には，男女における骨盤形状の違いやホルモン，また重心やレバーアームがもたらす影響などにより，仙腸関節や恥骨結合部などにおける可動性の性差があります．

そのうえ，妊娠や分娩による受動的または能動的な影響が加わることで，その不安定性を助長させるリスクは女性にとって非常に大きくなるのです．

評価

産前産後女性における，腰椎・骨盤・股関節複合体に生じる特異的かつ重大な影響は前述したとおりです．これらは，正常な妊娠経過または正常分娩において必要または必須の影響ともいえます．骨や筋などの組織は，これらの影響によるさまざまなストレスの種類に応じた正常な生物学的反応を生じ，これを組織適応といいます[17]．この組織適応は，誘導因子（日常の活動に伴う反復的運動や持続的なアライメント）や修復因子（年齢，性別，体重，ホルモンなど）によって生じます．しかし，この組織適応が運動学的原則から逸脱した場合，さまざまな問題を引き起こします．たとえば，骨では，骨内の構造と形状の変化を生じると脆弱性骨折や骨挫傷を引き起こします（図11）．また筋組織では，わずか1～2週の伸張または短縮固定により，筋節の増減といった変化を

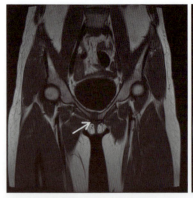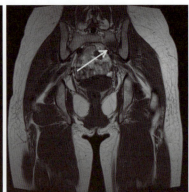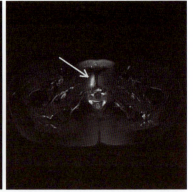

図11 産後約1カ月半の女性
MRI所見にて右恥骨結合部および左仙腸関節に骨挫傷を認めます．産後に著明な疼痛などの問題はなく，転倒などの受傷機転もありません．しかし，産後の姿勢，また運動破綻や機能不全により脆弱性骨挫傷に至った症例です．

生じます[18]．つまり，約40週の妊娠期間によって，骨格筋は，持続伸張に対して新しく筋節を増やすことでその長さに順応した結果，もとの他動的張力を大きく失うのです．このように，正常妊娠過程や正常分娩により生じたさまざまな変化により，上述した骨盤帯（とくに仙腸関節，恥骨結合）の不安定性のほかに，骨や筋などの組織自体の変化，それによる能動的な機能低下が複雑に絡み合って多様な病態や症状を生じているのが，産前産後女性の1つの特徴といえるでしょう．

基本的には，一般的な運動器疾患患者に対する評価と同様に，対象者の訴える症状に応じて各種理学療法評価を実施することに違いはありません．対象者のなかには，重篤な疾患の可能性がある病態や症状（physical risk factor：器質的危険信号）を生じている，いわゆる red flag sign の対象者もいます．また，神経学的異常や器質的異常のない予後良好な病態や症状，いわゆる green light（非特異的腰痛）の対象者であっても，妊娠経過や分娩後において，その状態が改善されず，歩行やADLまたは育児動作を継続することによって，重篤な病態に移行するケースもあります．決して，産前産後という先入観をもたず，まずは対象者の訴えに対して客観的かつ医療的な視点で必要な評価をするべきです．ここでは，既往歴に特異的な疾患を有しておらず，妊娠や分娩を機に二次的に疼痛や機能障害を起因した女性においておもに実施する評価を紹介します．ただし，以下の評価のみを実施すれば対象者の病態をすべて理解できるわけではありません．実際は，さらに多くの評価，観察，運動療法による検証を試みることで，その病態の把握と改善に努める必要があります．

EBM

- Rostらによると，産後女性の76%が仙腸関節あたりに，57.2%が恥骨結合あたりに疼痛を認めた[3]とあります．この部分に何かしらの訴えや問題がある場合は，評価をする必要があります．Mensらは，産前骨盤帯痛のある対象者の体幹と下肢間の力の伝達を評価する方法としてASLRテストを実証し[19]，また産後の腰痛患者においてASLRテストの結果と能力障害は有意に相関するとしています[20]．
- 妊娠に関連した骨盤痛や腰痛を有する患者は，疼痛がない人と比べて，ASLRテスト中の大腿直筋，大腰筋，外腹斜筋の筋活動が高まっていることが認められました[21]．これは，骨盤痛や腰痛を有する患者における骨盤の安定化に対する1つの反応といえます．
- 疼痛を有する女性は，そうでない女性よりもASLRテスト中の筋力が弱いことも認められました．これは，仙腸関節痛とそれによる荷重伝達の障害，腹腔内圧を上昇させるような呼吸，また横隔膜の動きの減少と関連があります[20]．

自動的下肢伸展挙上テスト：ASLR（active straight leg raising）テスト[22, 23]

① 下肢伸展位の背臥位で，左右の足部は約20cm離します．

② 膝伸展位で左右の下肢をベッドから約20cm挙上させます（図12）．

③ 図12の6段階のスケールで下肢挙上の困難さを両側とも回答してもらいます．

④ 両側の合計点を算出します．

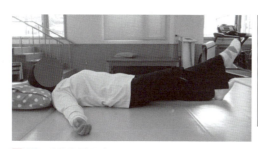

0：まったく困難でない
1：ごくわずかに困難
2：やや困難
3：かなり困難
4：非常に困難
5：不可能

図12 ASLRテスト

> **ポイント**
> - 体幹と下肢のあいだで力の伝達が問題なくできれば、下肢は疼痛がなく容易に挙上することができ、骨盤や胸郭などは動きません。
> - 下肢は努力しなくても挙上できますか？
> - 重さや挙げにくさに左右差はありませんか？
> - 骨盤は前傾，後傾，回旋などしませんか？
> - 下肢は股関節で屈曲していますか？（大転子は，前方に変位・回旋せず，回転しますか？）
> - 腰椎の屈曲，伸展，側屈，回旋は起こりませんか？
> - 腹部が膨れる，過剰に凹むなどしていませんか？
> - 胸郭の挙上や，過剰な下制・回旋・側方変位は起こりませんか？
> - 頸椎の伸展・屈曲・前方突出は起こりませんか？

　必ず下肢を20cm挙上させることが重要なのではありません．上記のように合計点数を算出するだけでなく，ASLRテストの際にどのような変化や反応があるのかを注意深くみることが重要となります（図13）．

　産前の対象者において，骨盤痛や力の伝達の仕方に問題がある場合，骨盤に圧迫を加えることで下肢挙上動作に必要な努力感が減ることが確認されています[19]（図14）．また，骨盤に圧迫を加えたASLRテストは，妊娠や出産に起因する二次的な機能障害を有する対象者にも臨床的に適応し，さらに圧縮力を加える位置を変化させることで，仮説を立て，より多くの評価や所見を推論する際に役立ちます[24, 25]．

疼痛誘発テスト

　仙腸関節痛が理学療法の適応となるかどうかを鑑別します．ストレスを加えることによって，疼痛が出現あるいは増強するか否かを確認します．以下の4つの非特異的な疼痛誘発テストのうち2つのテストが陽性であれば，仙腸関節由来の疼痛である可能性が高いと判断します[26]．

　これらの対象となる人は，仙腸ベルトの装着は不適応となり，また骨盤の圧縮が強いられるエクササイズは控えるか慎重に行うべきです．

① 仙腸関節の前方の離開と後方の圧縮（図15）

　仙腸関節の前方の離開と後方の圧縮時の疼痛を誘発します．対象者には背臥位になってもらいま

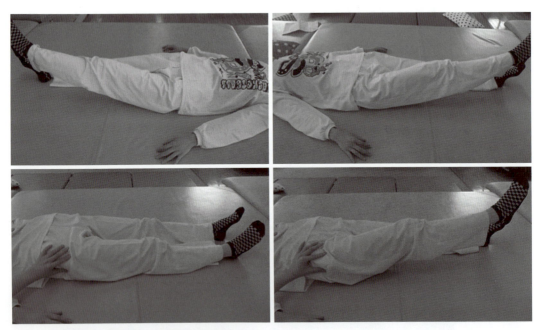

図13　骨盤帯の不安定感と仙腸関節痛を訴えるケース
　ASLRテスト時に，両側の挙上の困難を訴えました．胸郭の挙上，腰椎の回旋，骨盤の回旋や挙上，挙上側下肢の内転および大転子の前方挙上・回旋を認めます．

す．上前腸骨棘の内側に両手でゆっくりと持続的（約5秒間）に後外方へ向かって力を加えます．このときの疼痛の再現性と部位を確認します．疼痛が強く出やすいので，やさしく行いましょう．このテストでは恥骨結合も離開されます．

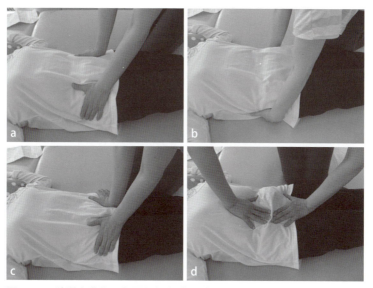

図14　下肢挙上動作に必要な努力感を減らす方法
　a：骨盤の前方を両側から圧迫し，内腹斜筋や腹横筋などの腹部前方の筋膜に緊張を作ることで，その作用効果を確認しています．
　b：骨盤の後方を両側から圧迫し，多裂筋や胸腰筋膜などの緊張を作ることで，その作用効果を確認しています．
　c：恥骨結合のあたりで両側から圧迫し，内腹斜筋や腹横筋または骨盤底前方部分などの緊張を作ることで，その作用効果を確認しています．
　d：腹部正中に左右の腹直筋を寄せるように圧迫し，緊張を作ることで，その作用効果を確認しています．
　これらのように，徒手的に圧縮力を加える位置を変えたときに生じる変化を観察することで，対象者の体幹と下肢間の力の伝達がどこで破綻しているのかを推察するヒントが得られるでしょう．

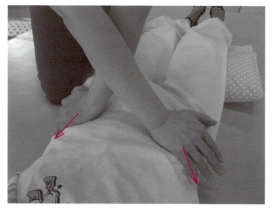

図15　仙腸関節の前方の離開と後方の圧縮

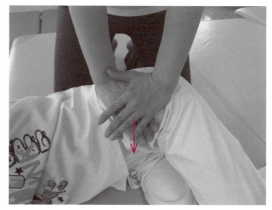

図16　骨盤の後方の離開と前方の圧縮

② 骨盤の後方の離開と前方の圧縮（図16）

骨盤の後方の離開と前方の圧縮時の疼痛を誘発します．同時に，仙腸関節後方の靱帯にもストレスが加わります．対象者は側臥位で股関節と膝関節を屈曲し，楽な姿勢をとります．腸骨稜の最上部より前外側部を持続的（約5秒間）に前内側に向かって力を加えます．このときの疼痛の再現性と部位を確認します．

③ 大腿骨のスラスト（図17）

仙腸関節後方の離開と骨盤の後方の疼痛を誘発します．対象者は背臥位で，片側の股関節と膝関節は屈曲します．一側の手を用いて，上後腸骨棘内側で仙骨を固定します．もう一側の手を用いて，股関節を内転・内旋させ，やさしく持続的（約5秒間）に，大腿骨長軸方向（背外側）に向かって力を加えます．このときの疼痛の再現性と部位を確認します．

④ 仙骨のスラスト（図18）

対象者は腹臥位です．仙骨を前屈させないように，持続的（約5秒間）に腹側に向かって力を加えます．このときの疼痛の再現性と部位を確認します．

その他，疼痛誘発テストとして，長後仙腸靱帯，仙結節靱帯へのストレステストがあります．長後仙腸靱帯は仙骨の後屈を制動，仙結節靱帯は前屈を制動しますので，これらのテストで陽性を示せば，各靱帯が侵害受容器性疼痛の原因であると考えられます．

恥骨結合

触診（図19）

一側の手で左右の恥骨上枝の上縁に触れます．やさしく滑らせるようにして，恥骨結合に凹凸やズレなどの非対称性がないか触診します．デリケートな部分なのでやさしく触れましょう．とくに産直後は，陰部に当てているパッドの厚みや腹部の脂肪，充血などにより触れにくい部位ですが，軽く触れるだけで疼痛を誘発する場合もありますので十分注意してください．

ストレステスト（図20）

対象者は背臥位です．一側の手で恥骨上縁に触れます．もう一側の手で反対側の恥骨下縁に触れます．一側の恥骨を固定し，反対側ではゆっくりと垂直方向に力を加えます．正常であれば非常に硬く，すぐに抵抗感を感じることができ，疼痛は誘発されません．

視診・触診・聴診

全体的な視診・触診

おもに腹部の皮膚，表層筋の張力に触れてみましょう．とくに臍の周辺や下腹部はもちろん，体幹の側方（乳房の横から臍に向かって）の皮膚の伸張性も確認してみましょう．骨盤帯や仙骨の全体的な形状や傾きを触って確認しましょう．出産

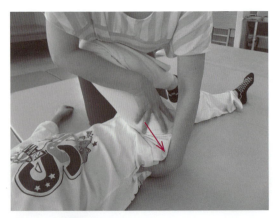

図17 大腿骨のスラスト

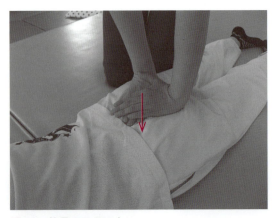

図18 仙骨のスラスト

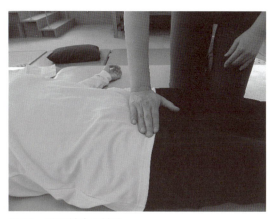
図19 恥骨結合の触診

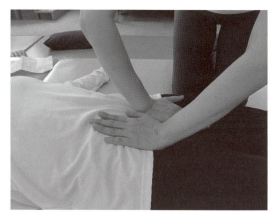
図20 ストレステスト

表2 評価する筋

仙腸関節		梨状筋, 多裂筋, 坐骨尾骨筋, 脊柱起立筋, 腹横筋, 内腹斜筋, 外腹斜筋, 大殿筋, 広背筋, 大腿二頭筋長頭
腰椎		多裂筋, 胸最長筋腰部線維, 腰方形筋, 腰腸肋筋腰部線維
股関節	表層筋	大腿直筋, 大腿筋膜張筋, 中殿筋, 小殿筋, 縫工筋, 長内転筋, 短内転筋, 恥骨筋, 大内転筋, 薄筋, 梨状筋, 上下双子筋, 大腿方形筋, 腰筋, 腸骨筋
	深層筋	内閉鎖筋, 外閉鎖筋, 大腿方形筋, 双子筋(深層筋は,表層筋の緊張を緩和させることで容易に触知できます)
胸郭, 腹部		腹直筋, 外腹斜筋, 内腹斜筋, 胸最長筋胸部線維, 腰腸肋筋胸部線維, 頸部・肩関節周囲筋群

直後は感覚が過敏になり,わずかな伸張で疼痛を誘発する場合もあるため,やさしく触れましょう.

出産直後から翌日において,呼気時に容易に腹部が膨らむのを確認できることが少なくありません.この場合は,初回歩行や起居動作,とくに排泄には積極的に介入または管理を試みます.

産後はとくに湿疹や皮膚炎を容易に起こします.赤みを帯びた発疹や小さな水疱ができ,痒みや疼痛を伴う人もいます.部位や出現時期はさまざまですが,産前からや産後数日で腹部や大腿内側部に著明に生じることもあります.評価や運動療法を実施するにあたり,対象者に触れることが多いため,十分な確認が必要です.とくに分娩中や直後は,疼痛や疲労により股関節周囲(とくに大腿内側部)筋などに微細な筋痙攣を認める人もいます.この場合,分娩中または産後早期からのポジショニングなどの介入により安静を図ることで,産後のさまざまな問題を予防または軽減することもできます.

分娩時の努責などにより,全身のいたる箇所で皮下出血を生じる場合があります.念のため確認しましょう.

妊娠により,皮膚および筋膜は広範囲にわたって伸張され,なかには損傷を生じることもあります.とくに白線の幅(腹直筋間距離)は離開していませんか? 念のため確認しましょう.

腰椎,骨盤帯,股関節周囲筋の触診

腰椎,骨盤帯,股関節周囲の筋機能の低下(不全)によって,これらの部位は安定性や圧縮を生じ,疼痛または可動域制限をきたします.

関節部位を圧縮する,またはその安定性や求心位を損なう原因として可能性のある筋の,硬さ,張力,圧痛などを触診または検査しましょう(**表2**).各部位をすべての可動方向に動かしたとき

の張力や疼痛も確認しましょう．

> **ポイント**
> **腹横筋の触診（図21）**
> ・外腹斜筋が過緊張だと触れにくくなります．また，内腹斜筋の緊張と間違えないようにしましょう．
> ・対象者は背臥位，膝立位です．
> ・上前腸骨棘から2横指（約2.5cm）内側かつ下方を触診し，深部まで触れていきます．

聴診

　産前の状態（出産歴，経過，体重増減，胎動経過，疼痛，動作習慣など）はもちろん，とくに陣痛時間や努責経過（時間や程度）により，産後の骨盤底筋のダメージにいくらかの影響が生じることを経験します．現状の訴えに限らず幅広い聴診が必要です．

姿勢

　産前産後女性の姿勢は多様性に富みます．妊娠中または分娩時のさまざまな因子の影響を受けた骨・筋・神経組織に，日々の動作や断続的な負荷，運動が加わり，産前産後女性の多く（すべてといっても過言ではありません）は，正常から逸脱した姿勢をとることになります．しかし，その異常な姿勢がすべて問題であり，改善（正常な状態に戻す）する必要があるというわけではありません．なぜなら，妊娠中は，その経過に伴う必要な変化そのものの結果として不良姿勢となりやすく，産後は（上に兄姉がいる場合は産前から）著しい運動機能低下を生じている体で育児や子どもの世話をすることにより不良姿勢となりやすいからです（図22）．また，解剖学的に子宮の位置をみると，そもそも回旋位にあり，妊娠経過に従い大きくなる子宮が与える影響を考慮すると，正中位が必ずしも正常とはいえないことがわかるでしょう（図23）．つまり，身体機能的に大きな変化を生じたうえで動作・生活を行っていくことが大前提と考えなければなりません．

　「正常姿勢から逸脱した問題点を探し修正する」というより，まずは対象者の訴えと優先順位（大事にしたいこと）を十分に聴取し，訴えのある問

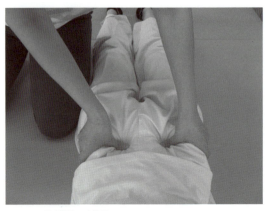

図21　腹横筋の触診

題点に関連するような姿勢や動作（動き）の特徴を把握することが最も重要です．

　まずは安静時の姿勢，そして動作時の姿勢（アライメント変化），そして動きの特徴を評価しましょう．そのうえで，機能解剖学的な評価に加え，対象者がなぜそのような姿勢や動きをするのかという点に対して理解を深めましょう．

　妊娠中，産後ともに，骨盤帯は不安定になりやすいため，臥位姿勢で疼痛が容易に誘発され，また臥位姿勢からの起居動作が困難となることが少なくありません．

側臥位姿勢（図24）

> **ポイント**
> ・胸郭は前後方に傾斜していますか？
> ・骨盤は前屈位ですか，後屈位ですか？　またねじれはありますか？
> ・胸郭と骨盤のアライメントの位置関係性は？
> ・上前腸骨棘と第10肋骨の位置関係は？
> 　→腹横筋の働きが不十分であればズレを生じます．
> ・股関節，脊柱，頭頸部のアライメントは？
> ・どちらの向きを好みますか？　または必要としますか？
> ・添い寝での授乳を行いますか？

1 産前産後女性に対する運動療法（評価および運動療法）

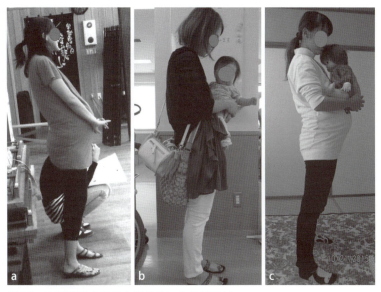

図22　産前産後女性のとりやすい立位姿勢例
　　a：第2子妊娠32週　b：第1子産後10カ月　c：第2子妊娠35週

　いわゆる正常姿勢を保持することが必ずしも必要とされるわけではありません．身体の使い方（姿勢や動作）は，産前産後におけるさまざまな身体的および生理学的変化の影響を受け，妊娠経過に伴い刻々と変化し，また対象者の必要性に応じてその自由度は非常に高くなります．彼女らは，何のために，何を目的として，このような姿勢をとっている（とりたい，その必要がある）のでしょうか．

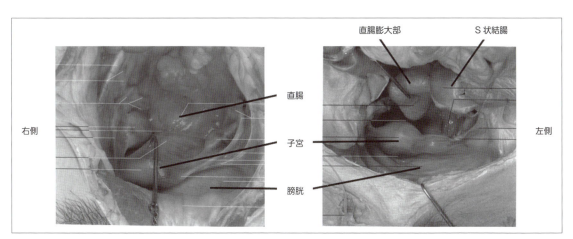

図23　女性内生殖器　子宮の位置（文献27を一部改変）
　子宮は直腸またはS状結腸に圧迫され右へ傾くため，右回旋を生じています．このことを考慮するとどのようなことが考えられますか？
　正中線は？　　重心線は？

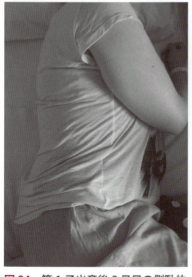
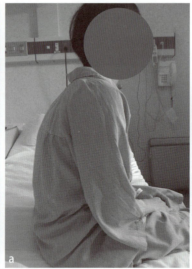
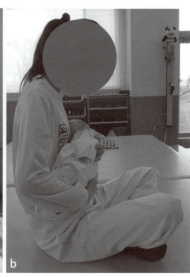

図24　第1子出産後2日目の側臥位

図25　座位姿勢
a：出産後3日目　b：出産後1年目授乳時姿勢

座位姿勢（図25）

! ポイント

- 産前産後ともに，頭頸部，胸郭，骨盤帯，股関節のアライメントは？
- 日ごろ最もとっている座位姿勢とその場所（環境），そのときのアライメントは？（床上？　ソファー？　椅子？　それらの素材は？　座位姿勢は，長座位？　あぐら？　正座？　横座り？）

立位姿勢（図26）

　安静立位はもちろん，対象者にとって最も日常的な姿勢（環境も含め），また疼痛が誘発・増悪する姿勢を確認しましょう．

! ポイント

- 矢状面の重心線の通過位置は？
- 脊柱全体の彎曲，変位，ねじれなどはありますか？
- 骨盤の前後傾，前後方回旋，前後方変位などはありますか？
- 腰椎のアライメントは？
- 骨盤のそれらに対する股関節，膝関節，足関節，足部のアライメントは？（荷重位における骨盤と下肢の運動連鎖）
- 大腿骨頭は股関節内求心位に保持されていますか？
- 胸郭の前後方傾斜やねじれはありますか？

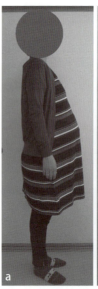
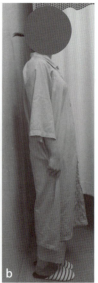

図26　産前産後の立位姿勢
a：妊娠39週目女性　b：出産後3日目女性

立位での体幹前・後屈運動（図27, 28）

動きのなかで体幹と骨盤帯，股関節の動きの特徴を確認しましょう．

> **ポイント**
>
> **前屈時**
> - 骨盤の後方変位が生じ，距腿関節はわずかに底屈し，身体重心は基底面内で後方に移動しますか？
> - 骨盤帯は大腿骨頭上で前方斜傾し，股関節は屈曲，大腿骨頭は常に寛骨臼内に求心位保持されていますか？
> - 常に，寛骨は仙骨に対して後方回旋を保持し，仙骨は寛骨に対してわずかに前屈していますか？
>
> **後屈時**
> - 骨盤の前方変位が生じ，距腿関節はわずかに背屈し，身体重心は基底面内で前方に移動しますか？
> - 骨盤帯は大腿骨頭上で後方傾斜し，股関節は伸展，大腿骨頭は常に寛骨臼内に求心位保持されていますか？
> - 常に，寛骨は仙骨に対して後方回旋を保持し，仙骨は寛骨に対してわずかに前屈していますか？

仙腸関節の自動運動検査（可動性検査）（図29, 30）

動きのなかで，仙腸関節の安定性を確認しましょう．

両側の上後腸骨棘を触知し，前屈したときの上後腸骨棘の動きを確認します．このとき，仙腸関節の可動性が低下している側の上後腸骨棘は，より早期に頭側・腹側へ変位します．

左右差や抵抗感を感じとり，疼痛の部位や変化を確認しましょう．一側下肢を挙上するとき，正常であれば，軽度挙上する側の骨盤は下がり，90°屈曲で荷重側の寛骨は腹尾側に動き，次いで挙上側の寛骨は後傾し，上後腸骨棘は尾側へ変位します．可動性が低下している側は，相対的に頭側へ変位します．前・後屈したときは，仙骨に対して寛骨は常に後傾位であり，仙骨は前屈位となります．

このとき，動きの制限されている側は，上後腸骨棘がより早く頭側に変位します．

その他

股関節周辺筋の伸張性テスト，筋の長さテスト，FAIRテスト（梨状筋症候群），その他一般的な整形外科的検査，また神経症状がある場合は各種検査を実施しましょう．また，必要に応じて自律神経機能検査（シュロング起立試験）なども必要です．

産前産後において重要な疼痛に関しては，「第3章 1．3骨関節系の運動療法（122頁）」で簡単に後述します．

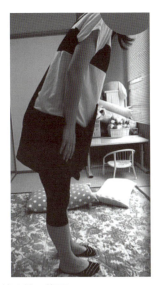

図27　体幹の前・後屈
腰椎骨盤リズム．矢状面上での腰椎と骨盤帯の動きは，最大屈曲時において股関節屈曲70°，腰椎屈曲40°となります．体幹・股関節周囲の筋張力の程度や筋力低下などが原因で腰椎骨盤リズムが破綻するとき，腰部負担が増大し疼痛が生じやすくなるでしょう．

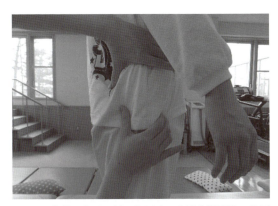

図28　立位における前・後屈時の寛骨と股関節の位置
大腿骨頭が寛骨臼の求心位にあるか触診にて確認します．

第3章　女性にみられる病態・症状別の運動療法

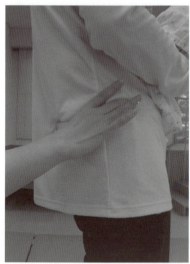

図29　立位における前・後屈時の仙腸関節の動き

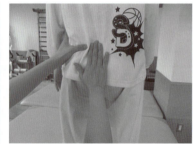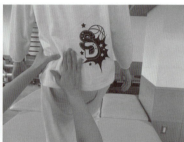
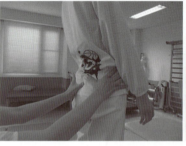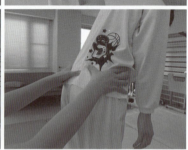

図30　立位における仙腸関節可動性検査
　後方より上後腸骨棘とS2棘突起を触診し，一側下肢を股関節・膝関節90°屈曲になるように挙上してもらいます．また，同様に触知した状態で体幹の前後屈をさせ，触診部分の動きを確認します．

　評価を行う際，必ず検査肢位を工夫し，腹部の張り感や疼痛または診察時の頸管長の短縮の有無などに十分注意し，切迫流産などの問題を絶対に引き起こさないように配慮を怠ってはいけません．

　妊娠期には，体におけるさまざまな変化が経過過程に応じて劇的に生じます．よって，その変化を捉えることで，多様な症状や病態に対応しなければいけません．そのためには，変化が多様な対象者の動作様式を把握する必要があります．つまり，静的な評価だけではなく，自動運動を伴う動的な評価を多く実施する必要があります．

（奥佐　千恵）

参考文献

1) Wu WH, Meijer OG., Uegaki, K et al：Pregnancy-related pelvic girdle pain, Ⅰ. Terminology, clinical presentation, and prevalence. Eur. Spine J 13（7）：575, 2004.
2) Ostgaard, HC, Andersson：Postpartum low back pain. Spine 17（1）：53, 1992.
3) Rost CC, Jacqueline J, Kaiser A et al：Pelvic pain during Pregnancy, a descriptive study of sign and symptoms of 870 patients in primary care. Spine 29（22）：2567, 2004.
4) Kapandji IA：The Physiology of Joints, vol.3.New York, Churchill Living-stone, 1974.
5) I.A.KAPANDJI著，荻島秀男監訳：カパンディ関節の生理学Ⅱ下肢　原著第5版．医歯薬出版，1988, pp22-23.
6) Shibata, Y：The aging process in the sacroiliac joint：helical computed tomography analysis. J. Orthop. Sci. 7（1）：12. 2002.
7) Vleeming A, et al：Relation between form and function in the sacroiliac joint. 1：Clinical anatomical aspects. Spine 15（2）：130, 1999.
8) van Wingerden JP et al：The relationship between hamstring length and gluteal muscle strength in individuals with sacroiliac

9) Vleeming A, Stoeckart R：The role of the pelvic girdle in coupling the spine and the legs：a clinical-anatomical perspective on pelvic stability：Movement Stability and Lumbopelvic Pain：Integration and research and therapy, 2nd ed (Vleeming A et al ads). Churchill Livingstone, Edinburgh, 2007, pp113-137.
10) Gamble JG, et al：The symphysis pubis. Anatomic and pathologic considerations. Clin. Orthop. Relat. Res (203)：261.
11) Damen L, et al：Pelvic pain during pregnancy is associated with asymmetric laxity of the sacroiliac joints. Acta Obstet. Gynecol. Scand 80：1019, 2001.
12) Garras DN et al：Single-leg-stance (flamingo) radiographs to assess pelvic instability：how much motion is normal? J Bone joint Surg Am 90：2114-2118, 2008.
13) 佐藤友紀：パリスアプローチ　腰，骨盤編—評価と適応．文光堂，2009，p171.
14) 医療情報研究所：病気がみえる vol.10 産科第2版．メディックメディア，2009.
15) Boissonault LS：Incidence of diastasis recti abdominis during the childbearing year, Phys. Ther 68 (7)：1082, 1988.
16) shton-Miller JA, Delancey, J O L：On the biomechanics of vaginal birth and common sequelae. Annu. Rev. Biomed. Eng 11：163. 2009.
17) Shirley Sahrmann 著，竹井　仁ほか監訳：続運動機能障害症候群のマネジメント．医歯薬出版，2013, p8.
18) Tamai K et al：In situ observation of adjustment of sarcomere length in skeletal muscle under sustained stretch. J Jpn orthop Assoc 63：1558-1563, 1989.
19) Mens JM et al：The active straight leg raising test and mobility of the pelvic joints. Eur Spione J 8：468-473, 1999.
20) Mens JM et al：Validity of the active straight leg raise test for measuring disease severity in patients with posterior pelvic pain after pregnancy. Spine 27 (2)：196, 2002.
21) de Groot M et al：The active straight leg raising test (ASLR) in pregnant women：Differences in muscle activity and force between patients and healthy subjects. Man Ther 13：68-74, 2008.
22) Mens JM et al：Reliability and Validity of the Active Straight leg Raise Test in Posterior Pelvic Pain Since Pregnancy. Spine 26(10)：1167-1171, 2001.
23) Mens JM et al：Validity of the Active Straight Leg Raise Test for Measuring Disease Severity in Patients With Posterior Pelvic Pain After Pregnancy. Spine 27 (2)：196-200. 2002.
24) Lee DG：The pelvic girdle, thirded.Churchill Livingstone, Edinburgh, 2004.
25) Lee DG, Lee L J：An integrated approach to the assessment and treatment of the lumbopelvic-hip region. Available online at www.dianelee.ca
26) Laslett M et al：Diagnosis of Sacroiliac Joint Pain：Validity of individual provocation tests and composites of tests.Man Ther 10：207-218, 2005.
27) J. W. Rohen ほか：解剖学カラーアトラス第7版．医学書院，2012.

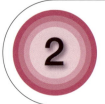

2 妊婦の評価を行う際のリスク管理

妊娠中の運動に関するガイドライン

産前産後における運動の推奨基準は常に変更されています．2002年には米国産科婦人科学会[1]は，低リスクの妊娠中女性に対して運動を行うことを推奨すると表明しました．また，普段より活動的な女性が，妊娠中に新たに運動を開始することは安全である，ともみなされました．2012年以降，産前産後において，医学的・産科的合併症がない場合は，定期的な運動の継続を推奨することが追加され，産前産後の女性のためのエクササイズガイドラインも公表されました（**表1**）[2]．

妊娠中の生理学的変化
体重増加

体に起こる最大の変化は体重増加です．2009年，米国の医学研究所が定めたガイドライン[3]は，妊娠中に過体重になることで起こるさまざまな健康上の問題に対処するために体重増加の目安を公表しました（**表2**）．

筋骨格系の変化

姿勢，バランス，固有感覚，移動は体重の増加により影響を受け，結合組織の弛緩も促進するとされています．そのため，妊婦は落下する危険性が高い運動は避けましょう[4]．

心臓血管系

安静時においても，最大の運動を行っているときも心拍数は上昇します[5]．心拍増大は，妊娠開始後早ければ2～5週間で始まり，妊娠後期まで続きます．安静時心拍数は，第8週までに8拍/分増加し，出産直前には約2倍になります．第10～20週のあいだは血液量の増加も生じます．正常な妊婦では，拡張期血圧は減少することがありますが，末梢血管抵抗の低下により収縮期血圧は安定します．

呼吸器系

呼吸器系においては母体および胎児の要求を満たすために，次のような変化が生じます[6]．安静時における妊婦の呼吸器系変化は，有酸素性運動中に起こる反応に似ています．しかし，その変化

表1　産前産後の女性のためのエクササイズガイドラインの一部[2]

- 頻度：少なくとも週3回
- 時間：1回30～40分
- 妊娠初期3カ月間（第1期）以降は背臥位での運動を避けましょう．妊娠後期の3カ月はバランスを崩さないように注意しましょう．
- 十分な水分補給に注意しましょう．
- 妊娠による生理学的・形態的変化の多くは産後4～6週間続くため，産後もガイドラインに従って運動を行いましょう．

表2　体重増加の目安[3]

標準体重以下の女性（BMI＜18.5）の場合：12.7～18.1kg
過体重の女性（BMI25～30）の場合：6.8～11.3kg
肥満の女性（BMI≧30）の場合　　：5.0～9.0kg

表3 リスク管理のための検診・検査[7]

		項目	目的
基本的な検診		子宮底長，腹囲，血圧，浮腫，尿蛋白，尿糖，体重	定期健診時に正常な妊娠経過を確認するため
時期別の検査	妊娠初期	問診，内診，血液検査，子宮頸部細胞診	母体の健康状態の詳細把握，ハイリスク妊娠の抽出，胎児存在の確認と状態観察
	妊娠中期	血液検査	妊娠高血圧症候群の予防，流産・早産予防，胎児の管理と胎児異常の早期発見
	妊娠後期	内診，外診	母親の分娩準備，状態の把握，子宮内胎児の状態評価

のメカニズムは多様です．妊娠によって分泌されるホルモンにより，一時的な胸郭のリモデリングが起きます．これは残気量と予備呼気量の低下および最大吸気の増加を生じさせます．

リスク管理体制

産前そして産後6～8週間は医師または助産師の指示や連携が確保できる環境です．PTは，評価の結果次第では，産科婦人科に限らず整形外科など他科との連携が重要です．また，運動器の側面だけでなく，妊娠・産後の経過を含めた全身状態をしっかり把握し，運動や指導に十分配慮します．重要な基本的検診項目や検査[7]をあげます（表3）．

リスク一覧

運動療法や評価を実施する肢位や強度，または頻度など十分な注意が必要です．

① 高齢妊娠：日本産科婦人科学会は35歳以上の初産婦を高年初産婦として定義しています．妊娠高血圧症候群や妊娠糖尿病の発症リスクが上昇するため，高血圧，糖尿病，肥満，脂質異常症に注意しましょう．頸管熟化の遅れ，軟産道強靱，微弱陣痛などにより難産になりやすいとされています．

② 栄養管理：栄養過多・栄養減少，貧血などに注意しましょう．

③ つわり：妊娠初期，中期，後期のいずれにおいても生じる可能性があり，その時期や症状には個人差があります．つわり症状が悪化すると妊娠悪阻を発症する可能性があります．

＜妊娠悪阻＞：つわり症状が悪化し嘔吐を頻回に繰り返します．このとき，脱水，飢餓状態，乏尿，体温上昇，代謝性アルカローシス，代謝性アシドーシスなどが生じます．

④ 妊娠高血圧症候群：妊娠20週以降，分娩後12週までの期間に高血圧と尿蛋白を伴います．

⑤ 出産時：出血量，分娩経過，分娩方法，会陰裂傷および縫合の有無と箇所など．

⑥ 産後：分娩直後から6～8週間．熱発，産褥乳腺炎，産褥期精神障害，産褥熱，子宮復古不全，血栓性静脈炎・深部静脈血栓症など．

妊娠中の運動の利点および禁忌
利点

母親がより大きな幸福感を感じる，エネルギー増加，睡眠改善，体重コントロール，疼痛軽減，筋力や筋持久力の促進などがあります[8]．また運動は，分娩時間の短縮，妊娠性糖尿病の血糖値コントロール，産科的介入の必要性軽減をもたらします[9]．

時期

妊娠3カ月から中期に始めることをすすめます．

種類

バランスを容易に崩すため，転倒リスクのある運動や胎児の外傷リスクがある運動は必要最低限にしましょう．理想的な運動は，自重を支えながら，重心移動が少ない運動です[2]．

禁忌

落下の危険性が高く，母体と胎児のリスクを増大させるような運動は避けるべきです．たとえば，滑降スキー，体操競技，自転車，乗馬，逆立ち姿勢，スキューバダイビングなどです．ヨガやピラ

ティスは推奨される運動ですが、体温が容易に上昇する環境で行うホットヨガは安全ではないとされます。高温入浴、コンタクトスポーツも避けましょう[2]。バランスボール運動について、ボール上座位での運動は骨盤底筋群を収縮させるので勧められますが、ボール上で跳ねさせる運動は骨盤底筋群が緩みやすいとされているので避けましょう。

禁忌とされるケースは、早産、早期胎盤剥離、妊娠高血圧症候群、不全頸管、妊娠中期・後期の不正出血、子宮内発育遅延、コントロールの不良なⅠ型糖尿病、甲状腺疾患、その他重度の心臓血管系・呼吸器系全身的な障害などです。また、胎児の発育不良、三つ子以上の多胎妊娠なども禁忌です[2,4]。

強度

運動は妊娠後期には増加させてはいけません。きわめて良好な体調の妊婦でも、有酸素性パワーの80％以上の強度での運動は行うべきではありません。したがって、妊娠中はスポーツの試合に参加することは勧められません[6]。最大心拍数55％、Borgスケールで中〜少し高い程度以下の強度で運動を行うことが勧められます。

いずれにしても、医師や助産師との連携は十分にとるよう努めましょう。

（奥佐　千恵）

参考文献

1) American College of Sports Medicine：ACSM's Guideline for Exercise Testing and Prescription（7th ed）. Baltimore, Lippincott Williams, pp230-232, 2006.
2) Michele Dell Pruett et al：Exercise Guidelines For Pregnant and Postpartum Women. ⓒNSCA JAPAN. 19：42-45.
3) Instiue of Medicine and the National Research Council：Weight Gain During Pregnancy：Reexamining the Guidelines. Washington, DC：The National Academies Press, 2009.
4) Davies GAL et al：Joint SOGC/ECSEP clinical practice guideline：Exercise in pregnancy the postpartum period. Can J Appl Physiol 28：329-341, 2003.
5) Melzer MF et al：Physical activity and pregnancy. Sports Med 40：493-507, 2010.
6) Taylor NAS et al：Physiological Bases of Human Perfomance During Work and Exercise. Philadelphia, PA. Churchill Livingstone Elsevier, 225-237, 2008.
7) 医療情報研究所：病気がみえる vol.10 産科第2版．メディックメディア, 2009.
8) Larsson L et al：Low impact exercise during pregnancy-Astudy of safety. ActaObstetGynecolScand 84：34-38, 2005.
9) Pivarnik LK et al：Impact of physical activity during pregnancy and postpartum on chronic disease risk. Med Sci Sports Exerc 42：265-272, 2010.

3 骨関節系の運動療法 （おもに骨盤帯痛に対して）

合併症のない場合は，妊娠中に運動を開始すること，または継続することを勧めています．母親と胎児の安全を確保することを条件に，医師の診断や連携とともに，安全な運動の機会の提供や指導が求められるでしょう．

産前産後における運動療法とは

産前産後において，前項で述べたように女性の生理学的変化は劇的かつ多様です．これらは，運動器の視点からみると，組織の損傷や機能低下が著明に生じるという明らかな問題でしょう．しかし忘れてはいけないことは，その劇的な変化は，妊娠および出産において必須なことでもあるということです．つまり，靱帯の弛緩や筋の張力低下，また関節可動性の増大，筋，筋膜など結合組織の損傷は，完全に回避すること，または常に正常な状態に修正することが重要なわけではありません．私たちPTは，正常な妊娠経過に伴う変化を理解することで，それらが日常生活や育児・家事動作に支障をきたす，あるいは問題となる病態に移行することに対し，その専門性を活かして防ぐことができるでしょう．そのためには，どのような劇的変化が生じるのかを理解し，運動的な側面でいうと，可能な方法で，制動または柔軟性の拡大を目的とした運動療法を実施しましょう．つまり，生じた組織損傷の完全修復という観点ではなく，重篤な組織損傷や疾患への移行をいかに予防できるか，また，破綻した運動や正常から逸脱した動作様式を修正できるかが運動療法において最も重要なことだと考えます．前述したような，妊娠や出産に伴うさまざま変化や解剖・運動学的内容，評価結果を参考にし，加えて，対象者の動作様式を，各種検査結果のみではなく実際の動作方法を確認し，またその背景にある動機などを十分理解することで，運動療法の方法や指導内容を工夫し選択する必要があります．次にその実践の一部を紹介します．

運動療法の実践

運動療法は，時期または経過によって実施の可否や注意事項が異なります．妊娠期では，とくに腹部や骨盤帯の特徴的な変化が著しいため，その変化に応じた動きを日常的に全身で統合できるようになることが必要でしょう．初期では，おもに仙腸関節の不安定性に対する運動療法を実施します．中期から後期にかけては，股関節や骨盤の可動性を拡大するとともに，過可動性に対する制動を目的とした運動療法を実施しましょう．とくに妊娠後期においては，分娩に必要な可動性の拡大，努責時の呼吸や体の使い方を事前に練習することで，より安全安心な出産を迎えることができるでしょう．

妊娠期では，医師の診察により子宮頸管長や妊娠経過を確認しながらリスク管理を行うことを勧めます．

出産後約6～8週までは，とくに分娩時に損傷した組織に必要以上の負荷をかけることを避け，生理学的組織修復を促す必要があるでしょう．とくに出産後の骨盤底筋は，裂傷程度や縫合が施されている場合はその状態を確認し，できるだけ過剰な腹圧が生じないよう注意した運動療法を選択するべきでしょう．

産後の体型を早期に戻したいと願う女性は多いでしょう．しかし，不適切な方法や過負荷，また

は高頻度のエクササイズ，強固な補正下着の装着は，少なくとも約6週間は避けることを勧めます．

腹筋運動や日常生活活動（activities of daily living：ADL）および育児動作を拡大するにあたり，まずは骨盤底筋群の保護と機能再獲得に留意しましょう．

筋の収縮改善の獲得には個人差があります．十分な触診や観察で確認しましょう．

関節構成体に対するモビライゼーション

妊娠期または産後しばらくはその正常過程において靱帯の弛緩が生じ，また分娩時における著明な骨盤帯の可動性の増大により，とくに産後直後の骨盤帯は全体的に非常に柔らかくなります．経験上，関節の柔軟性は，分娩直後から約5日間が最も高く，妊娠4カ月ごろや7カ月以降でも柔軟性は高まりやすいと感じています．この間，姿勢や動作様式は多様な変化を繰り返すため，徒手的に関節構成体を修正しても容易に変動を繰り返すでしょう．

とくに骨盤帯に対するモビライゼーションは，対象者の病態や症状，時期によっては有効であり疼痛の軽減に効果的ですが，骨関節に対して直接アプローチをする場合は十分なリスク管理が必要です．各種徒手療法手技のなかには効果的なものもありますので，具体的な方法は成書をご参照ください．

股関節や腰椎にもともと硬く線維化した関節構成体の改善のモビライゼーションやマニピュレーション手技は，妊娠中や分娩直後から産後早期においては十分なリスク管理が必要であり，とくに仙腸関節において積極的に同手技を用いることは勧めません．重要なことは，各種徒手療法手技による治療に，セルフエクササイズ，対象者自身の教育，動作や姿勢，習慣の見直しと改善（工夫点）などを併用することです．

骨盤ベルト

骨盤ベルトは，腰椎・骨盤帯・股関節複合体を体表から支えるものです．この効果は，骨盤痛に主観的な疼痛の軽減は認められるものの，ADLなどにおける客観的評価については研究が乏しいとされています．上前腸骨棘の直下に骨盤ベルトを装着したときに仙腸関節の安定性が高まるとされ[1]，その効果はおもに骨盤ベルトの位置に依存し，そのメカニズムは，仙腸関節の圧迫力の増加で説明されます．一方で，ヨーロッパで発表された妊婦の骨盤痛の治療と診断のガイドラインによると，骨盤痛の治療法として骨盤ベルトの単独使用は推奨されておらず，骨盤ベルトは短期的な使用においてのみ有効であるとしています．また，骨盤ベルトの使用は，腹横筋と内腹斜筋，または梨状筋，中殿筋，小殿筋，そして骨盤底筋の活動を減少させるという報告もあるため[2]，その使用方法には十分な検討が必要であり，骨盤痛の改善においては運動療法などと複合的に用いることが重要でしょう．

諸家の報告[3]をまとめると，骨盤ベルトの効用としては「腰痛の軽減」「脊柱起立筋へのポジティブな影響」「骨盤周囲径の減少」「骨盤周囲の不快症状の減少」「ADLの改善」「疲労自覚症状の軽減」があり，非効用としては「ADLの非改善」「腰痛の非改善」などがあげられています．骨盤ベルトは，大転子直上に弱いテンション（50N）で使用するものであり，強いテンションでは効果が得られないとされています[4]．また，骨盤ベルトの使用により上記の筋などが活動を減少させますので，その使用継続期間には十分な検討が必要です．

装着位置のほか，骨盤ベルトの種類，装着開始時期，装着期間はもちろん，PTはその使用の必要性の検討を積極的に行うべきでしょう．妊娠時期にすでに自主的に数種類の骨盤ベルトや補正下着を購入している対象者が多いため，それらを確認し，推奨できるものの選別や，適性時期や装着方法をしっかり指導することを勧めます（**表**）[3]．

おもに筋の働きとアライメントに対して

筋が過緊張状態である場合，それらの筋によって長期的に圧縮または可動域制限を生じた関節は疼痛を生じやすいでしょう．それらの筋が適切な

表　骨盤支持について （文献3を一部改変）

骨盤支持が対象とする様相	妊娠によるホルモン作用	リラキシン作用
	恥骨結合や仙腸関節の安定性に関与する筋や靱帯の緩み	各関連靱帯・筋・筋筋膜システム
	分娩による筋・靱帯の疲労	分娩により骨盤周囲の靱帯や腹部筋疲労により異常可動性を生じる
骨盤支持を行う目的	骨盤帯の安定性の保持	骨盤帯の不安定性の予防
	疲労や疼痛の軽減	筋・靱帯の疲労や疼痛を緩和
骨盤支持を行う位置	骨盤帯，腹部	ASLR*テストなどの評価結果を参考にし，位置を検討
骨盤支持のアイテム	マジックテープ式骨盤ベルト	後方から前方へ締めるベルト
		前方から後方へ締めるベルト
		骨盤帯への圧縮部位を変更できるベルト
骨盤支持を行う時期と期間	骨盤支持を開始する時期	妊娠14週以降
		分娩直後初回歩行開始前
	骨盤支持を持続する期間	分娩後帰室まで，または必要期間
	1日のなかで骨盤支持を行う期間	就寝時含め可能

＊ASLR：自動的下肢伸展挙上（active straight leg raising）

張力になって初めて，その関連した関節は運動学的アライメントや動きが可能となります．また，妊娠中や産後は靱帯が緩みやすく，関節の不安定性や運動の破綻は生じやすくなります．とくに産後は急激な体型の変化により，体幹，股関節周囲の筋を含む結合組織の弛緩は著明です．

そのため，前々項（第3章1.1）で紹介した評価などを用いて確認された筋の機能低下に対して，リリース手技，促通手技，ストレッチ，筋力強化などの実施は，安全性も高く有効な運動療法だといえるでしょう．ただし，負荷強度や頻度，姿勢によっては，リスクの高まるものもあるので要注意です．

分娩後の胸郭と骨盤アライメント

図1，2は，出産後，腰部または骨盤帯における疼痛が生じている対象者に多くみられる姿勢です．この姿勢は，とくに分娩直後から3～5日目までに生じやすいでしょう．評価の結果，骨盤帯と胸郭におけるアライメントの影響が大きいと判断できる場合は，筋筋膜や胸郭への徒手誘導，筋筋膜のリリース，徒手誘導と呼吸を使ったアライメント調整などにより，それらの関係性をなるべく早期かつ自動的に調整します（図3）．それらは，腰部痛や仙腸関節痛，尾骨痛などに効果的でしょ

う．

背臥位または側臥位にて，とくに，多裂筋，脊柱起立筋，外腹斜筋，内腹斜筋，腹横筋，骨盤底筋，広背筋，大殿筋の収縮を触知しましょう．また，腹部および胸郭を触診しながら呼吸様式に合わせて，脊柱・胸郭・骨盤帯，腰椎・骨盤・股関節周囲筋がどのような動きをしているのか確認しましょう．

姿勢は，側臥位のほうが，背部，腹部，骨盤帯周囲を同時に触診できるので，それらの動きの確認や徒手的な操作誘導がより容易でしょう．とくに出産直後は，呼吸や動作時において外腹斜筋の過緊張や先行収縮をさせないように注意しましょう．同時に，骨盤底筋の収縮の促通には最も注意を払い，早期に再獲得できるよう治療しましょう．

骨盤帯，胸郭のアライメントが不整の状態では，骨盤底筋群の収縮を促しても良好な反応が得にくいでしょう．これらのアライメントの調整または筋張力の改善を図ることで，より実際の筋機能不全の状態を評価でき，また有効的な促通を図れるでしょう．

産後早期は腹圧を高めないように注意が必要です．外腹斜筋の過収縮はとくに避けましょう．

出産後の骨盤底筋群のダメージは最も著明で

1 産前産後女性に対する運動療法（評価および運動療法）

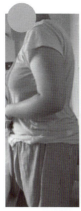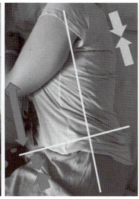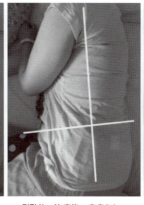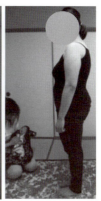

a：産後3日目．立位姿勢　b：側臥位．治療前，疼痛あり　c：側臥位．治療後，疼痛なし　d：産後2週目．動作全般疼痛なし

図1　産後の胸郭と骨盤のアライメント特徴（側臥位）

上前腸骨棘と第10肋骨とのアライメントを評価します．腹横筋の働きが不十分で大腿直筋が代償しています．そこで筋長を徒手的かつ自動運動を伴ってデザインします．aは産後3日目で，起居動作，座位，立位，歩行時に仙腸関節および腰部痛のある対象者の立位姿勢です．側臥位をみると，骨盤と胸郭の位置関係，上前腸骨棘と第10肋骨のアライメントに問題が認められます．腹直筋や外腹斜筋と股関節屈筋群の筋長または硬さを比べると，股関節屈筋群のほうが筋長は短く，硬さもあります．これらを残存させたまま，ADLや育児動作を継続すると症状の悪化や病態への移行となるでしょう．

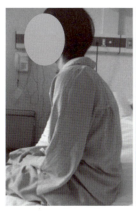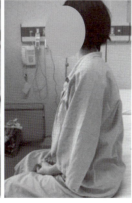

産後2日目．治療前，疼痛あり　産後4日目．疼痛なし

図2　出産直後の胸郭と骨盤のアライメント特徴（座位）

娩出とともに劇的に変化した体幹において，とくに腹横筋の張力低下を生じた状態で出産直後から座位での授乳や育児動作が求められます．この結果，出産直後より好ましくない姿勢での動作が頻回に求められ，仙腸関節や腰部の疼痛は好発するでしょう．

す．会陰切開の有無，会陰裂傷の程度，縫合部位や方法に応じて，組織回復経過を考慮した負荷量設定が必要です．

背臥位では，殿部に薄いクッションなどを挿入しアライメントを調整することで骨盤底筋は除重力位となり，必要な安静確保また低負荷での収縮の促しが可能となります．

体幹回旋

腰椎部の疼痛を訴えている場合はとくに，自動運動による体幹の回旋を確認しましょう（**図4，5**）．このとき，骨・筋がどのように動くのか触診しましょう．筋の過緊張を改善させ，収縮の促通が必要な部位はその動きを誘導しましょう．

筋へのアプローチは，まず徒手的誘導または口頭指示によって緩和または促通を図りますが，それ以前に，より問題となる筋の短縮や骨・関節の可動性の低下が生じている場合は，それらに対して個別の徒手的手技を用いて改善を図る必要があります．口頭指示では，対象者が容易にイメージでき，目的とする反応や運動が確実に実現できていることが確認できたものを選択し指導しましょう．

骨盤底筋・腹横筋の促通，骨盤帯股関節の運動リズム改善

産前産後において，とくに起居動作（寝返り，起き上がり）または歩行時に著明な疼痛を生じる対象者では，骨盤底筋や腹横筋の機能不全または骨盤帯股関節の運動リズムの破綻が生じている場

第3章 女性にみられる病態・症状別の運動療法

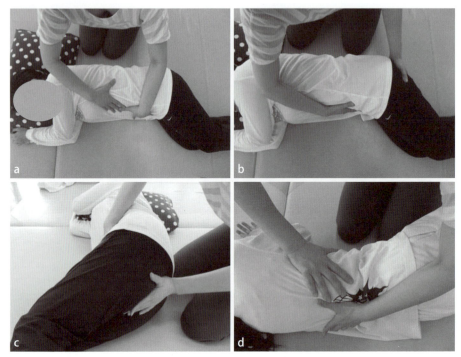

図3 徒手誘導にて筋の過緊張または弛緩を改善し，適切な張力を得ることでアライメント調整を図ります．

　a：努力性の呼吸に合わせて，内・外腹斜筋の張力の変化を確認しています．
　b：とくに，骨盤底筋の機能低下が著明な出産後は，努力性の呼吸（腹直筋，内・外腹斜筋の収縮を伴った）を避けたほうがよいといわれています．しかし，胸郭と骨盤のアライメント不良により，骨盤底筋の機能不全が助長されている場合も少なくありません．骨盤底筋の収縮を不十分でも確認または促通できる場合は，それを適宜のタイミングで誘導しながら，あるいは，必要な環境を提供した条件で，ある程度の努力性の呼吸とともに内・外腹斜筋の収縮を促通し，胸部・骨盤のアライメントの調整を図ります．
　c：いずれにしても，骨盤底筋の評価や促通・誘導は必要です．一方で，骨盤底筋が過緊張になっているため，諸症状を呈する場合もあり，十分な評価が必要です．
　d：呼吸に合わせて，胸郭の動きと脊柱起立筋や多裂筋の収縮も確認し，適宜，促通または抑制します．

合が少なくありません．これらの改善により疼痛が劇的に軽減することは多々あります．詳細は成書を参照ください．

その他，前述した仙腸関節や恥骨の制動に関与する筋筋膜の連結システムを応用した運動療法も効果的です．

セルフエクササイズ

産前産後（とくに産後）は，外出することやPTのもとに定期的に通うことが難しくなることが多いでしょう．また，PTの直接的な指導や治療がないと疼痛や運動の破綻が繰り返されるので，産後の育児や家事動作に負担や問題が生じるかもしれません．そのため，セルフエクササイズの指導と確認は重要です．種類が多いことや難しい課題（自分でイメージできない運動など）は不適切です．対象者の身体機能，時期，生活パターン，価値観などを考慮し，適切な種類・方法の指導を心がけましょう．対象者が自分で確認できる方法や，自助できる方法が有効です．

骨盤のイメージとその運動

端座位で坐骨の位置を感じてもらい，恥骨や仙骨，尾骨の位置，また骨盤帯の複合的な動きを誘導または指導を実施し，自覚してもらいましょう．

股関節，体幹のストレッチ

股関節の全方向への可動性を拡大するようストレッチ方法を指導しましょう．ただし，十分な可動性を獲得することが絶対的な目標ではありません．実際，陣痛が始まると，著明な疼痛により一

時的な可動域制限を生じることもあります．股関節周囲の柔軟性を拡大するとともに可動域制限の程度を把握することで，分娩時のポジショニングに対するアドバイスや分娩時の損傷組織の想定ができるでしょう．

体幹はとくに伸展・回旋運動を行いましょう．ただし，リスク管理を十分行わないと，逆子の誘発や子宮頸管長の短縮および早産を促す可能性があることに十分注意しましょう．

腰椎骨盤股関節複合体のエクササイズ

妊娠中および産後に共通して実施が容易なのは四つ這い位でのエクササイズでしょう．脊柱，骨盤帯，股関節の動きを誘導し，望ましい運動を阻害している因子の修正などを行いましょう．

誌面上，セルフエクササイズの詳細や具体例は割愛しますが，評価の結果に従って適切な運動療法を実施しましょう．

姿勢

妊娠中は，大きく膨れた腹部と緩んだ関節により，平常時とは異なった姿勢をとりやすくなります．その姿勢の特徴はさまざまです．また，妊娠経過中に長期間かけて伸張された筋は分節を増加させるため，その長さ自体が延長されることになります．つまり，さまざまな場面でとる姿勢に工夫と配慮を施すことで，疼痛を予防改善し，運動の破綻を軽減する効果を期待できるでしょう．

背臥位

妊娠後期では，とくに殿部がふくよかになるため，下肢を伸展した背（仰）臥位は，腰椎や仙腸関節にストレスを生じやすく疼痛を引き起こしやすいでしょう．とくに妊娠後期において，著明な疼痛を伴い，背臥位から自力での起居動作が困難であると訴える対象者は多いでしょう．殿部下部にクッションなどを挿入するなどして対応します．

妊娠後期では，仰臥位低血圧症候群（子宮による下大静脈圧迫にて生じる心拍出量低下および血圧低下を呈する病態．重症化すると，呼吸困難や意識レベル低下，脈拍触知不可，痙攣などのショック症状をきたします）に注意しましょう．

殿部を軽度挙上位にすることで，骨盤底筋は除重力位となり，伸張ストレスを軽減することが可

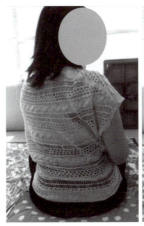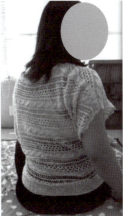

a：治療前，腰痛あり　　　　　　b：治療後，腰痛なし
図4　体幹の回旋自動運動
　妊娠38週．妊娠中は腹部が膨大することで，腰椎の回旋のみならず，胸椎の回旋要素も制限をきたしやすくなります．よって，L4/5付近での過剰な伸展および側屈で代償された回旋運動を日常的に行うことで，筋筋膜性の疼痛が好発するでしょう．鎖骨，肩甲骨，胸郭を含め，指導および運動療法を実施します．

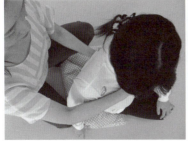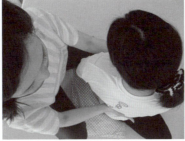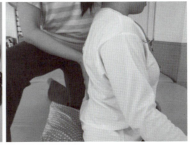

図5　体幹の回旋にかかわる動きを確認または誘導
　回旋運動を行い，肋骨，胸椎，肩甲骨，鎖骨，骨盤などの動きを確認または誘導します．とくに，胸椎や胸腰椎移行部での伸展・側屈を主とした回旋運動は，修正するようにします．

第3章 女性にみられる病態・症状別の運動療法

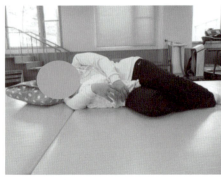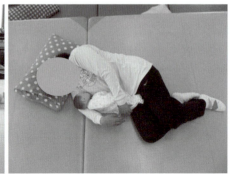

a：添い乳（側臥位での授乳姿勢）
　母親の頭頸部，肩甲骨，脊柱，骨盤，股関節はどのようなアライメントをとりやすいでしょうか？

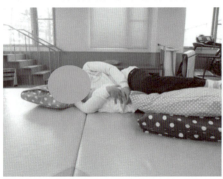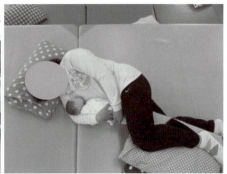

b：クッションを使用した添い乳（側臥位での授乳姿勢）
　好ましくないまたは崩れた母親の姿勢に対して，どのような目的でクッションを使用するとよいでしょうか？

図6　側臥位姿勢

能となります．対象者の特異的な姿勢や体型，関節や靱帯の緩みや過緊張などを評価し，それらを改善するようなポジショニングの指導をしましょう．仙腸関節のずれや疼痛にも効果的です．

側臥位

妊娠期および産後においても重要な姿勢です．妊娠中は，膨隆した腹部と，脂肪が付きやすい骨盤周囲の影響により，また産後早期は，ホルモンの影響などによる靱帯弛緩などにより，とくに仙腸関節にストレスが生じやすくなるかもしれません（図6）．

また産後，添い乳（側臥位で行う直母による授乳）を行う対象者においては，長時間とる姿勢にもなるでしょう．

骨盤帯のねじれ，股関節内旋を回避するようなポジショニングを図りましょう．

仰臥位低血圧症候群を予防するために左側臥位が勧められています．しかし，それが絶対的というわけではありません．対象者における諸症状から総合的に判断しましょう．

座位（図7）

とくに骨盤後傾位になりやすく，仙腸関節における疼痛やしびれ，腰痛などを生じやすくなります．座位での評価により，どのような環境や目的動作時に症状が好発するかを把握して問題点を検討し，ポジショニングや方法，運動の指導を実施します．

とくに，腰椎・骨盤帯のアライメントの崩れに注意し，望ましいポジショニングを図りましょう．

授乳時（直母時）に，疼痛が増悪または問題となる要因が助長されると判断できるときは，授乳指導も実施しましょう．母親の身体的問題だけではな

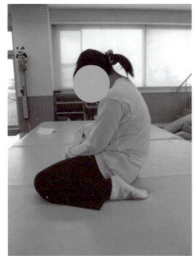
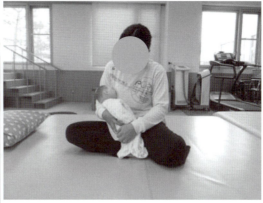
a：座位での授乳時によくみられる崩れた姿勢例

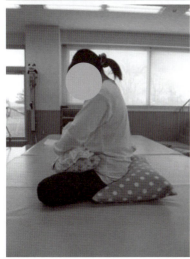
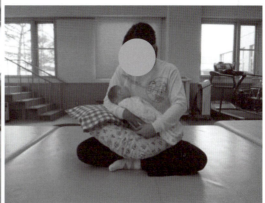
b：クッションを使用した座位での授乳姿勢例

図7　座位での抱っこと授乳

く，乳児の大きさ，母親の乳房・乳頭形態，母乳分泌状態に応じて指導内容を変更しましょう．

立位・立ち上がり

兄姉がいる場合は，お腹が大きな状態で上の子どもを抱く立位姿勢が求められます．

また，産後は，赤ちゃんを抱っこして長時間あやしたり，大きなバックを持って出かけることが強いられるでしょう．

赤ちゃんや子どもの抱き方を指導しましょう．スリングや抱っこ紐，おんぶ紐などを使用する場合は，その種類や装着位置，紐の調整なども行いましょう．

呼吸法，筋機能の改善，徒手誘導による動作指導などにより，疼痛の改善また関節に負担のかからない動作の獲得を目指しましょう．

片脚立位（図8）

産後，片脚立位の困難により支障を訴えることが多く，疼痛を伴う場合は，立位での下衣更衣動作が困難になります．体幹および股関節伸展位での片脚立位のみではなく，体幹および股関節屈曲位での片脚立位は必ず評価しましょう．

体幹の不安定性も問題なのか，骨盤帯・股関節の運動リズムの破綻によるものなのか，によって運動療法を選択しましょう．

第3章 女性にみられる病態・症状別の運動療法

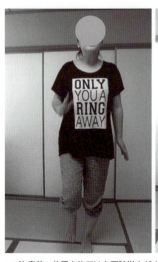
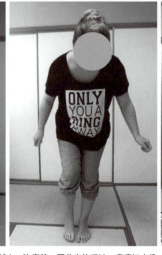
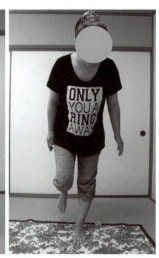

a：治療前，伸展立位では右下肢挙上が可能　b：治療前，屈曲立位では，疼痛により右下肢挙上は困難　c：治療後，疼痛が消失し，屈曲立位で右下肢挙上が可能

図8　体幹，股関節屈曲立位姿勢における一側下肢挙上困難例
体幹および股関節の安定性を拡大するように，徒手で筋の過剰収縮を抑制し，機能低下を生じている筋の促通を図った結果，困難だった動作が可能になります．

生活習慣

生活習慣は非常に重要な項目です．なぜなら，妊娠中は劇的変化を生じ続ける体で，日々の動作を遂行し続けなければならず，また産後はとくに時間的制約などによりセルフエクササイズを実施する時間すら十分に確保することが難しくなる場合がほとんどだからです．

生活習慣とは，単に動作や行為を実行すること自体を指すのではなく，対象者を取り巻く環境や，本人または家族の意思や意向が反映されたうえで成り立つものです．そこには，国や地域の文化の違いや哲学的な部分も大きく影響してくるでしょう．ですから，基本動作の確認や専門的評価のみで問題点を把握することは非常に困難だと考えます．沐浴動作，抱っこ姿勢や抱っこした状態での床からの立ち座り，おむつ交換，長時間のあやしなど，一般的な動作に加えて行う動作も評価・確認するべきです．

女性は，母としてさまざまな環境の影響を多大に受けるなかで，劇的な変化を生じる体と変動する精神を伴いながら，自分のための動作や行為以上に，わが子や家族のための動作や行為を優先するでしょう．

よって，私たちPTは治療や指導を実施するにあたり，その方法の選択や方針を模索し決定するために，多様な価値観をもち柔軟な発想でその対象者の生活習慣を理解し対応することが最も重要だといえます．

その他

WHO/UNICEFが母乳育児を推奨する背景には，母親が赤ちゃんを抱き，母乳をあげることにより，産後の身体的改善および回復を早めること，赤ちゃんの呼吸・代謝・血糖の安定化や，母子の相互関係および母親の愛着行動形成を促すこと，などがあります．

また，近年，ニューロサイエンスの発展により，複雑な病態や疼痛の理解が進み，さまざまな治療方法の存在が明らかとなってきました．本項では，誌面の都合上詳細は述べませんが，産前産後女性においてこれらの知識は重要です．たとえば，疼痛を理解するには，感覚的側面，認知的側面，情動的側面といった多次元的側面が重要となりますが，そこには心理・社会的側面の影響も考慮する必要があります．

て対症療法的なかかわりではなく，母親，赤ちゃん，そしてその家族にとって何が優先されるべきなのか，何が必要なのか，を熟慮し，運動や指導内容を決定する義務があるのではないでしょうか．

おわりに

　欧米諸国では，産前産後の女性に運動療法を実施することが以前に比較して積極的に行われ，近年とくにその科学的根拠や効果が研究・報告されています．多くの女性は産前産後においてなんらかの症状を生じ，なかにはさまざまな問題が残存し病態に移行する場合もあります．しかし，世界的にみても，また永い歴史のなかにおいても，実際そのほとんどは，特別な運動や指導がなくてもふたたび日常生活に戻ることができているのも事実です．

　では，今回，日本理学療法士協会においてウィメンズ・ヘルス分野（ウィメンズヘルス・メンズヘルス理学療法部門）が新設されたことを受け，私たちPTが，産前産後女性に対する運動療法の実施や指導に携わる意義とは何なのでしょうか．私たちは，多くの対象者にとって有益な運動療法を提供するだけではなく，その専門性や科学的根拠をもって対象者にかかわり，また新たに模索することで，有意義な理学療法という学問を発展させることが求められています．一方で，産前産後にかかわるということは，身体的（運動器）疾患にかかわるという側面だけではなく，その根底には，「人が人を身ごもり，産み，育む」というこれまでにあり続けた人間の連続した営みがあることを忘れてはいけないと考えています．

（奥佐　千恵）

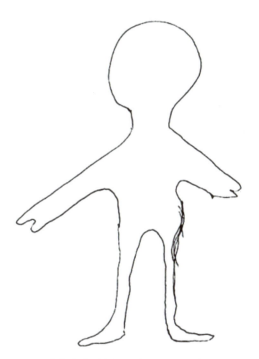

図9　産後女性が描いた身体イメージ図
　産後，さまざまな要因が複雑化し，疼痛や運動破綻のほか，著明な自律神経失調症状や精神的問題を生じた対象者が描いた身体イメージ図です．この対象者の病態理解には，前述した評価以外に，二点識別感覚テストや自律神経機能検査，HADS（hospital anxiety and depression scale）や状態‐特性不安検査（STAI）などの評価や検査も必要です．

　出産直後は，著明な運動器障害を有し，著しい疼痛を生じている状態といっても過言ではありません（図9）．しかし，ほとんどの人はそんな状態であっても，産後即座に自分の身辺動作のみならず赤ちゃんの世話や家事を遂行できるのはなぜでしょう．

　人は，自己と他者と外部環境の相互作用により実在化され，それは行為・自己意識などその人そのものになりえます．つまり，社会的相互作用とそのなかでの学習プロセス，そしてそこには本人の体が介在する必要があるということを私たちは忘れてはいけません．そのうえで，対象者にとっ

参考文献

1) Larsson L et al：Low impact exercise during pregnancy-Astudy of safety. Acta Obstet Gynecol Scand 84：34-38, 2005.
2) Pivarnik LK et al：Impact of physical activity during pregnancy and postpartum on chronic disease risk. Med Sci Sports Exerc 42：265-272, 2010.
3) Ayaka Matsuoka：A Review about Purposes, Methods and the Effects of the Pelvic Support of Pregnant and Parturient Woman, 南九州看護研修誌 12（1）：41-49, 2014.
4) Damen L et al：Does a pelvic belt influence sacroiliac joint laxity? Clin Biomech 17（7）：495-498, 2002.

4 泌尿器科疾患に対する運動療法

はじめに

尿失禁は，女性の生活の質（quality of life：QOL）に多大なる影響を及ぼす疾患であり，中高年の女性のみならず，産前産後の女性にも頻発することが知られています．本項では，尿失禁の疫学やリスクファクター，評価，具体的な運動療法，リスク管理について概説します．

尿失禁の種類

尿失禁は，不随意に尿が漏れ，社会的にも衛生的にも問題になる状態を指します．罹患率が高く，おもに理学療法の対象となるのは，腹圧性尿失禁，切迫性尿失禁，およびこれら2つの症状が混在している混合性尿失禁です．

腹圧性尿失禁

咳，くしゃみ，小走り，ジャンプ，スポーツ，大笑いなど，腹圧が上昇したときに尿が漏れるものを指します．原因は，妊娠・出産，加齢などによる骨盤底筋群の筋力低下です．

切迫性尿失禁

急に起こる強い尿意，つまり尿意切迫感を我慢できずに尿が漏れるものを指します．原因は，脳血管疾患，脊椎疾患などによる神経因性のもの，骨盤底の脆弱化や下部尿路閉塞などによる非神経因性のものなど多岐にわたります．切迫性尿失禁の罹患率は加齢とともに増加します．

疫学

20代以上の女性全体の尿失禁罹患率は約25%であり，腹圧性尿失禁，切迫性尿失禁，混合性尿失禁の割合はそれぞれ約50%，約11%，約36%です[1]．また，わが国において，週に1回以上の腹圧性尿失禁の罹患率は女性では約13%，週に1回以上の切迫性尿失禁の罹患率は女性では約10%で，多くの女性が尿失禁に悩まされていることがわかります[2,3]．さらに，女性アスリートにおける尿失禁罹患率は競技によって28〜80%と幅がありますが，とくに，トランポリン，体操，エアロビクス，ホッケー，バレエなどの着地の衝撃が強いスポーツのアスリートにおいて好発するとされています[4]．米国の女性を対象とした研究では，約20%の女性に，一生涯のうちに尿失禁や骨盤臓器脱の手術を受けるリスクがあるとされています[5]．

リスクファクター

1日20本以上の喫煙歴，BMI（body mass index）高値，紅茶の摂取は，腹圧性尿失禁，切迫性尿失禁，混合性尿失禁のリスクを増大させ，一方，低強度の身体活動の実施時間が長いことは，腹圧性尿失禁，混合性尿失禁のリスクを減少させます[6]．

問診

問診では，対象者の主訴，現病歴，既往歴，出産経験，水分摂取量，対象者の希望について聴取します．

まず，主訴および現病歴の問診では，どのようなときに生じる尿失禁が困るのか聴取します．問診により，咳やくしゃみ，小走り，子どもを抱き

上げる，スポーツ，大笑いをしたときに漏れるようであれば腹圧性尿失禁，水の音を聞いたときや水仕事をしたとき，ドアノブに手をかけたときなどに急に強い尿意を感じて間に合わずに漏れるようであれば切迫性尿失禁，といったように尿失禁のタイプを分類します．尿失禁量や頻度，病悩期間などについても聴取し，どのような場面で対象者が困窮しているのか把握することも重要です．尿失禁を呈する女性の多くは，尿失禁だけでなく，頻尿，尿意切迫感，残尿感，排尿困難といった下部尿路症状や，便秘，排便困難，便失禁，ガス失禁といった排便症状，さらには骨盤臓器脱を伴っている場合が多いので，これらの関連症状についても併せて確認する必要があります．とくに妊娠中の女性においては，胎児により膀胱が圧迫されることで頻尿の症状を訴える場合も多くみられます．

既往歴の問診では，排尿に影響を及ぼす可能性がある脳血管疾患や脊椎疾患のほか，婦人科および泌尿器科疾患，手術の既往，喘息の有無，アレルギーの有無，服薬状況などについて聴取します．

出産経験に関する問診では，経腟分娩回数，鉗子分娩や吸引分娩の有無，会陰切開や会陰裂傷などの有無，出生時体重などについて聴取します．

さらに，尿失禁を訴える対象者のなかには水分摂取過多となっている場合があるため，1日の水分摂取量のほか，カフェイン類やアルコール類の摂取状況を確認することも大切です．とくに授乳中の女性においては，授乳のために水分を多く摂取するように指導されたために水分摂取過多となり，排尿量が異常に多くなった結果として尿失禁を呈している場合が少なからず見受けられます．

これらに加えて，対象者本人の希望を聴取します．症状が軽快することにより，どのようなことができるようになりたいか聴取し，リハビリテーションの目標を対象者と指導者とが共有することは重要なポイントです．

評価

評価には，大きく分けて尿失禁の評価と骨盤底機能の評価の2つがあげられます（**表1**）．

尿失禁の評価

尿失禁の自覚的症状やQOLへの影響の評価には，International Consultation on Incontinence Questionnaire-Short Form（ICIQ-SF）[7]やIncontinence Impact Questionnaire（IIQ）[8]，King's Health Questionnaire（KHQ）[9]などの質問票が用いられます．

ICIQ-SFは，自覚的な尿失禁の症状・QOL質問票であり，「尿失禁頻度」，「尿失禁量」，「QOL」に関する3つの質問項目と，「尿失禁の誘発契機」に関する1つの参考項目からなります（**図1**）[11]．3つの質問項目の合計スコアは0～21点に点数化され，点数が高値であるほど，尿失禁の自覚的な症状やQOLへの支障度が高度であることを示します．ICIQ-SFの信頼性，妥当性，反応性はすでに検証されており，ICIQ-SFは，国際尿失禁会議（International Consultation on Incontinence：ICI）により尿失禁の臨床研究において使用することが推奨されている世界共通の指標です[10]．日本語版への翻訳は語学的妥当性の検証による標準的な方法で行われ，日本語版ICIQ-SFの信頼性，妥当性，反応性の検証は終了しています[11, 12]．

IIQは，尿失禁に特異的なQOL質問票であり，「身体活動」，「旅行・外出」，「社会生活」，「感情」の4つの下位尺度，30の質問項目からなります（**図2**）[13]．30の質問項目の各スコアは0～3点に点数化され，点数が高値であるほど，尿失禁によるQOLへの支障度が高度です．IIQの日本語版への翻訳は言語学的に妥当な手法により行われ，日本語版IIQの信頼性，妥当性，反応性の検証は終了しています[13, 14]．

KHQは，尿失禁に特異的なQOL質問票であり，「全般的な健康感」，「生活への影響」，「仕事・家事の制限」，「身体的活動の制限」，「社会的活動の

表 1　評価一覧

評価指標	内容
尿失禁の評価	
ICIQ-SF	自覚的な尿失禁の症状・QOL 質問票であり，「尿失禁頻度」，「尿失禁量」，「QOL」に関する 3 つの質問項目と，「どのようなときに尿が漏れるか」という 1 つの参考項目からなる．
IIQ	尿失禁に特異的な QOL 質問紙であり，「身体活動」，「旅行・外出」，「社会生活」，「感情」の 4 つの下位尺度，30 の質問項目からなる．
KHQ	尿失禁に特異的な QOL 質問票であり，「全般的な健康感」，「生活への影響」，「仕事・家事の制限」，「身体的活動の制限」，「社会的活動の制限」，「個人的な人間関係」，「心の問題」，「睡眠・活力」，「重症度評価」の 9 つの下位尺度，21 の質問項目からなる．
排尿日誌	排尿日誌を 2～3 日間記録してもらうことで，排尿回数，排尿間隔，排尿量，昼夜の排尿量のバランス，尿失禁回数，尿失禁の誘発契機，パッドの枚数等について評価する．
60 分パッドテスト	排尿を 2 時間我慢した状態で 500 ml の水を 15 分間で摂取したあと 30 分間歩行し，最後の 15 分間で尿失禁を誘発させる動作を行ってもらい，テスト前後でのパッドの重量の差を測定することにより，尿失禁量を定量化する．
24 時間パッドテスト	使用前後のパッドの重量の差を測定することにより，24 時間あたりの尿失禁量を定量化するものであり，日常生活における尿失禁量を定量的に評価することができる．
骨盤底機能の評価	
Modified Oxford grading scale	経腟触診により，0～5 までの 6 段階で骨盤底筋群の筋力評価を行う．収縮が 2 つの段階の中間であると考えられるときには，＋または−を用いて 15 段階にて評価を行う．
PERFECT scheme	経腟触診により，power（最大筋力），endurance（収縮持続時間），repetition（最大収縮持続時間の最大収縮を何回繰り返すことができるか），fast twitch（10 秒間のうち瞬発力な収縮を何回繰り返すことができるか），elevation（挙上の有無），co-contraction（腹横筋との共同収縮），timing（タイミング）を評価する

制限」，「個人的な人間関係」，「心の問題」，「睡眠・活力」，「重症度評価」の 9 つの下位尺度，21 の質問項目からなります（図 3）[13]．QOL への支障度はそれぞれの領域について計算式をもとに 0～100 点に点数化され，点数が高値であるほど尿失禁による QOL への支障度が高度であることを示します．KHQ の信頼性，妥当性，反応性は検証されており，KHQ の日本語版への翻訳は言語学的に妥当な手法により行われ，日本語版 KHQ の信頼性，妥当性，反応性についても検証が終了しています[13, 15]．

尿失禁の客観的評価には排尿日誌（図 4）[16]や 60 分パッドテスト，24 時間パッドテストが用いられます．

排尿日誌は 2～3 日間記録してもらい，排尿回数，排尿間隔，排尿量，昼夜の排尿量のバランス，飲水量などをチェックします．また，尿失禁の発生状況やパッドの使用状況についても記録してもらうことで，症状の変化を把握することができます．

60 分パッドテストは，排尿を 2 時間我慢した状態で 500 ml の水を 15 分間で摂取したあと 30 分間歩行し，最後の 15 分間では，椅子から立ち上がる，足踏みをする，咳をする，しゃがむ，水道で手を洗う，といった尿失禁を誘発させる動作を行ってもらい，テスト前後でのパッドの重量の差で尿失禁量を定量化します．60 分パッドテストには「水道で手を洗う」という切迫性尿失禁を誘発する項目も含まれているため，60 分パッドテストを評価に用いる際には，腹圧性尿失禁だけ

```
1. どれくらいの頻度で尿がもれますか（ひとつの□をチェック）
                                            なし        □=0
                        おおよそ1週間に1回，あるいはそれ以下  □=1
                                     1週間に2〜3回        □=2
                                     おおよそ1日に1回      □=3
                                     1日に数回          □=4
                                            常に        □=5

2. あなたはどれくらいの量の尿もれがあると思いますか？
   （あてものを使う使わないにかかわらず，通常はどれくらいの尿もれがありますか？）
                                            なし        □=0
                                            少量        □=2
                                            中等量      □=4
                                            多量        □=6

3. 全体として，あなたの毎日の生活は尿もれのためにどれくらいそこなわれていますか？
   0（まったくない）から 10（非常に）までの間の数字を選んで○をつけて下さい．
       0   1   2   3   4   5   6   7   8   9   10
     まったくない                                    非常に

4. どんな時に尿がもれますか？（あなたにあてはまるものすべてをチェックして下さい）
                                     なし−尿もれはない     □
                                 トイレにたどりつく前にもれる  □
                                 せきやくしゃみをした時にもれる □
                                     眠っている間にもれる    □
                             体を動かしている時や運動している時にもれる □
                                 排尿を終えて服を着た時にもれる □
                                     理由がわからずにもれる   □
                                     常にもれている        □
```

図 1 ICIQ-SF[11]

でなく切迫性尿失禁による影響も含まれていることを考慮する必要があります．

24時間パッドテストは使用前後のパッドの重量の差で24時間あたりの尿失禁量を定量化するものであり，日常生活における尿失禁量を定量的に評価できます．

骨盤底機能の評価

体表面からの触診による骨盤底機能の評価は臨床でも比較的簡便に行うことができます．背臥位もしくは側臥位にて会陰腱中心を触診することにより，骨盤底筋群を正しい方向に収縮できているかどうかを間接的に評価することができます（図5）．正しい方向に収縮ができていれば，会陰腱中心は頭上方に動くので，この動きを確認します．一方で，収縮方法が誤っており，怒責をかけてしまっている場合には，会陰腱中心は尾側に押し出される方向に動きます．ほかには，側臥位にて，肛門の側方の脂肪組織を介して骨盤底筋群を触診することにより，指先に骨盤底筋群の収縮を触知できます（図6）．

欧米ではPTが，体表面からの触診に加え，視診や経腟触診により骨盤底筋群や会陰部を評価します．

まず視診では，会陰部のかぶれや発赤の有無，尿生殖裂孔の開大の有無，会陰切開や会陰裂傷の創部，怒責時あるいは咳嗽時の骨盤臓器脱の有無，咳嗽時における骨盤底筋群の反射的な収縮の有無などを確認できます．

次に経腟触診では，骨盤底筋群の断裂の有無や異常な筋緊張の有無を確認でき，筋力の評価を詳細に行うことができます．0〜5までの6段階で筋力評価を行う Oxford grading scale は，すでに信頼性，妥当性が検証された評価指標であり，世界で広く用いられています（表2）[17]．収縮が2つの段階の中間であると考えられるときには，＋または−を用いて15段階にて評価を行う modified

尿失禁の影響に関する質問票

尿もれのために，行動や人間関係や気分が影響を受ける可能性があります．以下の質問は，そのような可能性に関するものです．各々の質問について，尿もれのためにあなたが受けた影響の程度として最もよく当てはまるものをひとつ選んで，○をつけて下さい．

	影響の程度			
	全くない	少し	中くらい	とても
1．家事（料理，掃除，洗濯など）をする	0	1	2	3
2．家の中や外回りでの日常作業や修繕作業をする	0	1	2	3
3．買物をする	0	1	2	3
4．趣味・気晴らしに何かをする	0	1	2	3
5．歩く・泳ぐ・スポーツでからだを動かす	0	1	2	3
6．娯楽（映画・コンサートなど）を楽しむ	0	1	2	3
7．車やバスで家から30分以内の場所へ外出する	0	1	2	3
8．車やバスで家から30分以上の場所へ外出する	0	1	2	3
9．はじめての場所へ行く	0	1	2	3
10．休暇で旅行に行く	0	1	2	3
11．地域の集会に行く	0	1	2	3
12．ボランティア活動をする	0	1	2	3
13．自宅外で仕事をする	0	1	2	3
14．自宅に友人を招く	0	1	2	3
15．自宅外で社交的な活動をする	0	1	2	3
16．友人との関係	0	1	2	3
17．家族との関係	0	1	2	3
18．性的な関係をもつ	0	1	2	3
19．どんな服装をするか	0	1	2	3
20．心の健康の状態	0	1	2	3
21．からだの健康の状態	0	1	2	3
22．睡眠をとる	0	1	2	3
23．臭わないかという心配のため活動が制限される	0	1	2	3
24．恥ずかしい思いをしないかという心配のため活動が制限される	0	1	2	3

尿もれのために，以下のような気分を経験しましたか？

	影響の程度			
	全くない	少し	中くらい	とても
25．神経質・不安	0	1	2	3
26．心配	0	1	2	3
27．欲求不満	0	1	2	3
28．腹立ち	0	1	2	3
29．落ち込み	0	1	2	3
30．恥ずかしい思い	0	1	2	3

図2　IIQ[13]

キング健康質問票

これらの質問に答える際は，この2週間のあなたの状態を思い起こしてください．

あなたの今の全般的な健康状態はいかがですか？　　　　1つだけ選んで下さい
- とても良い　　〇
- 良い　　〇
- 良くも悪くもない　　〇
- 悪い　　〇
- とても悪い　　〇

排尿の問題のために、生活にどのくらい影響がありますか？　　1つだけ選んで下さい
- 全くない　　〇
- 少しある　　〇
- ある（中ぐらい）　　〇
- とてもある　　〇

以下にあげてあるのは，日常の活動のうち排尿の問題から影響を受けやすいものです．排尿の問題のために，日常生活にどのくらい影響がありますか．
全ての質問に答えてください．この2週間の状態についてお答えください．あなたにあてはまる答えを選んで下さい．

仕事・家事の制限　　　　　　　　　　全くない　少し　中くらい　とても
- 排尿の問題のために，家庭の仕事（掃除，買物，電球の交換のようなちょっとした修繕など）をするのに影響がありますか？　〇　〇　〇　〇
- 排尿の問題のために，仕事や自宅外での日常的な活動に影響がありますか？　〇　〇　〇　〇

身体的・社会的活動の制限　　　　　　全くない　少し　中くらい　とても
- 排尿の問題のために，散歩・走る・スポーツ・体操などのからだを動かしてすることに影響がありますか？　〇　〇　〇　〇
- 排尿の問題のために，バス，車，電車，飛行機などを利用するのに影響がありますか？　〇　〇　〇　〇
- 排尿の問題のために，世間的なつき合いに影響がありますか？　〇　〇　〇　〇
- 排尿の問題のために，友人に会ったり，訪ねたりするのに影響がありますか？　〇　〇　〇　〇

個人的な人間関係
	伴侶・パートナーがいないため，答えられない	全くない	少し	中くらい	とても
排尿の問題のために，伴侶・パートナーとの関係に影響がありますか？	〇	〇	〇	〇	〇
排尿の問題のために，性生活に影響がありますか？	性生活がないため，答えられない 〇	〇	〇	〇	〇
排尿の問題のために，家族との生活に影響がありますか？	家族がいないため，答えられない 〇	〇	〇	〇	〇

心の問題　　　　　　　　　　　　　　全くない　少し　中くらい　とても
- 排尿の問題のために，気分が落ち込むことがありますか？　〇　〇　〇　〇
- 排尿の問題のために，不安を感じたり，神経質になることがありますか？　〇　〇　〇　〇
- 排尿の問題のために，情けなくなることがありますか？　〇　〇　〇　〇

睡眠・活力（エネルギー）　　　　　　全くない　時々ある　よくある　いつもある
- 排尿の問題のために，睡眠に影響がありますか？　〇　〇　〇　〇
- 排尿の問題のために，疲れを感じることがありますか？　〇　〇　〇　〇

以下のようなことがありますか？　　　全くない　時々ある　よくある　いつもある
- 尿パッドを使いますか？　〇　〇　〇　〇
- 水分をどのくらいとるか注意しますか？　〇　〇　〇　〇
- 下着がぬれたので取り替えなければならないですか？　〇　〇　〇　〇
- 臭いがしたらどうしようかと心配ですか？　〇　〇　〇　〇
- 排尿の問題のために，恥ずかしい思いをしますか？　〇　〇　〇　〇

ご協力ありがとうございました．すべての質問に答えたかどうか見直して下さい．

図3　KHQ[13]

第3章 女性にみられる病態・症状別の運動療法

排尿日誌

1枚で1日分を記録して下さい

日付：＿＿＿＿＿＿＿＿＿＿＿＿　　　起床時間：　　時　　分
名前：＿＿＿＿＿＿＿＿＿＿＿＿　　　就寝時間：　　時　　分

	朝起きてから寝るまで			夜寝てから朝起きるまで		
	排尿時間 （尿意など）	排尿量（ml）	失禁有無 失禁量（ml）など	排尿時間 （尿意など）	排尿量（ml）	失禁有無 失禁量（ml）など
1						
2						
3						
4						
5						
6						
7						
8						
9						
10						
11						
12						
13						
14						
15						
16						
17						
18						
19						
20						

昼間：尿量　　　　排尿回数　　　　　　失禁回数　　　　　　失禁量
夜間：尿量　　　　排尿回数　　　　　　失禁回数　　　　　　失禁量

図4　排尿日誌[16]

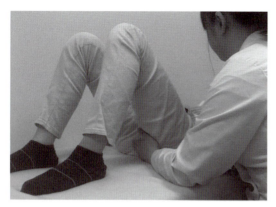

図5 体表面からの会陰腱中心の触診（背臥位）

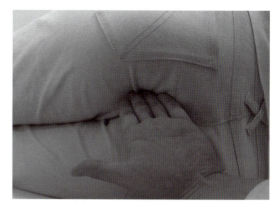

図6 体表面からの骨盤底筋群の触診（側臥位）

表2 Oxford grading scale[17]

段階	段階づけ
0	収縮が検出されない
1	ちらつく程度
2	弱い（対象者は，セラピストの指を部分的に取り囲むように骨盤底筋を収縮することができる）
3	中等度（対象者は，セラピストの指を十分に取り囲むことができる）
4	良い（対象者は，セラピストの指を十分に取り囲むことができ，部分的に指をさらに腟腔内へ引っ張る）
5	強い（対象者は，十分にセラピストの指を強い収縮をもって取り囲むことができ，かつ，十分に指を，さらに腟腔の中に，上方に引っ張ることができる）

収縮が2つの段階の中間であると考えられるときには，＋または－を用いて15段階にて評価を行う．

Oxford grading scale を用いますが，その際の再現性は6段階の評価と比較して低くなります[18]．PERFECT scheme は経腟触診によりpower（最大筋力），endurance（収縮持続時間），repetition（最大収縮持続時間の最大収縮を何回繰り返すことができるか），fast twitch（10秒間のうち瞬発的な収縮を何回繰り返すことができるか），elevation（挙上の有無），co-contraction（腹横筋との共同収縮），timing（タイミング）を評価する指標であり，トレーニングのプログラムを作成する際に有用です（表3）[19]．

また，腟内圧計（図7）を用いて最大収縮時の腟内圧を測定したり，筋電図（図8）を用いて筋活動を測定したり，経会陰超音波を用いて膀胱頸部挙上距離や恥骨から直腸肛門角までの距離などを測定することにより，骨盤底機能を客観的に評価することも可能です．

具体的な運動療法

骨盤底筋トレーニング

骨盤底筋群の筋力低下が認められた場合には，骨盤底筋トレーニングにより骨盤底筋群の筋力増強を促す必要があります．骨盤底筋トレーニングの進め方を図9に示します．骨盤底筋トレーニングを行っていくうえで重要となるのが骨盤底筋群の正しい収縮方法の習得です．まず，対象者に，骨盤底筋群の位置や機能を正しく理解してもらう必要があります．対象者の多くは骨盤底筋群の位

表3 PERFECT scheme[19)]

項　目	内　容
最大筋力 （power）	対象者に，骨盤底筋群を最大収縮させるよう指示し，modified Oxford grading scale を用いて左右の最大筋力を評価する．
筋持久力 （endurance）	対象者に，骨盤底筋群を最大10秒間，できるだけ長く持続収縮させるよう指示し，収縮力が50％以上減少するまでの時間を測定することにより，筋持久力を評価する．
反　復 （repetitions）	対象者に，骨盤底筋群の最大収縮を最大の持続時間（筋持久力の項目で測定した秒数）で行い，4秒間の弛緩をはさんで持続収縮を繰り返すよう指示する．最初の最大収縮の長さを持続できなくなるまで収縮を繰り返し，その反復回数を測定する．反復回数は最大10回とする．
瞬発力 （fast twitch）	対象者に，なるべく速く収縮と弛緩を繰り返すよう指示し，10秒間のうちの収縮回数を計測することにより瞬発力を評価する．弛緩が不十分とならないよう，十分に弛緩させたうえで筋を収縮させるよう留意する．
挙　上 （elevation）	対象者に，骨盤底筋群を収縮させるよう指示し，後腟壁が頭前方に引き上げられる動きが認められるか否かを評価する．
共同収縮 （co-contraction）	対象者に，骨盤底筋群を収縮させるよう指示し，腹横筋の共同収縮が認められるか否かを評価する．
タイミング （timing）	対象者に咳嗽するよう指示し，骨盤底筋群の不随意収縮が認められるか否かを評価する．

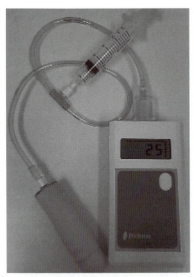

図7　腟内圧計（Cardio design 社製，Peritron 9300V）

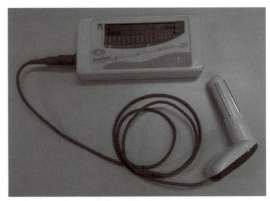

図8　クリニック用筋電図バイオフィードバック機器（MegaElectronics 社製，FemiScan Clinic System）

置をイメージすることが難しく，下腹部や殿部に力を入れてしまう場合があります．したがって，対象者が容易に理解できるように，イラストや骨盤底の模型などを活用するのに加え，恥骨や尾骨，坐骨を対象者自身にも触ってもらい，対象者自身

の身体における骨盤底筋群の位置を具体的にイメージしてもらうことは重要です（図10）．骨盤底筋群の位置を確認したうえで，骨盤底筋群が骨盤内の臓器を支持し，尿禁制や便禁制，性機能に関する役割を担っていること，女性では妊娠や出

産，加齢などの影響による骨盤底筋群の筋力低下により尿失禁が容易に起こるようになること，骨盤底筋トレーニングにより筋力増強を促すことで尿失禁の改善が可能なことを理解してもらいます．次に，随意的な収縮の指導を行います．口頭で指導する際には，収縮方法を容易にイメージできるように「おならやお小水を我慢するときのように」，「便を肛門で切るように」，「腟を体の中に引っ張り込むように」など，具体的な表現を用いるようにします．このあと，体表面からの触診や経腟触診などにより骨盤底筋群の収縮が正しく行えているか確認します．

自宅でのトレーニングプログラムについては，type Ⅰ線維，type Ⅱ線維の双方の強化が図れるよう，持続的な収縮と瞬発的な収縮とを組み合わせたプログラムとします．対象者の骨盤底機能も加味したうえで，対象者が実施可能なプログラム

を提案し，1日のうちで数回に分けて毎日実施してもらいます．トレーニングを実施する際の肢位については，背臥位（図11），背臥位でお尻を持ち上げたブリッジの姿勢（図12），側臥位（図13），四つ這い姿勢（図14），座位（図15），立位（図16）などさまざまな肢位で行うようにします．難易度としては，重力の補助があるブリッジの姿勢や頭を低くした四つ這いの姿勢で最も負荷が小さく，次いで，除重力位である背臥位および側臥位，最も負荷が大きくなるのは抗重力位である座位，立位の順です．肢位の工夫により，対象者の筋力に合わせてトレーニングの負荷量を調整できます．

骨盤底筋トレーニングを始めてから効果が出現するまでには3カ月は必要である[20]とされていますが，医療従事者による指導がなく我流でトレーニングを行っている場合には，効果が出現する前にトレーニングをやめてしまう対象者も多く見受けられます．一方，医療従事者による指導がない，もしくはほとんどない場合と比較して，医療従事者による定期的な指導があったほうが，自覚的な尿失禁症状の改善が良好です[21]．対象者が適切な方法でトレーニングを継続できるように，PTなどの医療従事者が，定期的に尿失禁症状や骨盤底機能の評価を行ったうえで適切なトレーニング方法を指導することが重要です．トレーニング日記を配布して，自宅での骨盤底筋ト

キーワード

骨盤底筋トレーニング（pelvic floor muscle training：PFMT）
産婦人科医師であるケーゲル氏が初めて発表したことから，ケーゲルエクササイズともよばれています．

ナック（knack）
日本語では「コツ」という意味であり，くしゃみや咳，子どもを抱き上げるときなど，腹圧がかかる直前から動作中にかけて意識的に骨盤底筋群を収縮させることにより，尿失禁の軽減を図るテクニックのことを指します．

1）骨盤底筋群の位置や機能の正しい理解
↓
2）自分の身体における骨盤底筋群の位置の理解
↓
3）骨盤底筋群の正しい収縮方法の習得
↓
4）個々の骨盤底機能に応じたトレーニングの実施
↓
5）トレーニングの継続

図9　骨盤底筋トレーニングの進め方

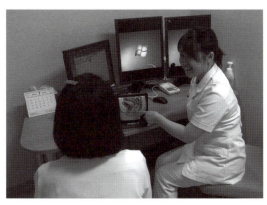

図10　骨盤模型を用いて指導を行っている風景

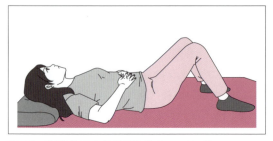

図11　背臥位での骨盤底筋トレーニング

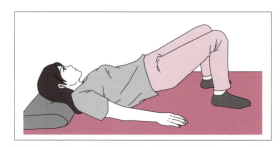

図12　ブリッジの姿勢での骨盤底筋トレーニング

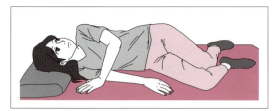

図13　側臥位での骨盤底筋トレーニング

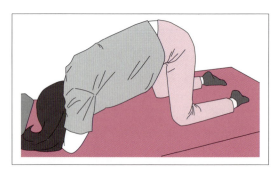

図14　四つ這い姿勢での骨盤底筋トレーニング

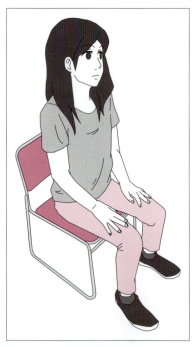

図15　座位での骨盤底筋トレーニング

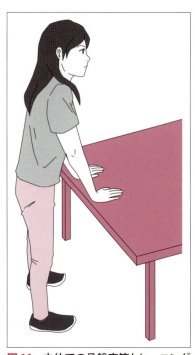

図16　立位での骨盤底筋トレーニング

レーニングの実施状況，尿失禁の回数，誘発契機などを記録してもらうことで，対象者自身が症状の変化を感じながら骨盤底筋トレーニングを継続することができるような工夫も必要です．

ポイント

収縮中に息を止めていきんでしまう対象者に対しては，呼気と合わせて収縮するよう指導します．また，全身を緊張させてしまう対象者に対しては，リラックスした状態を保てるよう導入に腹式呼吸を練習します．

骨盤底筋群を収縮させる際に起こりやすい代償運動として，腹筋群，内転筋群，殿筋群の収縮があげられます．これらの筋が誤って過剰に収縮しないよう，体表面からの触診によって対象者に注意を促します．必要に応じて対象者自身にも腹部や殿部に手を当ててもらい，腹部や殿部のみに過剰に力が入っていないか確認させるのもよい方法です．

例外的に，骨盤底筋群の筋力低下が著しく，収縮感覚が乏しい場合には，代償運動を利用して収縮感覚の習得を促す場合があります．この際には，おもにターゲットとしているのは骨盤底筋群であることを対象者に改めて確認することが重要です．収縮感覚が向上し，筋力が増大したあとには，分離運動によるトレーニングを促していきます．

咳やくしゃみ，子どもを抱き上げるなど，腹圧が加わり漏れを誘発させるような動作をする直前から動作中にかけて意識的に骨盤底筋群を収縮させる習慣をつけるよう指導します．このような習慣を身につけることで，骨盤底筋トレーニングを始めて1週間程度の早期の段階で尿失禁が著明に改善されるとされています[22]．単に骨盤底筋群の筋力強化を図るだけではなく，このように骨盤底筋群をタイミングよく使えるように練習することも症状を改善させるうえで重要なポイントです．

リスク管理

実際に排尿を止める練習は残尿が増える可能性があるため，行わないように指導します．

弛緩が不十分なまま骨盤底筋トレーニングを継続した場合には，会陰部や殿部などに疼痛を引き起こす可能性があるので，十分に弛緩をさせてから収縮させるよう指導することが必要です．

妊娠中の女性が背臥位でトレーニングを行う際には，仰臥位低血圧症候群のリスクについて注意する必要があります．妊娠末期には子宮の重みが増大するため，背（仰）臥位になると，子宮が下大静脈を圧迫して右心房への静脈還流量が減少することにより心拍出量が低下して血圧が低下することがあります（図17）[23]．このような病態を仰臥位低血圧症候群といい，血圧低下による顔面蒼白，めまい，悪心・嘔吐，冷汗，呼吸困難などの症状を呈します．このような場合には，左側臥位に姿勢を変換することにより，下大静脈への圧迫がなくなり低血圧が改善されますので，仰臥位低血圧症に対する対処をあらかじめ指導しておく必要があります（図18）[23]．

EBM

- 骨盤底筋トレーニングは，骨盤底筋群の筋力増強を促し，尿失禁症状を改善させ，QOLを向上させることが多く報告されており，コクランシステマティックレビューにおいて，腹圧性尿失禁に対する治療の第一選択肢として推奨されているほか[20]，女性下部尿路症状診療ガイドラインにおいても推奨グレードAとして紹介されています[24]．また，腹圧性尿失禁を有するアスリートを対象とした場合でも，骨盤底筋トレーニングは尿失禁症状の改善に有効です[25]．さらにコクランシステマティックレビューにおいて，妊婦または産後の女性に対する骨盤底筋トレーニングは尿失禁の予防・改善効果があり，初産，膀胱頸部の過可動，巨大児，鉗子分娩など，尿失禁が生じるリスクが高い女性をターゲットにすればより効果が高まる可能性があります[26]．一方で，妊婦または産後の女性に対する骨盤底筋トレーニングの長期成績については明らかでないことも指摘されています[26]．妊婦または産後の女性に対する骨盤底筋トレーニングは，女性下部尿路症状診療ガイドラインにおいて推奨グレードAとして紹介されています[24]．また，切迫性尿失禁に対しても骨盤底筋トレーニングの有効性が示されており，骨盤底筋トレーニングと膀胱トレーニング，生活指導を包括的に行うことで切迫性尿失禁が有意に減少します[27]．

バイオフィードバック療法

尿失禁を有する対象者のなかには，骨盤底筋群の筋力低下が生じることで収縮感覚が低下しており，経腟触診や体表面からの触診を実施されても収縮感覚が得られにくい場合があります．そのような場合に有用なのがバイオフィードバック療法です．バイオフィードバック療法では，腟内圧計や筋電図などを用いることにより，骨盤底筋群の収縮を，触覚，視覚あるいは聴覚を利用して確認しながら骨盤底筋トレーニングを行います．腟内圧計を用いたバイオフィードバック療法では，腟内に筒状の圧センサーを挿入し，表示された腟内圧が目標値に達するよう，視覚的に確認しながら骨盤底筋群を収縮させます．筋電図を用いたバイオフィードバック療法では，電極がついたプローブを腟内に挿入することにより骨盤底筋群の筋電

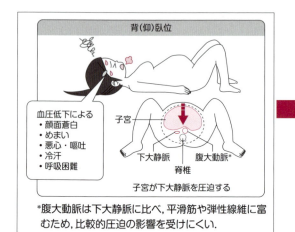

図17 仰臥位低血圧症候群のメカニズム[23]

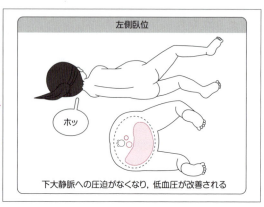

図18 仰臥位低血圧症候群が生じたときの対処方法[23]

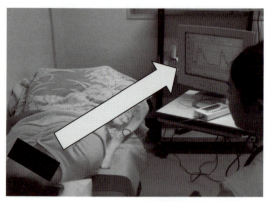

図19 バイオフィードバック療法
　骨盤底筋群の筋活動を検知する電極プローブを腟内に挿入し，パソコン画面に表示された自身の筋電図波形を見ながら収縮を確認することができます．

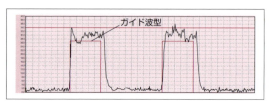

図20 健常女性における骨盤底筋群の筋電図波形

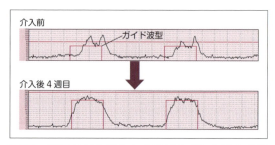

図21 腹圧性尿失禁を有する対象者における骨盤底筋群の筋電図波形

図波形を導出します．パソコンのモニター上にはあらかじめガイド波形が表示されており，対象者は，リアルタイムに表示される自身の筋電図波形を視覚的に確認しながら骨盤底筋群を収縮させます（図19）．健常女性における実際の筋電図波形を見ると，赤色のガイド波形に沿って骨盤底筋群の収縮を持続することができ，弛緩もスムーズに行えています（図20）．一方で腹圧性尿失禁を有する対象者では，介入前においては収縮の立ち上がりが遅いうえに収縮を持続することができず，弛緩もスムーズに行えていません（図21）．介入後においてはガイド波形に沿って適切なタイミングで収縮を開始でき，収縮を持続できるように

なっています．
　さらに，自宅でもバイオフィードバック療法を行えるように，家庭用筋電図バイオフィードバック機器が開発・販売されています（図22）．家庭用筋電図バイオフィードバック機器は，本体とそれに接続しているヘッドフォンからなり，トレーニング中の筋活動を検知することにより，骨盤底筋群の筋活動が基準に達しない場合は，ヘッドフォンから収縮を促すような音声ガイダンスが流れる仕組みになっています．

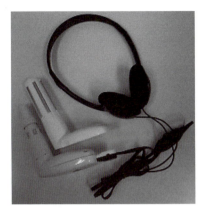

図22 家庭用筋電図バイオフィードバック機器
(MegaElectronics 社製, FemiScan HomeTrainer)

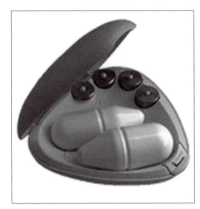

図23 腟コーン (Neen 社製, Aquaflex®)

腟コーン

　腟コーンはプラスティックなどで成型されたタンポン型の錘であり，重量別に数種類あります（**図23**）．腟内にコーンを挿入し，コーンを落下させないよう骨盤底筋群を収縮させながら歩行することで，骨盤底筋群の収縮を触覚的に確認できます．

リスク管理

　長時間にわたり骨盤底筋群を持続的に収縮し続けることは，血流の減少や酸素供給の減少，筋疲労，疼痛を引き起こす可能性があり，骨盤底筋群

以外の筋の代償を促す可能性があることが指摘されているため，注意が必要です[30]．

> **EBM**
> ●腟コーンは，女性下部尿路症状診療ガイドラインにおいて推奨グレードC1です[24]．

電気刺激療法

　電気刺激療法には，骨盤底電気刺激療法，干渉低周波療法，（体内植え込み式）仙髄神経電気刺激療法など種々のものがありますが，わが国では，干渉低周波療法のみが保険適用となっています（**図24**）．腹圧性尿失禁に対しては，電気刺激により骨盤底筋群の収縮を促し，切迫性尿失禁に対しては，排尿筋過活動を抑制することで症状の改善を図ります．

> **EBM**
> ●電気刺激療法は，女性下部尿路症状診療ガイドラインにおいて推奨グレードBです[24]．

磁気刺激療法

　磁気刺激療法は，電気刺激療法と作用機序は同様ですが，衣服，皮膚，骨などを貫通するので，肛門や腟に電極を挿入することなく，着衣のまま，椅子型の刺激装置に座るだけで神経や筋を刺激することができるメリットがあります．わが国において尿失禁に対する磁気刺激療法は2014（平成26）年4月より保険適用となっています（**図25**）．

> **EBM**
> ●バイオフィードバック療法は，骨盤底筋群の筋力増強を促し，尿失禁症状を改善させ，QOLを向上させることが報告されており，バイオフィードバック療法は，女性下部尿路症状診療ガイドラインにおいて推奨グレードBとして紹介されています[24]．わが国において行われた，腹圧性尿失禁に対する骨盤底筋トレーニングと筋電図を用いたバイオフィードバック療法のランダム化比較対照試験では，骨盤底筋トレーニングにバイオフィードバック療法を併用することによる加算効果は認められませんでした[28]．この結果は，群間でプログラムが統一されている場合にはバイオフィードバック療法の加算効果は認められなかったとするコクランシステマティックレビューのサブグループ解析の結果と同様の傾向を示しています[28,29]．しかし，初期評価時における骨盤底筋群の最大筋力が著しく低値であったものに関してサブグループ解析を実施したところ，骨盤底筋トレーニングにバイオフィードバック療法を併用した群のほうが介入後の筋力増強が大きい傾向を示しました[28]．このことから，骨盤底筋群の最大筋力が著しく低下しているような症例に対しては，バイオフィードバック療法が有用である可能性が推測されます．

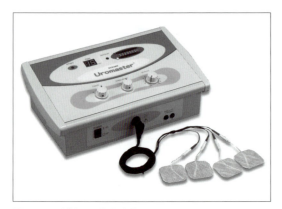

図24 干渉低周波治療装置〔(株)日本メディックス社製,ウロマスター〕

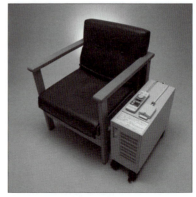

図25 磁気刺激装置〔日本光電工業(株)製,磁気刺激装置 TMU-1100(ニコウェーブ)〕

EBM
●磁気刺激療法は,女性下部尿路症状診療ガイドラインにおいて推奨グレードBです[24].

膀胱トレーニング

頻尿および切迫性尿失禁を訴える対象者の多くは,尿失禁を防ぐために早め早めにトイレに行く習慣があるため,膀胱トレーニングを指導する必要があります.排尿日誌などを用いて自身の排尿パターンを把握し,徐々に排尿間隔を伸ばしていくことで膀胱容量を増やす練習をします.尿意を我慢する際に骨盤底筋群の収縮と弛緩を繰り返すことで排尿筋の収縮を抑制できます.

生活指導

尿失禁患者に対しては,減量,水分摂取量の調整,禁煙,便秘の回避なども合わせて指導します.排尿間隔が狭く,排尿回数,排尿量がともに多い場合には,水分,カフェイン類,アルコール類の摂取が過多となっている可能性があります.1日の飲水量の基準としては24時間尿量を体重で除した値が参考となり,夜間頻尿診療ガイドラインでは,24時間尿量を体重で除した値が20〜25 ml/kgとなるような飲水指導を推奨しています[31].たとえば60kgの女性であれば,24時間尿量が1,200〜1,500 ml程度となるようにします.料理に含まれる水分や発汗量,また授乳中の女性においては,授乳量なども考慮し脱水に注意したうえで,適切な1日の飲水量をアドバイスすることが必要です.この際,対象者自身に排尿日誌を記録してもらうと,具体的な水分摂取量や24時間尿量が把握できるため,水分摂取量の調整が容易になります.また,便秘にならないように食事指導を行い,スムーズに排便ができるよう排便姿勢の指導を行う場合もあります(図26)[32].

EBM
●女性下部尿路症状診療ガイドラインにおいて,減量は推奨グレードA,飲水指導は推奨グレードB,禁煙,重労働の軽減,便秘の回避は推奨グレードC1です[24].

おわりに

尿失禁に対する骨盤底筋トレーニングを主とする運動療法は,ガイドラインでの推奨グレードも高く,その有効性がすでに確立されています(表4).評価に基づき適切な介入を実施することができれば,多くの女性のQOL向上に寄与できるものと推測されます.尿失禁に悩む女性の受け皿の1つとして,今後,理学療法が広く普及していくことを願っています.

(井上 倫恵)

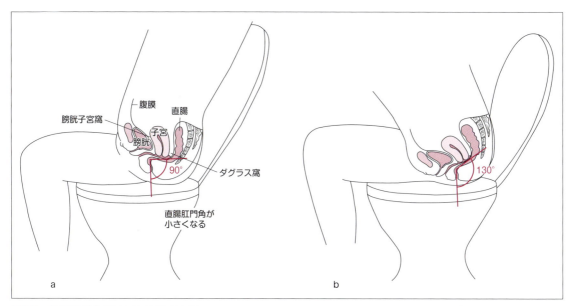

図 26　排便姿勢の工夫（文献 32 を改変）
aのように後屈位では直腸肛門角が小さくなるため便が排出しにくくなる一方で、bのように前屈位では直腸肛門角が大きくなるため便が排出しやすくなります。

表 4　推奨グレードのまとめ[21]

	推奨グレード
骨盤底筋トレーニング	A（行うように強く勧められる）
バイオフィードバック療法	B（行うように勧められる）
腟コーン	C1（行ってもよい）
電気刺激療法	B
磁気刺激療法	B
膀胱トレーニング	B
生活指導	
減量	A
激しい運動，重労働の軽減	C1
禁煙	C1
飲水指導	B
便秘の回避	C1

参考文献

1) Hannestad YS, Rortveit G et al：A community-based epidemiological survey of female urinary incontinence：the Norwegian EPINCONT study. J Clin Epidemiol 53：1150-1157, 2000.
2) 本間之夫，柿崎秀宏ほか：排尿に関する疫学的研究．日本排尿機能学会誌 14：266-277, 2003.
3) Homma Y, Yamaguchi O et al：Epidemiologic survey of lower urinary tract symptoms in Japan. Urology 68：560-564, 2006.
4) Goldstick O, Constantini N：Urinary incontinence in physically active women and female athletes. Br J Sports Med 48：296-298, 2014.

5) Wu JM, Matthews CA et al：Lifetime risk of stress urinary incontinence or pelvic organ prolapse surgery. Obstet Gynecol 123：1201-1206, 2014.
6) Hannestad YS, Rortveit G et al：Are smoking and other lifestyle factors associated with female urinary incontinence? The Norwegian EPINCONT Study. BJOG：an International Journal of Obstetrics and Gynaecology 110：247-254, 2003.
7) Avery K, Donovan J et al：ICIQ：a brief and robust measure for evaluating the symptoms and impact of urinary incontinence. Neurourol Urodyn 23：322-330, 2004.
8) Shumaker SA, Wyman JF et al for the Continence Program in Women（CPW）Research Group：Health-related quality of life measures for women with urinary incontinence；the Incontinence Impact Questionnaire and the Urogenital Distress Inventory. Quality of Life Res 3：291-306, 1994.
9) Kelleher CJ, Cardozo LD et al：A new questionnaire to assess the quality of life of urinary incontinent women. Br J Obstet Gynaecol 104：1374-1379, 1997.
10) Avery KN, Bosch JL et al：Questionnaires to assess urinary and anal incontinence：review and recommendations. J Urol 177：39-49, 2007.
11) 後藤百万，Donovan Jほか：尿失禁の症状QOL質問票：スコア化ICIQ-SF（International Consultation on Incontinence Questionnaire-short form）．日神因性膀胱会誌 12：227-231, 2001.
12) Gotoh M, Homma Y et al：Psychometric validation of the Japanese version of the International Consultation on Incontinence questionnaire-short form. Int J Urol 16：303-306, 2009.
13) 本間之夫，後藤百万ほか：尿失禁QOL質問票の日本語版の作成．日神因性膀胱会誌 10：225-236, 1999.
14) 本間之夫，安藤高志ほか：尿失禁QOL質問票日本語版の妥当性の検討．日排尿機能会誌 13：247-257, 2002.
15) Okamura K, Nojiri Y et al：Reliability and validity of the King's Health Questionnaire for lower urinary tract symptoms in both genders. BJU Int 103：1673-1678, 2009.
16) 大島伸一監修：高齢者排尿管理マニュアル．愛知県健康福祉部高齢福祉課，2001，p5．（http：//www.pref.aichi.jp/korei/Zaitaku/hainyo/hainyomanual.pdf）
17) HJ Hislopほか著，津山直一ほか訳：新・徒手筋力検査法 原著第9版．協同医書出版社，2014, pp76-77.
18) Frawley HC et al：Reliability of pelvic floor muscle strength assessment using different test positions and tools. Neurourol Urodyn 25：236-242, 2006.
19) Laycock J et al：Pelvic Floor Muscle Assessment：The PERFECT Scheme. Physiotherapy 87（12）：631-642, 2001.
20) Dumoulin C, Hay-Smith J et al：Pelvic floor muscle training versus no treatment, or inactive control treatments, for urinary incontinence in women. Cochrane Database Syst Rev. 2014；CD005654.
21) Hay-Smith EJ, Herderschee R et al：Comparisons of approaches to pelvic floor muscle training for urinary incontinence in women. Cochrane Database Syst Rev. 2011；CD009508.
22) Miller JM, Ashton-Miller JA et al：A pelvic muscle precontraction can reduce cough-related urine loss in selected women with mild SUI. J Am Geriatr Soc 46：870-874, 1998.
23) 医療情報科学研究所編：病気がみえる vol.10 産科 第3版．メディックメディア，2013, p221.
24) 日本排尿機能学会，女性下部尿路症状診療ガイドライン作成委員会編：女性下部尿路症状診療ガイドライン．リッチヒルメディカル，2013, pp82-100.
25) Da Roza T, de Araujo MP et al：Pelvic floor muscle training to improve urinary incontinence in young, nulliparous sport students：a pilot study. Int Urogynecol J 23：1069-1073, 2012.
26) Boyle R, Hay-Smith EJ et al：Pelvic floor muscle training for prevention and treatment of urinary and faecal incontinence in antenatal and postnatal women. Cochrane Database Syst Rev. 2012；CD007471.
27) Kafri R, Deutscher D et al：Randomized trial of a comparison of rehabilitation or drug therapy for urgency urinary incontinence：1-year follow-up. Int Urogynecol J 24：1181-1189, 2013.
28) Hirakawa T, Suzuki S et al：Randomized controlled trial of pelvic floor muscle training with or without biofeedback for urinary incontinence. Int Urogynecol J 24：1347-1354, 2013.
29) Herderschee R, Hay-Smith EJ et al：Feedback or biofeedback to augment pelvic floor muscle training for urinary incontinence in women. Cochrane Database Syst Rev 2011. CD009252.
30) Bø K：Pelvic floor muscle training for stress urinary incontinence. Chap 7. In：Bø K，Berghmans B, et al（eds）：Evidence-based physical therapy for the pelvic floor. 2nd ed, Churchill Livingstone, 2015, pp. 170.
31) 日本排尿機能学会，夜間頻尿診療ガイドライン作成委員会編：夜間頻尿診療ガイドライン．リッチヒルメディカル，2009, pp49-59.
32) 穴澤貞夫ほか編：排泄リハビリテーション 理論と実際．中山書店，2009, p311.

1 女性アスリートに対する運動療法

女性がさまざまな目的をもってスポーツ活動に参加する機会が増えています．オリンピックなどのチャンピオンスポーツでは女性アスリートの活躍は著しく，好成績を得ています．競技レベルでスポーツ活動に取り組む女性アスリートを支援するには，女性の心身の特徴を踏まえ，多職種の専門家がチームを編成し女性の心身をサポートする必要があります．PTには，スポーツ外傷・障害に対する適切なスポーツ理学療法の提供だけではなく，スポーツ外傷・障害予防とハイパフォーマンス発揮のための身体作りが求められます．本項では，女性アスリートの身体的特徴とスポーツ外傷・障害に対する運動療法について紹介します．

女性の骨格の特徴と運動連鎖における問題点

骨格のなかで成人男女の差が最も現れるのは骨盤です．幼年期の骨盤の形状には性差はみられませんが，女性の骨盤は，思春期に女性ホルモンの影響を受けて形状が作られ，思春期以降に完全な女性骨盤となります．一般的に女性骨盤は，男性骨盤に比べて横径が大きいのが特徴です．また大腿骨の形状にも性差が存在し，頸体角は成人では125〜135°ですが，男性に比べ女性が小さいです（図1a）．また，大腿頸部の軸が大腿骨の前額面となす角度を前捻角といいますが，成人では15〜20°であり，男性に比べて女性のほうが大きいです（図1b）．このような女性の骨格の特徴は下行性運動連鎖に影響をあたえます．女性の骨格では，男性に比べて，股関節の位置が重心線に対して外方に位置するため（図2），closed kinetic chain（CKC：閉鎖性運動連鎖）において，股関節，

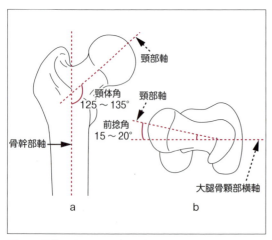

図1 骨格における男女の差
a：頸体角　b：前捻角

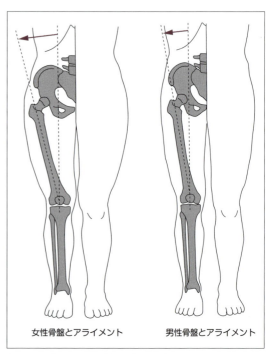

図2 男女での股関節の位置の違い
女性骨盤とアライメント　　男性骨盤とアライメント

2 女性特有の病態・疾患に対する運動療法

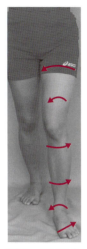

図3 下行性運動連鎖への影響

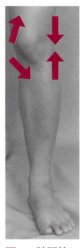

図4 膝関節に生じるスポーツ外傷・障害

時に十分な股関節外転筋力が発揮しにくく，片脚動作時にトレンデレンブルグ様の動作が起こりやすくなります．

> **EBM**
>
> ● 金子らは，大腿骨前捻角が片脚着地時の膝外反角度に与える影響を研究しています[3]．大腿骨前捻角は，クレイグテストに準じて計測し，平均18.8±6.7°でした．動作課題を，30cm台からの片脚着地として膝外反角度を計測したところ，接地時は3.5±3.6°，接地から50msでは平均9.3±6.6°，最大膝外反角度は平均20.9±9.0°でした．それぞれの膝外反角度は大腿骨前捻角と正の相関がみられています．

> **キーワード**
>
> **下行性運動連鎖**
> 運動連鎖（kinetic chain）とは，Steindlerが"Kinesiology of the Human Body"で，隣接する関節間の運動のつながりを示すために身体運動学に導入した概念です．開放性運動連鎖と閉鎖性運動連鎖に分けられます．下行性運動連鎖は中枢の運動が末梢に連鎖し，上行性運動連鎖は末梢の運動が中枢へ連鎖します．

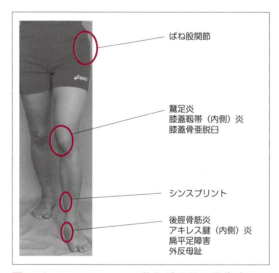

図5 knee-in&toe-out の動作が原因で発生する下肢のスポーツ外傷・障害

大腿部，膝関節，下腿部，足部・足関節へと，中枢から末梢へと生じる下行性運動連鎖に影響を及ぼします（図3）．下行性運動連鎖にみられる過度な運動は，大腿骨内旋とこれに相対する脛骨近位部の外旋，脛骨遠位部の外旋と足部回内であり，運動時に生じる動的アライメント（骨の並び）は knee-in & toe-out を呈します．また頸体角が小さいと，股関節外転筋の機能的な長さを短くするために外転筋の力の生産能を低下させます[1]．運動

発生しやすい下肢のスポーツ障害

女性アスリートには，その骨格的な特徴から，動的アライメントの knee-in & toe-out が過度に生じます．このような動的アライメントが原因で発生する下肢の代表的なスポーツ外傷は前十字靱帯損傷です．バスケットボールやサッカーでは，女性が男性よりもその受傷頻度が3倍高くなります[2]．また knee-in & toe-out の動作が身体の一定部位にストレスを加え，たとえば膝関節では，外側には圧縮するようなストレスが，内側には伸張するようなストレスが繰り返し加わることが原因となりスポーツ外傷・障害が起こります（図4）．このように，knee-in & toe-out への対策をせずに過度なスポーツ活動を続けることによりスポーツ外傷・障害が発生します．knee-in & toe-out の動作が原因で発生する下肢の代表的なスポーツ外傷・障害（トラブル一覧）の損傷部位は以下のとおりです（図5）．

1）股関節：ばね股関節

第3章　女性にみられる病態・症状別の運動療法

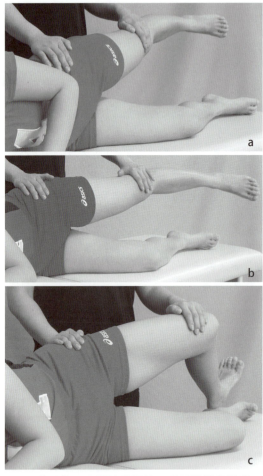

図6　中殿筋，大腿筋膜張筋，股関節外旋筋群のMMT

2）膝関節：鵞足炎，膝蓋靱帯（内側）炎，膝蓋骨亜脱臼．
3）下腿部：シンスプリント
4）足部・足関節：後脛骨筋炎，アキレス腱（内側）炎，扁平足障害，外反母趾など

- - -

キーワード

knee-in & toe-out
スポーツ外傷・障害の発生メカニズムを明らかにするには，動作時の骨の並び（動的アライメント）を観察し評価する必要があります．動的アライメントの観察を前額面上で行う際のみかたとして，膝関節と足先の方向を3方向に分けて考え，膝関節と足先が一致している動作をneutral，足先に対して膝関節が内側を向く動作をknee-in & toe-out，足先に対して膝関節が外側に向く動作をknee-out & toe-inとよびます．

- - -

knee-in & toe-out を改善するための運動療法

　スポーツにおける外傷・障害は下肢に発生することが多く，とくに女性は，骨格の特徴から下行性運動連鎖の影響を受けやすいため，下肢に対する運動療法をおもに紹介します．

評価

　評価はopen kinetic chain（OKC：開放性運動連鎖）とCKCで行います．

中殿筋および大腿筋膜張筋，大殿筋，股関節外旋筋群の徒手筋力検査（MMT）

　股関節外転の主動作筋である中殿筋（**図6a**），大腿筋膜張筋（**図6b**）および股関節外旋筋群に

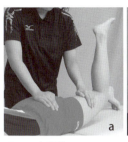
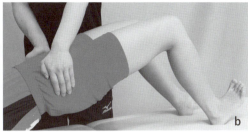

図7　大殿筋のMMT

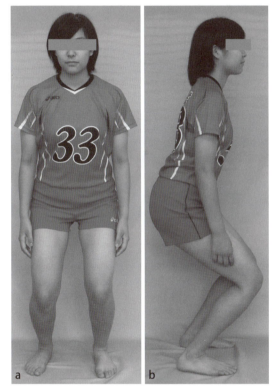

図8　両脚スクワット

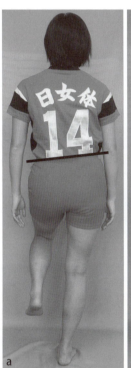
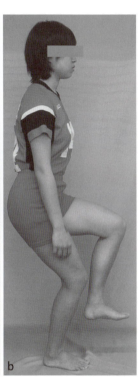

図9　片脚立位と片脚スクワット

対してMMTを行います．股関節外旋筋群は，テストする側の下肢を上にした側臥位にて，大腿遠位部に徒手にて股関節外旋運動に対して抵抗をかけてMMTを行います（図6c）．大殿筋は腹臥位（図7a）とブリッジの肢位（図7b）にて上前腸骨棘部に抵抗をかけて肢位が保持できるかどうかをテストします．

両脚スクワット

両脚を肩幅に開き，下腿を前傾させながら膝関節を曲げます（図8a）．この際に，足先より前方に膝関節がくるまで曲げます（図8b）．前額面で動作を観察し knee-in & toe-out の有無を確認します．

片脚立位および片脚スクワット

片脚立位および片脚スクワットを行わせ，前額面および矢状面で動作観察を行います．股関節外転筋群の機能低下があると，トレンデレンブルグ様の動作および knee-in & toe-out がみられます（図9a）．また大殿筋の筋力低下があると，スクワットの際に股関節屈曲位が保持できず殿部が後方に大きく動きます（図9b）．

第3章 女性にみられる病態・症状別の運動療法

両脚ジャンプおよび片脚ジャンプ

両脚を肩幅に開き，両脚でジャンプさせて動作を観察します．縄跳びのような連続ジャンプは運動連鎖を観察しにくいため，軽く反動をつけて行うようにします．過度な knee-in & toe-out がみられなければ片脚ジャンプの観察に進みますが，片脚動作でのバランスが低く，過度な knee-in & toe-out がみられる場合は安全性を考慮し中止します．

クレイグテスト（Craig test）

腹臥位にて，股関節内・外転0°，膝関節90°のときの大転子を触診にて確認し（図10a），軽度外旋位から内旋させて最外側に達したときの股関節内旋角度を大腿骨前捻角とするものです（図

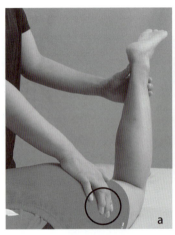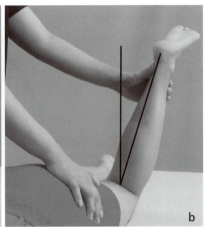

図10 クレイグテスト（Craig test）

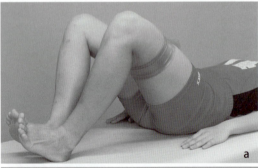
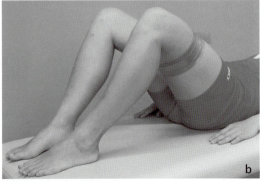

図11 股関節外旋筋群と大腿筋膜張筋のエクササイズ

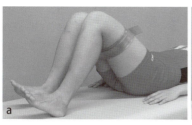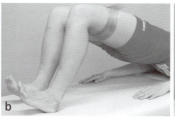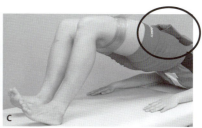

図12 大腿筋膜張筋・中殿筋と大腿筋のコンビネーションエクササイズ

10b).前捻角は成人では15〜20°とされています.

具体的な運動療法
股関節外旋筋群および大腿筋膜張筋のエクササイズ

大腿中央部に強いチューブを巻き,膝関節90°屈曲位にて背臥位になり,合わせた両踵部を支点にして股関節を30〜45°外旋します(**図11a**).次に両踵部を10cm程度開いて足関節を背屈位にして踵部で支え,股関節を20°外転します(**図11b**).チューブの強度は,目的とする運動域で抵抗が加わるように調整します.

大腿筋膜張筋・中殿筋と大殿筋のコンビネーションエクササイズ

股関節は臼状関節のため,一方向のみの筋力増強運動では,動作時に筋活動を効率よく行うことができません.そのため,大殿筋を収縮させながら,大腿筋膜張筋と中殿筋の作用を効率よく切り替えるコンビネーションエクササイズを行います.まず,大腿筋膜張筋のエクササイズの肢位で行います(**図12a**).次に,股関節外転して大腿筋膜張筋を収縮させながらブリッジをさせ大殿筋を収縮させます(**図12b**).腹部に重錘を載せて大殿筋への抵抗をかける方法もあります(**図12c**).股関節軽度屈曲位から伸展位では,大腿筋膜張筋から中殿筋へと作用する筋が交代します.殿部を下げる動作時は遠心性収縮を意識してゆっくり下ろします.

中殿筋・股関節外旋筋群と大殿筋のコンビネーションエクササイズ

次に,大殿筋を収縮させながら中殿筋と股関節

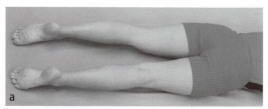
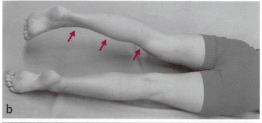
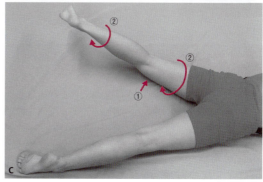

図13 中殿筋・股関節外旋筋群と大殿筋のコンビネーションエクササイズ

外旋筋群を切り替えるエクササイズを行います.下肢を伸ばして腹臥位になります(**図13a**).下肢を床から20°くらい挙上して大殿筋を収縮させ(**図13b**),下肢を挙上したまま股関節を外転させ,30〜45°くらいの範囲で外旋運動に切り替えます(**図13c**).足先が頭部方向に向くように運動すると切り替えの動作が容易になります.

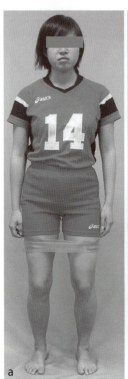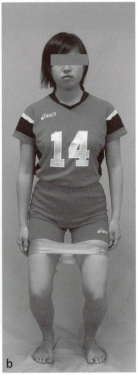

図14　大腿筋膜張筋・中殿筋を意識したスクワットとサイドステップ

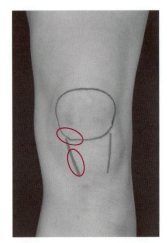

図15　圧痛部位の確認（左側）

toe-outになりやすく，そのため前十字靱帯損傷を受傷しやすくなります[3]．CKCでの評価およびエクササイズは，低い負荷から段階的に進めるようにします．動作の観察で過度なknee-in & toe-outがみられたときには，片脚ジャンプなどの負荷が大きい動作は，安全性を考慮して中止するか，リスク管理のもとで安全に行うようにします．

跳躍競技に特徴的なスポーツ外傷・障害と運動療法

　ジャンプ動作を多用する女性アスリートに好発する代表的なスポーツ外傷・障害にジャンパー膝（膝蓋腱炎）があります．knee-in & toe-outの動作を行う女性アスリートでは，膝蓋腱内側に圧痛を認めることが少なくありません．またQ角（上前腸骨棘と膝蓋骨中心を結ぶ線と，脛骨粗面と膝蓋骨中心を結ぶ線がなす角度）が大きくなると，膝蓋骨を外方へ変位させる力が加わりやすくなるため，膝蓋大腿関節でのスポーツ外傷・障害が発生します．

評価
圧痛部位の確認

　膝蓋腱炎で最も疼痛を起こしやすいのは，膝蓋腱の膝蓋骨起始部の後内側部から膝蓋靱帯内側です．この部位を触診し，圧痛の有無を確認します（図15）．

ポイント

　体幹機能が低下している女性アスリートでは腰部前弯が過度に起こり腰痛の原因となることがあります．運動時に腹筋群の収縮も意識させるようにします．

大腿筋膜張筋・中殿筋を意識したスクワットとサイドステップ

　最後にCKCでエクササイズを行います．チューブを大腿中央部に巻き股関節を外転させます（図14a）．外転運動を意識して大腿筋膜張筋と中殿筋を収縮させながらスクワット運動を行います（図14b）．スクワット動作を安定して行えるようになれば，応用して，サイドステップなどのスポーツ基本動作へも進めます．

リスク管理

　大腿骨前捻角（156頁"クレイグテスト"参照）が大きい女性アスリートは，股関節内旋位にすることで臼蓋との適合性を得ているためknee-in &

2 女性特有の病態・疾患に対する運動療法

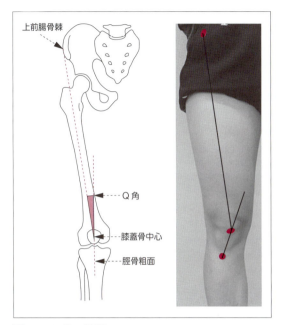

図16 Q角の計測

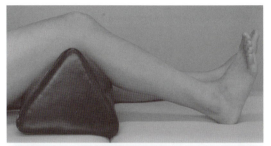

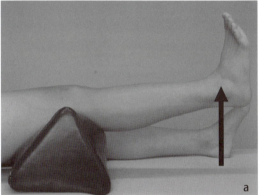

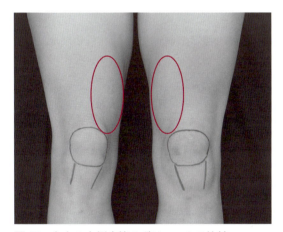

図17 左右の内側広筋のボリュームの比較

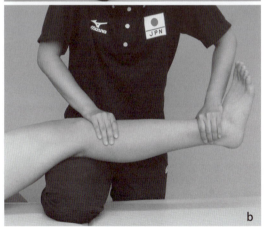

図18 内側広筋の筋機能の確認
a：軽度屈曲位から最終伸展までに筋活動は高まります　b：左右の筋力差を確認します

Q角の計測

静止立位で，上前腸骨棘と膝蓋骨中心を結ぶ線と，脛骨粗面と膝蓋骨中心を結ぶ線がなす角度を計測します（図16）．

内側広筋の筋機能

大腿四頭筋は膝蓋骨の動きを制御していて，内側広筋は内上方に膝蓋骨を牽引しています．内側広筋（斜頭線維）の機能低下や萎縮があると，膝蓋骨は外方へ変位して内側が伸張し，膝蓋腱炎の誘因になります．評価は，長座位の膝関節伸展位で行います．左右同時に大腿四頭筋を等尺性収縮させて，内側広筋のボリュームを視診にて比較します（図17）．内側広筋の筋活動は，軽度屈曲位から最終伸展までに高まります（図18a）．膝窩部に，クッションやPTの下肢を入れて膝関節を軽度屈曲位にし，下腿近位部に徒手抵抗をかけ伸展運動をさせて左右の筋力差を確認します（図18b）．

159

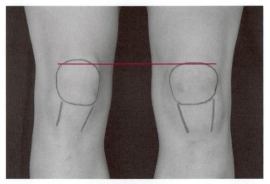

図19 膝蓋骨の位置の確認（右側が膝蓋骨高位）

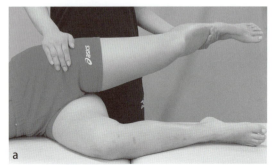

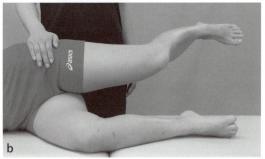

図21 オーバー（O-ber）テスト

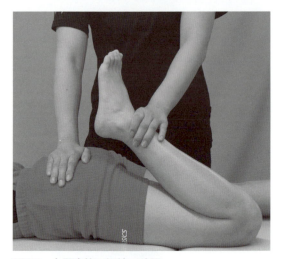

図20 大腿直筋の短縮の確認

膝蓋骨高位の有無と大腿直筋の短縮の確認

　左右の膝蓋骨底（上縁）の位置を目安にして膝蓋骨の位置を確認します（図19）．膝蓋骨の高さに違いがある場合は，膝関節を伸展位にして，脛骨大腿関節裂隙の位置と膝蓋骨尖（下端）の位置が一致しているか確認します．膝蓋骨高位がある場合は，膝蓋骨尖の位置が関節裂隙より中枢側にあります．膝蓋骨高位の誘因に大腿直筋の短縮があります．腹臥位にして膝関節を他動的に屈曲させます（図20）．大腿直筋の短縮がある場合は，踵部が殿部につかない，あるいは股関節が屈曲します〔エリー（Ely）テスト〕．

オーバー（O-ber）テスト

　腸脛靱帯は，大腿筋膜張筋から末梢に移行する大腿部外側にある強靱な腱膜の一部で，脛骨のgerdy's結節に付着します．腸脛靱帯が短縮すると，脛骨を外旋する作用が大きくなり，knee-inの誘因になります．オーバーテストは，検査する側を上にして側臥位にし，膝関節を軽度屈曲させて外転位を他動的に保持します（図21a）．保持を外すと下肢は下垂しますが，短縮があると内転せず下肢が浮いた状態になります（図21b）．

具体的な運動療法

　膝関節への運動療法では，大腿筋膜張筋や腸脛靱帯に短縮がある場合にはストレッチから行い，動的アライメントに影響しているものから優先してアプローチすると効率よく運動療法を進めることができます．

大腿直筋ストレッチ

　ベッドの端に座り，反対側の下肢を抱えて背臥位になります．ストレッチする側の下肢はリラックスして下垂させ，股関節が伸展するようにします（図22a）．大腿直筋がストレッチされたら膝関節を屈曲してさらにストレッチします（図22b）．

2 女性特有の病態・疾患に対する運動療法

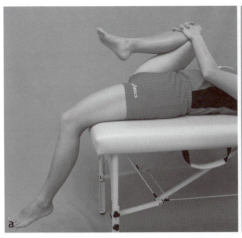
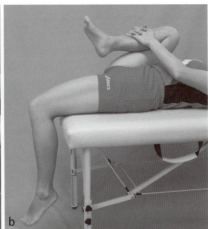

図22 大腿直筋ストレッチ

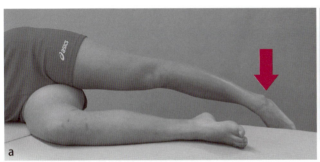
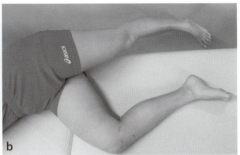

図23 腸脛靱帯ストレッチ

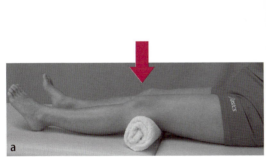
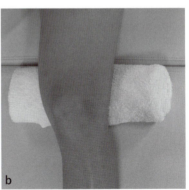

図24 タオルを用いた内側広筋のエクササイズ

> **ポイント**
> 膝蓋骨高位である場合は，膝蓋骨のモビライゼーションをストレッチ前に行うと効率が良くなります．

腸脛靱帯ストレッチ

ベッドの端に，ストレッチする側の下肢を上にして側臥位になります．下肢を後方に引いたら，リラックスして下垂させ腸脛靱帯をストレッチします（図23）．

内側広筋のエクササイズ

長座位になり，ロール状にまるめたタオルを膝窩部に置き，膝関節を軽度屈曲にします．膝窩部

第3章 女性にみられる病態・症状別の運動療法

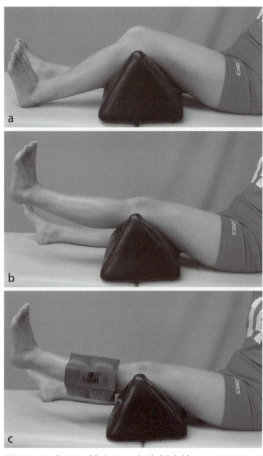

図25 三角形の枕を用いた内側広筋のエクササイズ

でタオルをつぶすように大腿四頭筋を収縮させます（図24）．その際に，内側広筋が収縮しているのを確認します．次に，膝窩部に三角形の枕を置き，膝関節45°屈曲位にして最終域まで伸展させます（図25a, b）．抵抗を加えるときには，下腿近位部に3～5kg程度の重錘を載せると収縮が容易になります（図25c）．

> **ポイント**
> 内側広筋の筋機能低下がある場合には内側広筋へのエクササイズを行い，そのあとに，レッグエクステンションのような大腿四頭筋全体を収縮させるプログラムを設定すると効果的です．

リスク管理

膝蓋大腿関節において，膝蓋骨の可動性が大き

い，あるいは膝蓋骨亜脱臼の既往をもつ女性アスリートは，膝関節伸展位で大腿四頭筋のエクササイズを行うと，膝蓋骨の外方変位が大きく不安定感のある場合があります．その場合は，膝関節伸展位でのプログラムは加えないようにします．

走行競技に特徴的なスポーツ外傷・障害と運動療法

ランニング動作を多用する女性アスリートに好発する代表的なスポーツ外傷・障害にアキレス腱炎（内側）があります．toe-out での荷重は，足部の内側縦アーチ（土踏まず）を下降させるストレスになるため，扁平足障害や外反母趾の誘因になります．安定した足部機能を保つためのエクサ

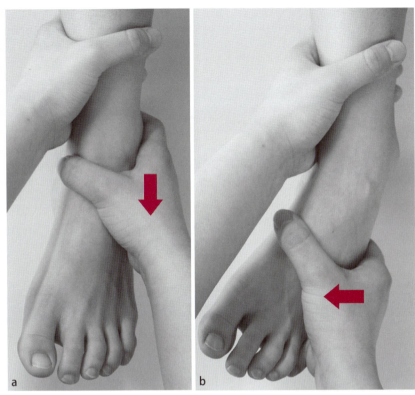

図26 足関節内反不安定性の有無の確認
a：前方引き出しテスト　b：内反ストレス

サイズを紹介します.

評価

足関節内反不安定性の有無の確認（徒手的整形外科テスト）

足関節外側靱帯損傷は最も受傷頻度が高いスポーツ外傷ですが，治癒するまで継続したスポーツ理学療法を受ける機会が少なく，後遺症を抱える女性アスリートは多数います. 内反不安定性がある足関節は，ランニングストップやステップなどのスポーツ動作時にtoe-inして制動することができず，toe-outして代償します. 足関節不安定を確認する徒手的整形外科テストには前方引き出しテスト（**図26a**）と内反ストレス（**図26b**）があります. いずれのテストも，下腿遠位端を片手で把持して固定し，距腿関節部へストレスを加え，前距腓靱帯および踵腓靱帯の関節制動を確認します. ストレスを加えたときに，最終域で制動する感覚〔end pointあるいはend feel（最終域感）〕

が確認できない場合が陽性です.

足関節の可動域制限の有無の確認

足関節外側靱帯損傷の後遺症には背屈可動域制限があります. 背屈可動域制限があると，スポーツ動作時に下腿前傾が不十分になりtoe-outして代償します. 膝屈曲位でのOKC（**図27a**）およびCKCにて背屈可動域制限の有無を確認します（**図27b**）.

長・短腓骨筋と後脛骨筋の筋力テスト

短腓骨筋は，下腿外側から後足部外側を走行して第5中足骨基部に停止し，長腓骨筋は，足底部へ走行して内側楔状骨と第1中足骨部に付着します. また後脛骨筋は，脛骨内側から後足部内側を走行し舟状骨結節に付着しますが，一部は足底部へ走行します（**図28**）. 長腓骨筋と後脛骨筋は，互いの走行から，後足部における踵骨の傾きを制御します. 徒手的に筋力テストを行う際の抵抗位置を，短腓骨筋では第5中足骨基部（**図29a**），

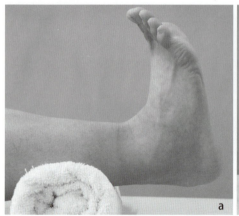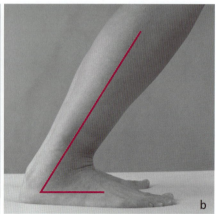

図27 足関節の可動域制限の有無の確認
a：OKCでの確認　b：CKCでの確認

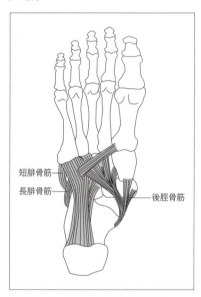

図28 長・短腓骨筋と後脛骨筋

後脛骨筋では舟状骨基部（図29b）にするとより効果的なテストが行えます．

荷重時の内側縦アーチの観察

荷重時の内側縦アーチの変化を観察します．内側縦アーチは，踵骨，距骨，舟状骨，内側楔状骨，第1中足骨の並びで形成されるアーチです．toe-outの荷重で下降する動きが観察されますが，内側縦アーチの最も高いところに位置する舟状骨を目安に，アーチが下降する動きを観察するとわかりやすくなります（図30）．

アライメントについて

走行競技の女性アスリートに対するアライメントとしては，外反母趾の有無と横アーチの形状を観察します．toe-outでのランニングはtoe-offで母趾が外反する動作となり，この動作が頻回に繰り返されると外反母趾が生じます．また横アーチは，中足部から前足部にかけて足底中央のやや外側にあり，第1～5中足部の位置でアーチの形状を正確に観察することができます（図31a）．横アーチが下降した状態の変形を開帳足といい，ランニング動作の際にtoe-offでの蹴り足が弱くなります．このような女性アスリートでは足底部のMP関節の部位に胼胝があります（図31b）．

2 女性特有の病態・疾患に対する運動療法

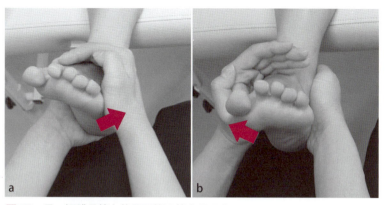

図29 長・短腓骨筋と後脛骨筋の筋力テスト
a：短腓骨筋の抵抗位置　b：後脛骨筋の抵抗位置

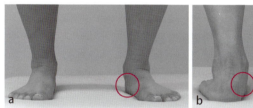

図30 荷重時の内側縦アーチの観察
a：前面　b：後面

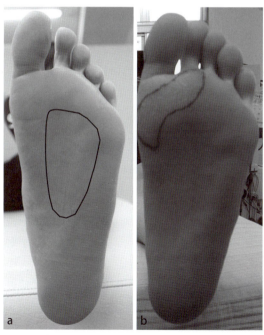

図31 外反母趾の有無と横アーチの形状の観察
a：横アーチ　b：胼胝

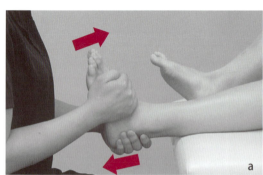

図32 足関節背屈可動域制限に対する運動療法
a：徒手抵抗による背屈運動　b：ストレッチボードを使用した背屈

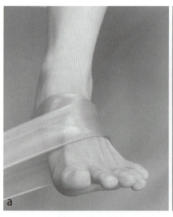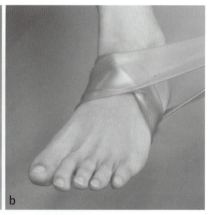

図33 腓骨筋と後脛骨筋に対するエクササイズ
a：腓骨筋に対する抵抗運動　b：後脛骨筋に対する抵抗運動

具体的な運動療法

足関節背屈可動域制限への運動療法

　足関節背屈可動域制限がある場合には，徒手抵抗による背屈運動をプログラムすると制限の改善が容易になります（**図32a**）．背屈運動の際に，抵抗を加えている反対側の手で足関節後方を牽引する操作を加えて，距腿関節部で距骨滑車の動きがスムーズになるように誘導します．この操作を女性アスリートがセルフエクササイズで行えるように指導します．このプログラム後に，ストレッチボードなどを使用して荷重での足関節背屈運動を実施します（**図32b**）．

腓骨筋と後脛骨筋へのエクササイズ

　チューブによる抵抗を中足部（第5中足骨基部と舟状骨が目安）にかけて，腓骨筋（**図33a**）と後脛骨筋（**図33b**）への抵抗運動を行います．腓

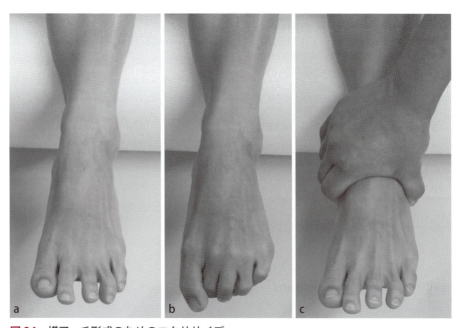

図34 横アーチ形成のためのエクササイズ
a：足趾の外転　b：足趾の内転　c：横アーチを保ちながらのエクササイズ

骨筋のエクササイズでは，小趾を外転させ，前足部の剛性を高めてエクササイズを行うと筋力の発揮が容易になります．

横アーチ形成のためのエクササイズ

足趾の外転と内転を交互に行うエクササイズです（図34ab）．横アーチが下降していると足趾の外転ができない場合があります．このようなときは，足背から中足部を押さえるように操作をして，横アーチを保ちながらエクササイズを行います（図34c）．

リスク管理

足部の剛性が低く形状が崩れやすい女性アスリートに対してチューブを用いたエクササイズを実施すると，第5中足骨を巻き込み，効果的に行えない場合がありますので，チューブを用いない徒手による抵抗を勧めます．また，変形した足部形状を改善するためには運動療法だけでは限界がありますので，インソールやテーピングなどとの併用が必要です．

重量競技の運動療法

男性がトレーニングを行うと，血中テストステロンが増加し，筋蛋白合成を高めて筋力が増加しますが，女性の場合は，血中テストステロンの増加は低く，男性ほどの筋量増加はみられません．女性のテストステロンは，副腎アンドロゲンであるデヒドロエピアンドロステロン（DHEA）からおもに再合成されます[4]．重量競技では体重を増やす必要がありますが，高いレベルでの身体活動を維持するためには除脂肪体重を増加させる必要があります．今後，性差を考慮したトレーニングを研究し，トレーニング方法を確立する必要があります．

> **EBM**
> ●女性のテストステロンは，副腎から分泌されるデヒドロエピアンドロステロン（DHEA）およびDHEAサルファイト（DHEA-S）由来です．相澤は等速性膝伸展筋力とDHEAの関係について検討していますが，女性アスリートの血中DHEA-S濃度は下肢筋力と有意な相関関係が認められると報告していて，DHEAは女性アスリートの筋力増強因子として重要な役割を果たしている可能性があると報告しています[4]．

女性のスポーツ外傷・障害とその対策

スポーツ外傷・障害の予防は，運動器に加わる不利益なストレスを回避する対策を立てることです．本項で紹介しましたが，女性の骨格的特徴から，下行性運動連鎖において運動器に不利益なストレスを生じやすく，スポーツ外傷・障害予防のためには運動連鎖制御を目的とした理学療法が有効です．なお本項では，女性の身体の一般的な特徴とスポーツ障害予防のためのエクササイズを紹介しましたが，実際にアプローチする際には，競技者の個人差や競技特性を考慮してプログラムを提供することが必要です．また女性には，身体組成や体力，内科面，そして月経周期に関しても男性と異なる身体的特徴があるため，女性の心身を多方面からサポートし，スポーツ外傷・障害の予防とハイパフォーマンス発揮のための身体作りを実践しましょう．

（板倉　尚子，新堀加寿美）

参考文献

1）嶋田智明ほか：筋骨格系のキネシオロジー．医歯薬出版，2005，p451．
2）福林 徹ほか：平成24年度日本体育協会スポーツ医・科学研究報告Ⅰ．日本におけるスポーツ外傷サーベランスシステムの構築−第3報−．公益社団法人日本体育協会スポーツ医・科学専門委員会，2013．
3）金子雅志ほか：大腿骨前捻角が片脚着地の膝外反角度に与える影響−二次元動作解析法を用いて−．日本臨床スポーツ医学会誌 23（1）：50-57，2015．
4）相澤勝治：女性アスリートの筋力増強．臨床スポーツ医学 30（2）：167-171，2013．

第3章 女性にみられる病態・症状別の運動療法

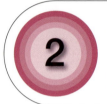 女性特有がんに対する運動療法（乳癌，婦人科がん）

はじめに

　本節では，女性特有がん（乳癌／婦人科がん）に対するアプローチについて述べます．

　2015（平成27）年度より，日本理学療法士学会の下部機関である「分科会」「部門」のなかに，「ウィメンズヘルス・メンズヘルス理学療法部門」と並んで新たに「がん理学療法部門」も増設されました．女性特有がんはこの両方に含まれるため，今後ますます深い理解を得ていくことが望まれます．

　がんはいまや2人に1人が罹患する時代で，同時にその治療も飛躍的な発展をみせています．すなわち，がん＝死，と直結する時代は終わりを告げ，がんサバイバーの心身両面からの社会復帰をサポートする役割が，私たちにとっての今後の大きな課題となります．

　私たちPTは「身体のプロ」であり，対象者の身体に直接かかわって，予後予測を行いながらプラスの変化をもたらすことができる職種です．しかしながら，専門分野に邁進するあまり「患部」に注目しすぎて，本来の「リハビリテーション」としての全人的なサポートを見失いがちになる一面も見受けられます．

　本節を通して，PTとして，対象者の「身体」に対してアプローチするだけでなく，人として対象者と真摯に向き合い，対象者の「こころ」に寄り添う精神的なリハビリテーションをも心がける必要があることを理解してください．

　なお，本節では「乳癌」と「婦人科がん」とを分けて，それぞれの疾患についての概要とアプローチの方法を解説していきます．そして「リンパ浮腫」については，別途，具体的な技術を含め後半で記述します．

乳癌

　乳癌の治療は，古くは，大胸筋を含む広範囲な切除（局所療法）が多く実施されていましたが，近年では，微小転移しやすいことから全身性疾患として捉えられるようになり，その治療は，薬物療法を中心とした全身療法が主流となりつつあります．

　術前化学療法などの目覚ましい進歩によって，切除範囲の狭小化が可能となり，身体的障害も以前に比べて重症度が低くなってきているのは対象者にとって喜ばしいことです．しかし，がんの標準治療は「手術療法・薬物療法・放射線療法」という集学的治療であり，手術をはじめとしたそれぞれの治療による副作用などの有害事象がまったくなくなったわけではありません．

乳癌の治療（表1）

　乳癌術後のリハビリテーションの対象は，おもに「肩関節の可動域障害」とリンパ節郭清に伴う「リンパ浮腫」があげられます．

　乳癌の手術には，乳房切除術（全切除）（図1，2）と乳房温存術（部分切除）とがあり，転移の状況によって腋窩リンパ節郭清を実施します．

　乳房切除の場合は，おおむね，患側胸部に横一文字の術創が残ります．温存術では乳輪に沿って切開するなど，可能な範囲で美容への配慮がなされますが，腋窩リンパ節郭清施行の場合は，腋窩部に3〜5cm程度の術創が残ります．

　乳房切除では，ボディーイメージの変容に伴う心理的な不安と同時に，胸部への衝撃に対する身

表1 乳癌の治療

	局所療法	全身療法(薬物療法)
手術	◆全切除(再建) ◆温存(術前化学療法) ◆腋窩リンパ節郭清	◆化学療法 ◆ホルモン療法 ◆分子標的薬治療
放射線	◆局所の再発予防 ◆転移・再発後の緩和	

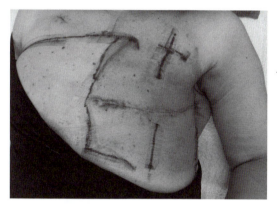

図1 乳房全摘出後の術創

放射線照射20回目．左胸壁を中心とした照射部位に発赤がみられます（線の書かれたテープは正確な照射位置を示すために，治療開始前に貼られ，治療終了まで何度も貼り直されます）．自覚症状として少しの熱感と掻痒感，疼痛（ひりひり）を認めます．

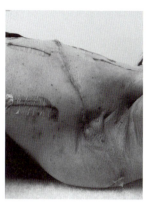

図2 腋窩部の術創

図1と同症例．本症例の術創は胸壁からつながっていますが，温存術の場合は腋窩部にのみ術創が残ります．本症例では腋窩中心部に腫瘤（軟部組織の瘢痕化，リンパ液のうっ滞）を認めます．

体的な不安感を生じることが多く，とくに人ごみなどでは，胸部をかばうようにして前屈みの不良姿勢を呈することがしばしばみられます．

乳房切除でリンパ節転移が認められる場合，および温存療法では，必ず放射線療法を併用するため，早期には急性障害として放射性皮膚炎が多くみられます．晩期障害は数年～数十年経過後に徐々に現れます．最も多いのは軟部組織の線維化や上肢の浮腫で，まれに放射性肺炎，肋骨骨折などもみられます．急性障害は時間経過とともに軽快していきますが，晩期障害は治癒しないとされており，QOLを低下させる一因となることがあります．

腋窩リンパ節はレベルⅠ，Ⅱ，Ⅲに分けられます．術後の合併症を軽減するために，郭清の範囲は最小限にとどめるよう努められ，原則としてレベルⅠ・Ⅱの郭清を施行しますが，レベルⅢに転移がある場合や，レベルⅡに明らかな転移が認められる場合には，レベルⅢまでの郭清を行います．腋窩リンパ節の分布とレベル区分については図3に示してあるとおりです．

> **キーワード**
> **リンパ節郭清（りんぱせつかくせい）**
> 手術で，リンパ節を切除することをいいます．がん細胞はリンパ行性に転移するので，転移の可能性がある場合，腫瘍だけでなく，その周辺のリンパ節を切除することがあります．再発予防のために必要な治療ですが，リンパ液の流路を減少／遮断させることで停滞させ，リンパ浮腫を引き起こす大きな要因となります．

肩関節周辺の障害

乳癌の術後は，胸壁や腋窩の切開部の疼痛と肩の運動障害を認めます．上腕後面から側胸部にかけてのしびれや違和感などの感覚障害も出現します（肋間神経切除時）．腋窩部の疼痛やひきつれ感による肩の挙上困難を生じることもあります

第3章　女性にみられる病態・症状別の運動療法

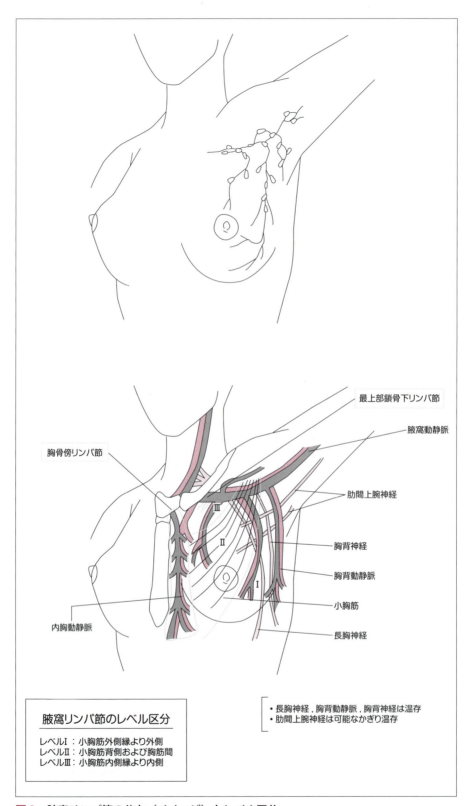

図3　腋窩リンパ節の分布（イメージ）とレベル区分

(腋窩リンパ節郭清施行時)[1].

とくに障害される運動は肩外転と屈曲で，一般に外転のほうがより顕著であるとされます．しかし手術の際，これらの運動に関与する神経や筋は切除されないため，運動障害のおもな原因は軟部組織の障害や動作時の疼痛にあります．

私たちPTがアプローチする際，これらのメカニズムを知っておくことは非常に有用です．

運動障害の原因とメカニズム[2]

● 術後疼痛による安静

創部の疼痛による不安から，肩関節の随意運動が減少します．また，疼痛悪化の不安のため，他動運動でも可動域に制限を生じます．

● 軟部組織の癒着（瘢痕拘縮）

治癒過程において，軟部組織の短縮から瘢痕拘縮が始まり，約3カ月持続します．その間，肩の運動が制限され，胸部に圧迫や絞扼痛を生じる場合があります．肩外転90°では，肩内転位と比較して張力は増加します．

● 皮弁間張力

縫合時に皮膚に余裕がないと，皮膚両端の張力により皮膚壊死や創部離開をきたす可能性があります（原発がんでは皮膚も含めて切除されます）．その場合，創部の瘢痕拘縮が重度になります．

● 腋窩の「つっぱり感」

腋窩リンパ節郭清が実施された場合，創部に「つっぱり感」を生じます．それにより，肩関節の運動障害が生じます．

● 腋窩リンパ管線維化症候群（axillary web syndrome：AWS）

術後2〜3週で，前胸部や腋窩，上腕部から前腕の方向に索状に線維束を触れ，そこにひきつれや疼痛が生じて，肩の挙上が困難になる状態をいいます．上腕や腋窩部の表在にある静脈やリンパ管に，手術侵襲による血栓や線維化が生じることから起こります．

リンパ浮腫

リンパ節に転移が認められる場合，リンパ節郭清が実施されます．

腋窩リンパ節郭清術後には，リンパ液の輸送障害が生じ，後遺症として術側上肢リンパ浮腫を生じることがあります．その発生率は10％[3]や50％，あるいはそれ以上ともいわれ[4]，報告によりばらつきがありますが，筆者の印象としては，対象者自身の自覚に大きく影響されるところがあります．つまり，浮腫が起こっていても気づかない場合，日常に支障をきたさなければ受診しないケースも少なくないと推察され，逆に臨床所見としては未発症と判断される状態でも，強い感覚障害とともに発症を自覚して受診するケースもしばしば経験しています．そのため，実際には公表されている数字の信頼性は定かでないように感じています．それよりも，対象者の自覚＝現実的な不安や悩みにしっかり耳を傾けて，ありのままの心理状態に向き合い・寄り添える精神的なサポートを心がけるべきでしょう．

近年は，センチネルリンパ節生検（SLNB）により，センチネルリンパ節（SLN）に転移が認められないときは郭清を省略するようになったため，リンパ浮腫を発症するリスクは低下してきたと考えられています．しかし臨床的には，SLNBしか実施されていなくても発症するケースも見受けられます（図4）．

キーワード

センチネルリンパ節（sentinel lymph node：SLN）／センチネルリンパ節生検（sentinel lymph node biopsy：SLNB）

「センチネル」には，「見張り」「前哨」という意味があります．

『SLNは原発巣からリンパ管に入ったがん細胞が最初に到達するリンパ節であり，領域リンパ節のなかで最も転移の可能性が高いリンパ節である．腋窩SLNが乳房の領域リンパ節である腋窩リンパ節の転移状況を反映する』[5]．つまり，SLNに転移があるかどうかを見極めることで，がん細胞がリンパ節に到達しているかどうかをある程度以上の確率で判断することができます．そしてSLNBを行うことにより，転移がない場合は少しでも侵襲を抑えることができます．また，転移がある場合には，より適切な治療法の選択をすることが可能となるのです．

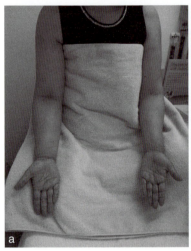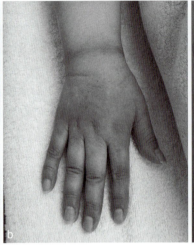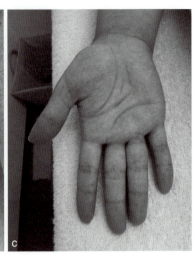

図4　右乳癌全摘出術後の右上肢リンパ浮腫

　また，タキサン製剤（パクリタキセル，ドセタキセル）を使用した薬物療法の副作用としても発症します．その際には皮膚硬化が出現することがあり，進行すると線維化して関節拘縮に至る症例もあります[6]．

> **キーワード**
> **タキサン製剤（パクリタキセル，ドセタキセル）**
> 薬物療法のなかでも，化学療法（抗癌剤）に用いられる代表的な薬剤です．
> タキサン製剤は組織間液圧を低下させ，血管内から間質への体液移行が促進し，細胞外浮腫を引き起こします．薬剤の中止により浮腫の軽減はみられても，皮膚硬化は改善しにくいといわれています．副作用として浮腫を発症する際には，術側上肢だけでなく，両下肢に出現することもあります．

肩関節周辺の障害の評価

●術前評価

　オリエンテーションを行い，対象者の希望や不安の有無などを確認します．

　利き手などの確認，肩の自動・他動ROMおよび握力を評価し，肩関節周囲炎などの既往歴も確認しておきます（肩関節は加齢や運動歴などによりROM制限をきたしやすいため）．

　上肢の元々の左右差をあらかじめ把握しておくために，術前に周径を計測しておくと，術後の浮腫の発症の判断の参考になります．社会的背景や役割（家族構成，仕事，趣味など）についての情報収集も行い，上肢にかかる負担の程度を知っておいて，術後のリンパ浮腫の予防のための指導に反映させます．

　乳癌の治療は，乳房の変形や喪失，リンパ浮腫の出現などによるボディーイメージの変容をしばしば伴うので，心理的側面を評価して，早期から対象者の不安を和らげ，対象者目線での精神的なサポートを心がけることも重要です．

●術後評価

　手術の内容（腋窩リンパ節郭清の程度），ドレーン挿入の有無，乳房再建術の有無の確認を実施します．体幹の非対称性や疼痛，上肢浮腫の有無も確認します．

●退院後

　外来受診日に，退院時に指導されたホームプログラムの実施状況をチェックします．

　軽快したあとも，再発や転移への不安はつきまとうもので，また女性としてのシンボルともいうべき乳房に関する病気であることから，対象者の心情とその変化に十分に注意を払い，きめ細やかな配慮を忘れないようにしましょう[7]．

肩関節周辺の障害に関するリスク管理

　術直後には，ドレーン挿入部血腫や術創部の離開・再出血の予防に留意します．術創部の状況を

常に情報収集・確認しながら実施します．

ドレーン抜去後は，疼痛緩和に配慮しながら無理のない持続伸張に努めます．

【再建術施行時のリスク管理】
- ●ティッシュエキスパンダー挿入術
  大胸筋の積極的な伸張を引き起こさないよう，術側上肢の過度の屈曲・外転・外旋運動は避けます．エキスパンダー拡張中は激しい運動は避け，ブラジャーもノンワイヤーのものを着用します（エキスパンダーの破損や位置のずれ，皮膚の潰瘍の予防）．
- ●腹直筋皮弁移植術
  術後早期は，腹圧をかけない起居動作の指導を行います（腹直筋の片側を移植することによる腹壁の弱化，腹壁瘢痕ヘルニア発生の可能性）．腹圧の低下に配慮した動作の指導や，ガードル着用の勧奨なども行います．
- ●広背筋皮弁移植術
  術後早期は，腋窩の圧迫や肩の過度の挙上を避けます．術創部周囲の知覚障害を生じている可能性も高いため，温熱療法の導入にも十分注意します．
- ●乳房インプラント挿入術
  インプラントのずれを防ぐため，激しい運動は避けます（約1カ月）．

具体的な運動療法

ドレーン挿入中には，上肢遠位側から少しずつ運動を開始します（図5）．循環障害からくる腰痛や肩こりの予防も含めて離床を促し，頸部の運動も行います．

ドレーン抜去後は，積極的なROM運動を開始します（図6）．疼痛緩和には，術創部直上を避け，背部に温熱療法（ホットパック）を実施します．

乳癌の手術に伴う入院は，7日程度と短期間です．そのため実際に肩関節の運動を積極的に実施できるようになるのは，退院後のセルフエクササ

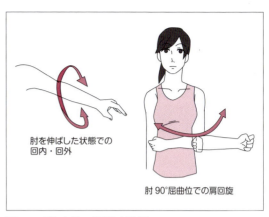

図5 手術直後の運動療法例

イズとなります．退院後も家庭で正しく実施できるように，十分に説明して理解してもらうことが重要です．

早期に肩関節ROMが良好になったとしても，瘢痕形成やAWSの併発によりふたたびROM制限を生じることがあるので，術後2～3カ月程度は，上肢屈曲・外転運動などのホームプログラムを継続するように指導しましょう．

> **EBM**
> 《乳癌術後の対象者に対する，肩関節ROM運動などの実施の効果について》
> - ●手術後・入院中に（自主性に任せるのではなく）個別での生活指導や肩関節の運動指導を行うこと，および退院後もホームプログラムを継続することは，患側肩関節のROMと上肢機能を優位に改善させます（グレードA）[8]．
> - ●術後に肩関節のROM運動を開始する際，早期（術後0～3日）に開始するよりも5～7日から開始するほうが術後の有害事象を軽減させます（グレードA）[9]．

婦人科がん

子宮頸癌・子宮体癌・卵巣癌が婦人科がんの3大疾患です．

子宮頸癌と子宮体癌は，しばしば「子宮癌」と総称されることがありますが，同じ女性生殖器の疾患でも，その発症機序や好発年齢，治療など，それぞれ異なる疾患です．

また，女性の性腺である卵巣は，多彩な組織により構成されることから多種多様な腫瘍を発生し

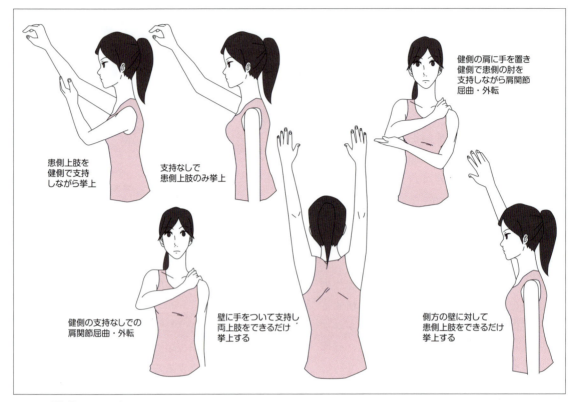

図6 手術後のリハビリテーション

ますが，悪性腫瘍（卵巣癌）は，全卵巣腫瘍のなかで最も発生頻度が高いとされる表層上皮性・間質性腫瘍の一部に属し，そのうち漿液性腫瘍が最も多くみられます．

子宮頸癌

子宮頸部に発生し，好発年齢は30〜60代で，25〜34歳の女性の悪性腫瘍では最多であり，その7割強が扁平上皮癌です．多産婦，若年者に多く，進行がんは60代以降に多くみられます．発症の原因はヒトパピローマウィルス（HPV）の持続感染で，95％以上を占めます．

異形成から進行がんへ進展していくため，検診による早期発見によって予後改善効果が示されています．早期発見・治療では完治の可能性も高く，妊孕性の維持も望めます．しかし，進行すると，子宮の全摘出を要したり，放射線療法や化学療法の併用を必要とするため，QOLの顕著な低下を招くことがあります．

子宮体癌

好発年齢は40代後半〜60代（閉経前後）で，50代が最多です．組織学的には，ホルモンバランスの崩れ（エストロゲン＞プロゲステロン）から生じる子宮内膜増殖症から進展する腺癌（Ⅰ型）が95％以上を占めています．肥満，不妊，未経産婦や，高血圧症，糖尿病などの既往がリスクファクターとして知られ，初期の症状の代表的なものは不正性器出血です．

治療の基本は手術療法で，比較的進行が遅く，予後は良好ですが，子宮内膜増殖症を経ずに直接発がんするタイプ（Ⅱ型）は進行が早く，予後不良です．

卵巣癌

好発年齢は40〜60代で，リスクファクターとして，遺伝因子（乳癌と同じBRCA1，BRCA2の変異）のほか，食生活の欧米化などの環境因子，排卵が多いこと（未経産，不妊，その他）などが

知られています.

卵巣癌は早期から非常に転移しやすく,腹膜播種を頻発し,骨盤リンパ節,傍大動脈リンパ節へのリンパ節転移も好発します.自覚症状としては,腫瘍が手拳大以上に増大すると,腹部膨満や腹囲増大,圧迫症状などが認められますが,初期では無症状であることが圧倒的に多いため,発見時には40～50％が進行卵巣癌となっています.また,再発はその半数以上が経験するとされ,2年以内がとくに多いです.そして,死亡率が非常に高いことから「サイレントキラー」とよばれています.

標準治療は,手術療法（両側付属器摘出術＋子宮全摘出術＋大網切除術＋リンパ節郭清が基本）と術後化学療法（TC療法）が行われます.TC療法に伴う副作用は実に多岐にわたるため,対象者のQOLを著しく低下させます.再発卵巣癌に対しては,化学療法を中心として,延命・QOL改善・症状緩和を目的とした治療が行われます.

このほか,多臓器からの転移も非常に多くみられます（転移性卵巣腫瘍）.

> **キーワード**
>
> **TC療法**
> 卵巣癌の術後化学療法では,タキサン製剤（パクリタキセル＝T）とプラチナ製剤（カルボプラチン＝C）の併用療法が標準治療として行われます.卵巣癌は化学療法感受性が高く,TC療法の高い奏効率が示されています.TC療法が最善とはいい切れませんが,現在,TC療法の有効性を超える化学療法は確立されていません.
>
> **再発卵巣癌**
> 卵巣癌は,進行がんとして発見されることが非常に多いことから完治は難しく,さらにほとんどの症例で再発するといわれ,その予後も不良です.そのため,対象者には「意義のある延命（QOL優先）」を踏まえた対応と心理的サポートが望まれます.

婦人科がん術後の評価とリスク管理

骨盤底機能や体幹筋力などの面から,PTがその能力を十分に発揮しうる分野であると考えられますが,現在,婦人科がんおよびその術後に対するリハビリテーションは,おもにリンパ浮腫の予防と早期発見・早期治療とされています[10].

骨盤内リンパ節郭清術後には,下肢にリンパ浮腫を生じることがあり,治療せずに放置すると徐々に悪化し,外見だけでなくADLにも支障をきたします[1].

乳癌術後（上肢）の場合は,おもに患側の腋窩リンパ節郭清に伴って発症するため,原則として患側上肢に片側性にみられます.しかし,婦人科がん術後（下肢）の場合は,骨盤内リンパ節のほとんどが切除されるため[11],骨盤内からリンパ液の輸送障害が起こり,両側性に発現する可能性があります.

下肢の浮腫は,
- 片側性の発症
- 両側性の発症
- 左右差の顕著な両側性の発症
- 下腹部／陰部／殿部／腰背部の発症

と,上肢に比して非常に多様です.

当初は一方のみの発症であっても,のちにもう一方も発症する可能性があるため,対象者自身は片側のみと思っていても,実は健常と信じていたほうにも発症しているケースがあります.両側性で,上半身とのバランスが悪いと着衣に困ることもありますが,片側性で左右のバランスが悪いと,着衣のみならず外観の違和感がストレスになることも少なくありません.また,下腹部から陰部にも浮腫が起こりますが,そのことを知らなかったり,知っていてもデリケートな部位だけに医療者に打ち明けられなかったりして,対象者が1人で思い悩むケースも少なくありません（図7,8）.

また,タキサン製剤を使用した化学療法が行われることが多いので,乳癌術後と同様に,副作用としての浮腫を生じたり,それをきっかけに増悪・慢性化したりするケースも散見されます.

婦人科がんは腹腔内で発生することから,一般に乳癌よりも生命予後に関するリスクが高いため,医師は救命を第一に考えます.そのため,手術前に,リンパ浮腫を生じる可能性についても説明を受けますが,対象者はまずは救命・延命を強く希望するので,後遺症のことまで現実的に考え

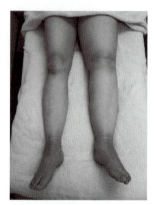

図7 子宮体癌術後の左下肢リンパ浮腫

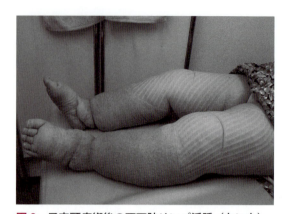

図8 子宮頸癌術後の両下肢リンパ浮腫（左＞右）
※下肢の線状の圧痕は，弾性包帯による圧迫療法の際，波型スポンジを挿入していたことによります．

が及ばないことがほとんどです．

　また，術後しばらくはベッド上での安静時間が長いので，浮腫も発生しにくく，あるいは軽度で気づかないこともよくありますが，退院後，日常生活に戻ってから，重力の影響を強く受けるようになることで浮腫を自覚し，戸惑いを隠せずひどく落ち込むケースがとても多くみられます．

　婦人科がんの場合，乳癌のようにセンチネルリンパ節生検（SLNB）が確立されていないので，リンパ節郭清に選択の余地がなく，リンパ浮腫を引き起こす確率の低下は望みにくい状況にあります．加えて，救命を優先することから，医師のリンパ浮腫への理解や対応が乏しいことが多く，対象者の精神的ダメージは計りしれないものがあります．

　私たちPTは，対象者とマンツーマンで接する時間を長くもつことができる職種ですので，そのような対象者の心理状態などの背景に十分に配慮して，良き理解者であることに努めることも非常に重要です．

EBM

《婦人科がん術後の化学療法・放射線治療中もしくは治療後に運動療法を行うことの影響》
- 有酸素運動などの運動療法を行うよう指導することは，体組成，抑うつ傾向や自己効力感を改善させます（グレードB）[12]．

リンパ浮腫

　2016年の診療報酬改定により，複合的治療の保険収載が決定したことで，リンパ浮腫に的確に対応できる医療者の育成が急がれています．リンパ浮腫に対応するには，そのための専門的な知識と技術の修得が強く望まれ，厚生労働省の後援で，（一財）ライフ・プランニング・センターが主催する「新リンパ浮腫研修」など各種養成講習が行われていますが，リンパ浮腫に対応するPTが必ずしもそれらの講習を修了できているとは限りません．

　ここでは，リンパ浮腫の対象者に対応する際の必要最低限の知識と，すぐに臨床で活かせる重要な技術やポイントを述べていきます．

リンパ浮腫の基礎理解

　リンパ浮腫には原発性と続発性の発症がありますが，わが国では，おもにがんの治療として行われるリンパ節郭清術や放射線照射後の後遺症としての発症がその多くを占めています．

　リンパ浮腫の定義は「リンパの輸送障害に，組織間質内の細胞性蛋白処理能力不全が加わって，高蛋白性の組織間液が貯留した結果起きる臓器や組織の腫脹」〔国際リンパ学会（International Society of Lymphology：ISL）による〕[13]とされています．

表2 複合的治療

【複合的理学療法】	
①スキンケア	皮膚の清潔と保湿
②用手的リンパドレナージ（MLD）	リンパ液を誘導する
③圧迫療法	適切な圧迫を加える （弾性装具）
④圧迫下での運動療法	圧迫された状態で運動 （筋の収縮）を行う
【複合的治療】	
①～④＋⑤日常生活指導と自己管理	

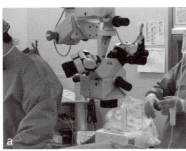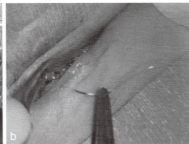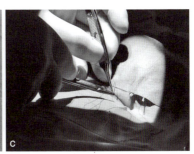

図9　顕微鏡下でのリンパ管細静脈吻合術
a：手術室　b：モニター画像　c：縫合

つまり，おもに，乳癌の場合は腋窩，婦人科がんの場合は骨盤内のリンパ節が，切除あるいは損傷されたことで，リンパ液の流路が減少・遮断され，リンパ液の流れが停滞し，四肢の浮腫を引き起こします．このとき，アルブミンなどの蛋白成分を多く含む体液が組織間隙に貯留することが，いわゆる浮腫（水分の貯留）とは病態を異にする点です．

リンパ浮腫の治療は，保存療法である「複合的理学療法」に，日常生活指導及び自己管理を併せた「複合的治療」が最も標準的とされています（表2）．また近年では，形成外科領域での外科手術（顕微鏡下でのリンパ管細静脈吻合術（lymphaticovenular anastomosis：LVA））も発展をみせています（図9）．

リンパ浮腫は完治が難しいとされ，生活習慣病と同様に，適切に管理しながら一生付き合っていく必要があるため，対象者自身のセルフケア・セルフコントロールがきわめて重要です．対象者に最適な指導が行えるよう，私たちPTには十分な知識と理解が求められます．

リンパ浮腫の評価

リンパ浮腫の病期は，国際リンパ学会による病期分類が最も広く普及しています（表3）[14]．0期およびⅠ期では，病態の理解を促し，生活指導を行うことで良好なコントロールが期待できますが，Ⅱ期以上では，有効な改善には，医療者による複合的治療の実施が必要となります．リンパ浮腫の評価には，問診，視診，触診，計測を行います（表4）．

問診

家庭や仕事など生活の背景には，セルフコントロールのためのさまざまなヒントが隠されているため，受診時の状況確認のほかに普段の生活のこともヒアリングするようにします．

配慮したいのは，客観的評価の内容だけでなく，対象者自身の自覚についてです．多くの場合，臨床所見として特筆すべき状態が認められなければ

表3　リンパ浮腫の病期分類（国際リンパ学会）[14]

リンパ浮腫の病期分類	
0期	リンパ液の輸送には障害を生じているが，臨床的なむくみは認められない．
Ⅰ期	初期段階． 患肢の挙上によりむくみは軽減する．圧痕を生じる．
Ⅱ期	患肢の挙上だけではむくみの軽減はみられない． 圧痕が顕著になる．
Ⅱ期後期	組織の線維化が明らかになり、圧痕がみられなくなる．
Ⅲ期	組織が硬くなり（線維性），皮膚の肥厚（象皮様），色素過剰，脂肪沈着などを認める．

表4　リンパ浮腫の評価

リンパ浮腫の評価	
問診	対象者の自覚症状のヒアリング （違和感，倦怠感，重量感，熱感，疼痛などの有無）
視診	左右差，皮膚の状態（色調，皮膚の乾燥の程度，血管透過性），創傷の有無，炎症徴候など
触診	左右差，皮膚／組織の硬さ，熱感，違和感や圧痛の有無
計測	両側の同じ部位を計測し，左右差の有無と程度の確認

医療者は問題ないと判断してしまいます．しかし，対象者が明らかな症状（重だるさ，疼痛，違和感など）を訴えるときは，対象者自身には確かに何らかの自覚があり，それは紛れもない事実なので，そのことを真摯に受け止め，対象者の心情を汲み取るべきでしょう．明らかな自覚症状を否定されると，対象者は自分自身を否定されたように感じ，精神的に不安定になることがしばしばあります．同時に，信頼関係を損なう可能性もあり，コミュニケーションが取りづらくなったり，最悪の場合は対応や通院を拒否するようになりかねません．PTの主観ではなく，対象者の気持ちを慮り，心に寄り添うサポートを心がけるようにしましょう．

視診

リンパ浮腫では，体液の貯留により組織が肥厚するため，皮膚が抜けるように白くなり，しばしば皮下の血管が見えにくくなる（血管透過性の低下）ことがあります（図10）．

視診の際，最も注意が必要なのは皮膚トラブルの確認です．リンパ浮腫には乾燥しやすいという特徴がありますが，触診しなくても目視のみで乾燥が確認できることがよくあります．乾燥は掻痒感を招いたり，皮膚が傷つきやすくなったり，皮膚本来の感染防御機構が損なわれたりすることで感染の原因となるため，積極的な保湿と清浄の維持を指導しましょう．

また，炎症徴候も見逃さないように気をつけます（炎症は治療の禁忌）．

触診

リンパ浮腫は，患肢の組織の状態が一様であることは少なく，とくに病期が進むと，部分的に顕著な肥厚や硬結，線維化を認めるようになります．リンパドレナージや圧迫療法を実施する際の手技の選択や加減の調節のために，組織の状態を把握することはとても重要です．併せて，疼痛や違和感の有無も確認します．

また，熱感は，炎症徴候の大きな手がかりとなります．

> **ポイント**
>
> 計測部位と測り方（図11）[15, 16]
> 計測の際は，経時的変化および実施者を問わない客観的評価のために，同じ部位をできるだけ同じ条件で測るように留意します．浮腫は，とくに時間帯に影響されることが多いため（午前中＜午後＜夜），時間帯もなるべく統一することで，より正確に状態を把握できます．
> 図に示してあるのは一例です．施設内で検討して修正を加えたり，対象者の状況に応じて計測部位を追加するなど，工夫してもよいでしょう．また，弾性着衣の選定の際には，メーカーで計測部位が指定されていますので，それを参考にしてもよいかもしれません．
> ちなみに，0期・Ⅰ期とⅡ期以降では，皮膚や組織の状態（柔軟性）が異なるため，筆者は計測の際にメジャーを沿わせるだけにとどめず，少し引き締めたのち，軽く力を抜くようにしています．たとえば，いわゆる「フリソデ」といわれるような，皮膚にたるみを生じているケース（例：高齢者）では，周径に沿わせるだけと引き締めたときとでは計測値に明らかな差が認められ，弾性着衣の選定の際に適切な選択ができないからです．

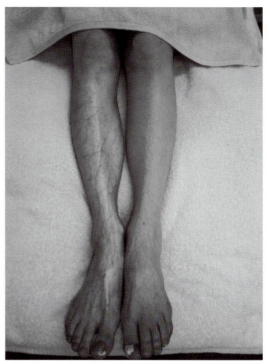

図10 リンパ浮腫における皮膚の状態の違い（血管透過性）
ボリュームに左右差はほとんど認められなくても，皮膚状態に大きな差異を認めます

計測

左右差の確認，および治療効果判定と患肢の状態の確認のために計測を行います．

筆者のサロンでは，初回計測時には必ず左右両方を計測して，以降，対応時に毎回，片側性の場合は患肢のみ，両側性の場合は両方の計測を行い，数値の推移を考察し，対象者に解説します．片側性の場合は，状況に応じて健肢の計測も行い，経過を考察します（例：体重の顕著な増加・減少がみられた場合や，対応が1年を超える長期にわたる場合など）．

リンパ浮腫のリスク管理

リンパ浮腫の合併症として最もよく知られているのが**蜂窩織炎**です．

蜂窩織炎には象徴的な症状が発現するため（表5），対象者に日ごろから意識づけをします．異変を感じたらまずは冷却と安静を行うよう指導し，炎症徴候がみられるときは速やかに受診するように促します．治療はおもに抗生剤の投与ですが，炎症や疼痛が高度な場合は，入院加療となるケースもあります．蜂窩織炎を何度か経験すると，抗生剤を常備して，炎症徴候を自覚すると自己判断で服用して応急処置を行うケースが散見されます．しかし，一般的にリンパ浮腫は命にかかわらないとされていながら，適切な治療を受けずに自己判断による処置を繰り返して，敗血症で亡くなる症例も少なからずあり，必ず受診するように指導しなければなりません．

蜂窩織炎は，外傷や虫刺されなどの外的な原因による感染のほか，疲労の蓄積などから体力や免疫状態が低下した際に内的に発症することもあります．対象者は，外的な原因には留意していても，内的な原因には気づきにくいことが少なくありません．内的な原因としては,冠婚葬祭や引っ越し，旅行などの非日常的なイベントが背景にあるケースがよく見受けられるため，異変が生じた際には

第3章 女性にみられる病態・症状別の運動療法

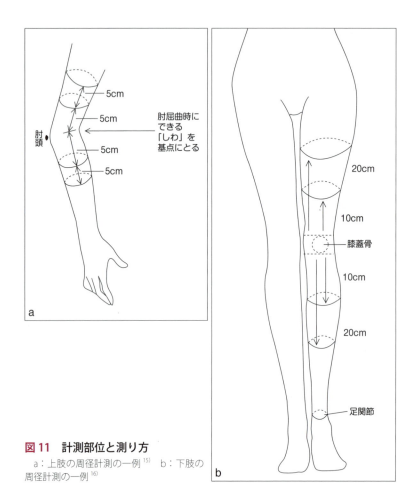

図11 計測部位と測り方
a：上肢の周径計測の一例[15] b：下肢の周径計測の一例[16]

表5 蜂窩織炎の症状

発赤，紅斑／熱感／発熱（38℃〜）／疼痛／CRP上昇
十分なケアが行われていると，症状の発現がしばしば軽度となり，蜂窩織炎を疑うことが難しい（自己判断）ことがあります．迷ったら，冷却の応急処置と速やかな受診を促しましょう．

活動の近況のヒアリングをすることで原因究明につながります．

> **キーワード**
>
> **蜂窩織炎**
> 細菌感染により起こる炎症。白血球が増加し、炎症反応（CRP）が高値となります。「リンパ浮腫にはつきもの」といっても過言ではないほど、常に発症の危険と隣り合わせにあります。蜂窩織炎の発症によって浮腫が増悪することが多く、また発症をきっかけにリンパ浮腫が発現することもあるため、予防には細心の注意を払わなくてはなりません。炎症症状が治まり医師の許可を得るまでは複合的理学療法は中止します。
> なお、蜂窩織炎は、発症する部位によって呼称が変わることがあります。
> ◆リンパ管炎：リンパ管に沿った索状の炎症
> ◆蜂窩織炎：皮下組織を含めた炎症（最も多くみられる）
> ◆丹毒：表皮中心の炎症

このほか、急性皮膚炎、白癬症・皮膚感染症、リンパ小疱・リンパ漏、などの合併症を発症することがあります。

急性皮膚炎は、一見、蜂窩織炎と酷似していますが、熱感や発熱はなく、白血球やCRPの上昇もみられません。この場合は、圧迫療法で対応します。

白癬症などの皮膚感染症は、手指や足趾間に起こりやすく、蜂窩織炎の原因ともなるため、予防と早期の治療が重要です。また、PTはじめ医療者も、自己防衛や自身が他者への感染源とならないよう、グローブを着用するなど配慮すべきでしょう。

リンパ小疱は、皮膚の表面に拡張したリンパ管が水疱を形成することで、これが破綻するとリンパ漏となります。皮膚の薄い外陰部に形成されやすく、感染や難治性潰瘍の原因となります。可能であれば圧迫療法を行いますが、医師との十分な連携が不可欠です。

リンパ浮腫は、上記以外にも多様な要素が複雑に絡み合って、高度なリスク管理が必要なケースが見受けられます。図12～14に、筆者が臨床で経験した重篤例を紹介します。いずれも対応には慎重を期しました。

> **ポイント**
>
> **皮膚癌（図12）**
> 皮膚癌術後の男性です。糖尿などの複数の疾患を有し、合併症（真菌感染）も併発しており、急激な進行を呈した重症例です。スキンケアの指導は行いますが、専門医による適切な治療が必要です。

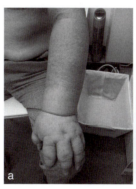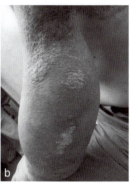

図12　リンパ浮腫の重症例
糖尿病、高血圧症、消化器症状など複数の既往があります（治療継続中）皮膚癌術後の男性。リンパ浮腫発症から約1カ月で急激にここまで進行しました。　a：手部は柔らかさが残りますが、上肢全体の重量感および手指の巧緻性の低下が主訴でした。手部を中心に弾性包帯を使用　b：上肢後面。重度の乾燥と真菌感染が認められます。

> **ポイント**
>
> **重症乳頭腫（図13）**
> 重症乳頭腫を生じた症例で原疾患は不明です。乳頭腫とは、リンパ管拡張や線維化が原因で、皮膚に硬い隆起物が生じるものです。過角化の併発がよくみられます。本症例は、加療しなかったうえ、重篤化する患肢への対処に本人が不安を感じ、ほとんど触らずに長年放置した結果、きわめて劣悪な衛生状態を呈していました〔下腿の黒い部分（a）は、粟粒状に隆起した皮膚の間隙に垢や埃などが溜まって「目詰まり」を起こしています〕。乳頭腫は適正な圧迫により消退するのですが、巻爪（c）や潰瘍（d）など複数の皮膚トラブルを併発しており、対応に難渋しました。本症例も男性ですが、非常に珍しいケースなので紹介しました。

第3章　女性にみられる病態・症状別の運動療法

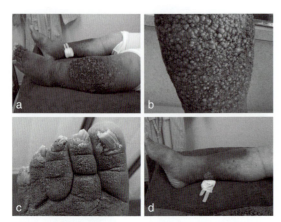

図13　重症乳頭腫
　a：原因不明の両下腿リンパ浮腫（左＞右）が重症乳頭腫に進展したものです．過角化を認め，色素沈着も著しいです．下腿の黒い部分は垢や埃などの「汚れ」です　b：下腿を洗浄した（厳密には，フットケア用の細い竹製のスティックなどを駆使して汚れを「ほじくり出した」のちに洗浄）状態．粟粒状の隆起が確認できます．持続圧迫により隆起は消退します　c：皮膚の過角化と色素沈着が顕著で，足趾の変形（箱状趾＊）がみられます．爪の変形も著しいです　＊箱状趾；浮腫の進行により足趾同士が圧迫され四角く変形した足趾　d：右下腿は，色素沈着はみられますが乳頭腫への進展には及んでいません．しかし潰瘍を生じています．

　ポイント

乳癌（図14）
再発を繰り返し，胸壁ほかに多発転移を認め，治療終了となった乳癌の予後不良例です．上肢の左右差は視診でも顕著です．患肢はⅡ期後期で，皮下組織の肥厚・線維化と皮膚の重度の角化を呈しています．皮膚と組織の硬化が強く，ROM障害も認められました．体力低下など全身状態の悪化もみられる場合は，治療肢位や適度な休息などの配慮も望まれます．

具体的な対応（運動療法）

　「リンパ浮腫＝リンパドレナージ」というイメージは根強く，リンパ浮腫の発症を認めると，医師からリンパドレナージを勧められることもきわめて多く見受けられます．しかし，ガイドラインのリンパドレナージの推奨グレードは高いもの（グレードA，B）がなく，もしくは推奨度評価がないとされています．

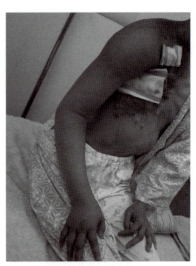

図14　乳癌の予後不良例
　乳癌の転移・再発を繰り返し，治療終了となった予後不良例です．組織の皮厚と線維化，皮膚の皮厚と硬化が進行し，上肢の各関節のROM障害にまで及んでいました．

EBM
《用手的リンパドレナージ（MLD）とシンプルリンパドレナージ（SLD）の，予防の一環／標準治療としての推奨度》
●リンパ浮腫に対するリンパドレナージの治療効果や，発症予防と位置づけられる質の高い根拠は示されておらず，症例の選択には慎重を期すべきです（最高評価で，標準治療として上肢のMLD／SLDがグレードC1）[17]．

　ところが，筆者の経験上，継続することでなんらかの効果を実感できることは多く，対象者自身が信じて続けることで，安心感や満足感など精神的な安定を得られていることがなにより感じられます．そのため，医師の指示のもと，対象者の希望に応じて施術やセルフケア（ドレナージ）指導を行うことは，対象者のQOLの尊重となります．
　ここでは，リンパドレナージの基礎と施術のポイント，圧迫療法と弾性装具の解説，およびセルフケア指導におけるポイントについて述べていきます．

> **EBM**
> - 筆者のサロンでは，生活指導のなかで，家事をはじめ日常生活の一環として行われている動作のなかに「運動」としての意味をもたせるように対象者に意識づけし，積極的に取り組んでもらうようにしています．そのため「運動療法」としての具体的な実例をあげることができません．しかしガイドラインでは，リンパ浮腫に対して運動療法を行った場合の「発症率の減少／治療の有効性」について，とくに上肢では高いエビデンスが示されていますので，ここに引用しておきます．ぜひ参考にしてください．
> 〈上肢〉予防：グレードA2，治療：グレードA2
> 〈下肢〉予防：推奨度評価なし，治療：グレードD1
> - 乳癌術後の上肢のリンパ浮腫について，負荷を伴う運動療法はその発症率を下げ，また複合的治療における圧迫下での運動療法（負荷を伴う）は増悪を招くことなく，いずれも筋力を向上させます．その一方で，下肢リンパ浮腫については，質の高いエビデンスが存在しないため，実施には慎重を期す必要があります[18]．

● リンパドレナージの基礎と施術

　リンパ浮腫は，貯留する体液が蛋白質を豊富に含むため，単なる水分の停滞ではありません．また外科手術や放射線照射に起因する場合，流路が減少・遮断されていることから，健常者におけるリンパドレナージ（所属リンパ節への還流）と同様の手技では，根本的な改善に至りません．限られた時間で対象者に対応する，あるいは，対象者自身のセルフケアを指導するためには，リンパの解剖・生理の理解が不可欠です．

リンパの流れ

　リンパ管には「表在リンパ管」と「深部リンパ管」があります．深部リンパ管は，全身から集めてきたリンパ液を，左右それぞれの**静脈角**から鎖骨下静脈へと流入させます．深部リンパ管から血液循環への合流は左右均等ではなく，右頭部・顔面，右上肢のリンパ管は，右リンパ本管を経由して右の静脈角から右鎖骨下静脈に流入するという大きな特徴があります（図15）[19]．このようなリンパの流れを理解することは，がんの転移の経路ともかかわるため，非常に重要です．

　リンパの流れには法則があり，表在リンパ管にはそれぞれの所属領域があって，たとえば，片側の鎖骨より下・臍部より上の体幹と上肢は，同側の腋窩リンパ節に所属します．また，流れの分水嶺となる部分は体液区分線とよばれています（図16）．

　リンパ浮腫に対するリンパドレナージを実施する際には，本来所属していたリンパ節が機能不全となっているため，別の流路を構築する必要があります．このとき，リンパ連絡路（図17）[20]を賦活して，上肢の場合は健常な反対側の腋窩や同側の鼠径リンパ節に，下肢の場合は同側の腋窩に停滞したリンパ液の排液を委託します．婦人科がんなど腹腔内の処置がなされている場合は，反対側の鼠径には送りません．リンパ管にも静脈同様に逆流を防止するための弁があるのですが，最も表層の毛細リンパ管には弁がありません．このことを利用して，適切なリンパドレナージにより，体液区分線を超えて，本来存在しなかった流れを促進していきます．

　表在リンパ管では，組織間液が，リンパ管の起始部であるリンパ末端からリンパ管内に取り込まれます．この盲端であるリンパ末端は，皮下のアンカーフィラメントによって周囲の組織に固定されています．皮膚の伸張などの刺激により，アンカーフィラメントが引っ張られると，内皮細胞に間隙が生じ，そこから組織間液が流入します（図18）[21]．

　リンパドレナージの「手掌いっぱいを使って対象者の皮膚に密着させ，ごく軽い圧をかけながら皮膚を効果的に伸張させる」という手技は，この仕組みをもとにしているのです．

リンパドレナージの方法

　リンパ浮腫に対するリンパドレナージでは「前処置／後処置」と「患肢の処置」を行います．

　前処置は，排液先のリンパ節とその流路の賦活です．その後，患肢のリンパ液を排液先へと誘導していきます．筆者のサロンでは，さらに前処置の前に，頸部や腹部のリンパの流れの活性化を目的としたリンパドレナージに代えて，簡易的に「腹式呼吸」と「肩回し」を対象者に実施してもらっています．

第3章　女性にみられる病態・症状別の運動療法

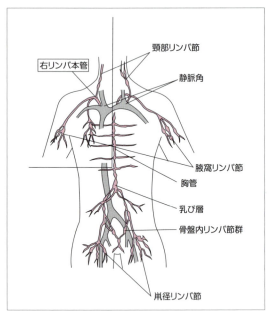

図15　主要リンパ節と深部リンパ管[19)]

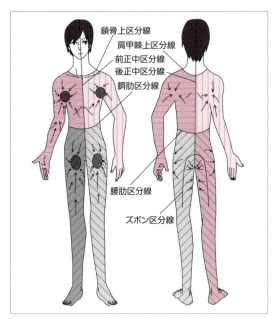

図16　体液区分線と所属領域

 ポイント

リンパドレナージの実施にあたり、とくに気をつけるべき事項

方向
必ず中枢側（流したい方向＝排液先のリンパ節）に向かうこと．誤って末梢へ向かってしまうと、容易に悪化を招きます．

順序
中枢側から始めること．しばしば交通渋滞にたとえられますが、停滞の先頭を解消して初めてスムーズな流れを誘導できます．

範囲
あらゆる部位にまんべんなく触れ、触れない部分を作らないこと．触れない部分が残ると、他の部位に比べ過剰にリンパ液が貯留したり、線維化を起こしやすくなったりします．

施術者の手の大きさや対象者の体の大きさによって、触れられる面積に差が生じますが、手掌をいっぱいに使って、できるだけ広い範囲を面で捉えられるように工夫します．そのとき、患肢と手掌の「皮膚の密着」にとくに留意しましょう．

また、リンパの流れは非常に緩やかでデリケートなため、患肢を分割（近位／遠位、内側／外側、前面／後面など）して施術します．

テンポ（スピード）
リンパ管の収縮は、1分間に10回程度といわれているため、非常にゆっくりのテンポで行います．あまり速すぎると、却って流れを妨げる恐れがあります．

回数
1カ所に触れる回数はおおむね5～8回、体液区分線上は10～15回、排液リンパ節には20回、と筆者は指導しています．回数を重視すると、早く終わらせたいときはテンポが速くなってしまう傾向が強くなるため、回数はあくまで目安にとどめ、あまり気にしすぎないほうがよいと考えています．

圧加減
例外を除き「きわめてソフトなタッチ」といわれますが、非常に難しいと思われます．筆者は、セルフケア指導の際には無理に「加圧」を意識させずに、「皮膚同士の摩擦抵抗を少し感じられる程度」と目安を示して、正しい方向にさするように促しています．

肢位
原則として臥位で行います．
上肢の場合は、背臥位から始め、背部へのアプローチは最後に側臥位か座位で行うのがよいでしょう．
下肢の場合は、背臥位から始め、前面が終了したら腹臥位に変換してもらいましょう．
いずれの場合も、対象者の負担を最小限にとどめられるよう、体位変換の回数は極力控え、施術者の移動などで工夫しましょう．対象者に疼痛や取りづらい肢位がある場合は、それを避けるように配慮します．

2 女性特有の病態・疾患に対する運動療法

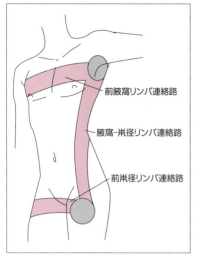

図17 リンパ連絡路[20]

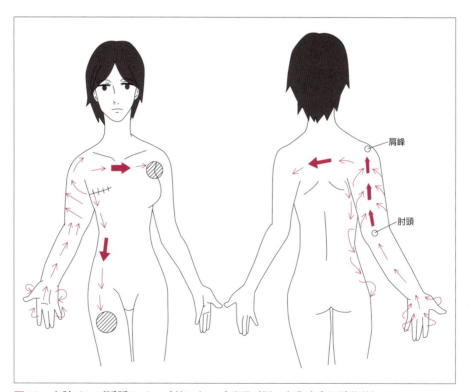

図18 リンパ管の構造[21]

図19 上肢リンパ浮腫のリンパドレナージ手順（例：右乳癌全切除術後）

上肢のリンパドレナージの手順（図19）

※原則として背臥位から始めます．

【前処置】

①健側の腋窩リンパ節にアプローチします（図20）．

②胸部を3分割して，健側に近いほうから順に，腋窩リンパ節に向かって誘導します．

③背部も同様に実施します．

④患側の鼠径リンパ節にアプローチします．

⑤体側を5分割して，鼠径に近いほうから順に誘導していきます．このとき，排液先は鼠径リン

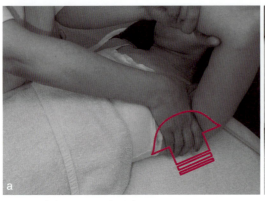
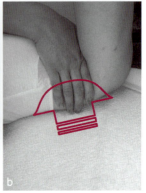

図20 腋窩への手の当て方
a：手掌を腋窩に密着させ，腋窩リンパ節に向かってゆったりと圧をかけます．「円を描くように」とされることもありますが，難しい場合は，リンパ節方向へソフトに押すように圧をかけてもよいです．挙上する上肢は，施術するPTが預かって，リラックスしてもらうよう配慮します　b：実際には，MPからPIP関節あたりが腋窩中心部に当たりますが，手全体をいっぱい使って，広い面で腋窩を捉えます

パ節なので，くれぐれも大転子方向に向かわないよう注意しましょう．

※背部へのアプローチは，セルフケアの場合は実施が困難ですが，放射線照射後の胸部は経時的に線維化が進みやすいので，背部の流路の確保が望まれます．家族の手を借りる，自助具を作成するなど，工夫したいところです．

【患肢の処置】②③は，セルフケア指導（**図37，38**）参照

①上腕：外側

　肩峰と肘頭を結んだ線を「外側」と捉え，「外側に1本のバイパスを作る」とイメージします（そのバイパスに，上肢の流れを乗せて誘導していくイメージです）．

　上腕を2～3分割して，肩峰に向かって中枢側から触れていきます．

②上腕：前面，内側

　2～3分割して，外側に向かって触れていきます．

③上腕：後面

　②と同様

④前腕：腹側

　肘窩に向かって，2～3分割して触れていきます．

⑤前腕：背側

　肘頭に向かって，2～3分割して触れていきます．

> **! ポイント**
> 前腕へのアプローチ
> 前腕に触れる際は，手掌面を上に向けた状態を保って，腹側／背側にそれぞれ触れるようにしましょう．とくにセルフケアの場合など，うっかり回内／回外してしまうと，触れない部分が生じてしまいます．

⑥手部

　強いむくみを認めない場合は，手部をまとめてなで上げるようにアプローチしてもかまいません．手掌／手背や，手指にもむくみが顕著な場合は個別にアプローチします．

⑦まとめ

　⑥～①の順に戻っていきます．

【後処置】

　最後に，連絡路をもう一度なぞって終了です．

> **! ポイント**
> 腋窩への手の当て方（**図20**）
> 上肢，下肢ともに，腋窩リンパ節へのアプローチが必要なので，参考にしてください．

2 女性特有の病態・疾患に対する運動療法

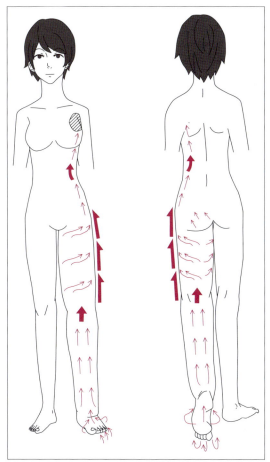

図21　下肢リンパ浮腫のリンパドレナージ（例：婦人科がん術後の左下肢浮腫）

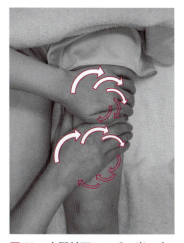

図22　大腿前面への手の当て方
　原則として時計回りに大きく動かします．圧のかけ始めは矢印の示すイメージのとおり，ソフトながらも比較的しっかりと皮膚を伸張し，半分を超えたら軽く圧を抜きます．圧の方向は矢印に向かい，くれぐれも，下向きに「押さえ」ないよう，注意します．

下肢のリンパドレナージの手順（図21）

※原則として背臥位から始めます．

【前処置】

①同側の腋窩リンパ節にアプローチします．

②体側を5分割して，腋窩に近いほうから順に誘導していきます．

※婦人科がん術後の下肢のリンパ浮腫では，骨盤内の高度なリンパ節郭清が施行されていることが多く，鼠径間の連絡路を活用することはほぼありません．

【患肢の処置】

①大腿：外側

　対象者に背臥位になってもらいます．

　上肢と同様に，大転子と腓骨頭上方を結んだ線を「外側」と捉え，「外側に1本のバイパスを作る」とイメージします（そのバイパスに，下肢の流れを乗せて誘導していくイメージです）．

　3分割して，大転子に向かって中枢側から触れていきます．

②大腿：前面・内側（図22）

　3分割して，外側に向かって触れていきます．

③膝部（図23）

④下腿：前面

　2～3分割して膝蓋骨に向かって触れていきます．

⑤足関節（図24）

　足関節周辺は，むくみやすく線維化も起こしやすい部位です．むくみが強く可動性が低下している場合には，足首を他動的に動かして（底・背屈，回旋）柔軟性の向上を図ると，貯留した体液が移動しやすくなります．

⑥足部

　足部のリンパ液は，足底から足背を経由して流れるといわれています．強いむくみを認めない場合は，足部をまとめてなで上げるようにアプロー

189

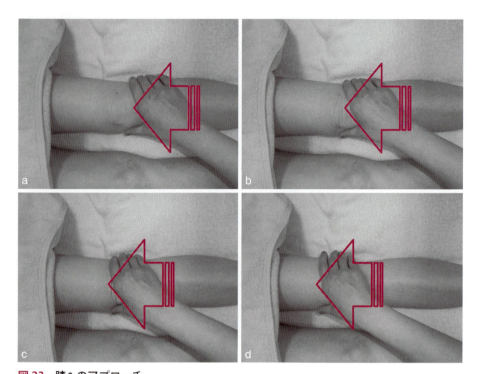

図23　膝へのアプローチ
2〜3分割して膝蓋骨に向かって触れていきます．膝は，遠位⇒近位の順にアプローチします．

チしてもかまいません．しかし，足底／足背や，足趾にもむくみが顕著な場合は，個別にアプローチします．また，足趾間の皮膚トラブルにも注意しましょう．ちなみに，筆者はこのときに足底にまでアプローチします．

⑦まとめ
　⑥〜①の順に戻っていきます．
※対象者に，背臥位から腹臥位へ体位変換してもらいます．

⑧大腿：後面
　大腿後面は，ズボン区分線でリンパの流れが分けられるので，後面・外側は①で示した「外側」に向かって，後面・内側は内側（経由で前面）に向かって，それぞれ3分割して触れていきます．

⑨膝窩
　直下の膝窩リンパ節に向けて軽い圧をかけます．このとき，屈伸運動を加えるのもよいでしょう．

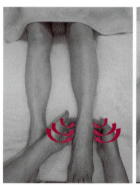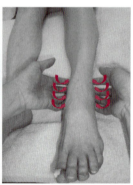

図24　足首へのアプローチ
外果／内果を，指先で持ち上げるように支え，車輪を回転させるようなイメージで，中枢側に向かって押し上げるように圧をかけます．他の部位に比べ，少し力が加わってもかまいません

⑩下腿：後面（図25）
⑪足部
　筆者は，⑥でアプローチしているので割愛します．

⑫まとめ
　⑪〜⑧の順に戻っていきます．

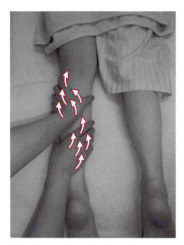

図25　下腿後面への手の当て方

【後処置】

最後に，連絡路をもう一度なぞって終了です．

> **ポイント**
>
> 陰部へのアプローチ（図26）
> 下腹部から陰部の浮腫は，自分からの訴えは少ないですが，意外に多くみられます．その対応には難渋する（対処法がわからない）という悩みが多く，筆者の経験に基づく解説が参考になれば幸いです．

● 圧迫療法と弾性装具

圧迫療法には高いエビデンスが存在します．

> **EBM**
>
> 《続発性リンパ浮腫に対する圧迫療法について》
> - 弾性着衣は標準治療として勧められる（上肢：グレードA3，下肢：グレードD1）[22]
> - 弾性包帯は標準治療として勧められる（上肢：グレードA3，下肢：グレードA4）[23]
>
> 弾性着衣の着用は，短時間では浮腫軽減効果はみられませんが，維持期における長期間の着用では有効と考えられます．一方，弾性包帯は，治療導入期において浮腫の軽減があると考えられ，Ⅱ期以上のリンパ浮腫に対して標準治療として勧められます．

弾性装具には弾性包帯と弾性着衣（アームスリーブ，ストッキングなど）とがあります．おもに弾性包帯は治療，弾性着衣は維持の目的で使用されます．

弾性包帯による多層包帯法は非常に治療効果が高く，必要に応じて圧の調節ができますが，装着方法が複雑なため修得が困難であったり，装着した患肢が非常に太くなることで着用できる衣類や靴が限られてしまうので，外出に不向きであったりします．

弾性着衣には既製品とオーダーメイド製品とがあり，丸編みと平編みの2種類があります．いずれも包帯に比べると装着しやすく扱いやすいのですが，弾性着衣は末梢が最も圧が高く，中枢に向かって低くなるよう圧勾配が設計されています．そのため，装着を誤ると変形や疼痛の原因となることがあります．メーカーと商品の種類も多いので，対象者の状態に合わせて最適な形状や圧迫力の商品を選択し，適切な装着指導を実施する必要があります．

参考に，弾性装具の種類を紹介します．
（弾性装具の詳細，並びに装着に関しては，本節の末尾【付記】をご参照ください．）

弾性着衣各種

◆アームスリーブ（図27）

左の2種が平編み，上はミトン付，色柄付の商品も発売されています．

◆ミトン／グローブ（図28）

メーカーによって，編み方の違いや特徴があります．指の長さに合わせてカットできる商品も発売されています（上・中央）

◆ストッキング・丸編み（図29）

上下がパンティストッキング（下：薄手，上：厚手），中央がロングタイプ（足の付け根まで）ストッキング（左：厚手，右：薄手，いずれもシリコンバンド付）です．

◆ストッキング・平編み（図30）

平編みは，立体成型になっています．生地が硬くて厚いのですが，通気性に富み，見た目に反して夏場は涼しいという特徴もあります（下：片脚ベルト付ストッキング，上：パンティストッキング）

◆ガードル（図31）

おもに腹部や陰部の浮腫に使用します．ガードルは保険適用外です．

第3章 女性にみられる病態・症状別の運動療法

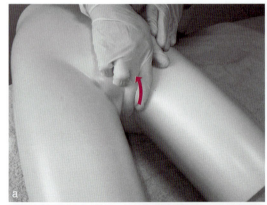
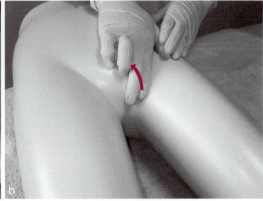

図26 陰部へのアプローチ
（図ではグローブを装着していますが，筆者のサロンでは通常，下着の上から実施しています．直接触れる必要があるときは装着します）
a：示指と中指を大陰唇の上にそっと当て，腹部（中枢側）に向けて，きわめて軽く圧をかけます．このとき，過敏に疼痛を訴えることもあるので，圧の強さは慎重に調整しましょう．デリケートな部分なので，対象者の様子に十分配慮します．　b：そっと当てた示指と中指をやや上方に移動し，同じく腹部（中枢側）に向けて，きわめて軽く圧をかけます．指先に力が入りやすくなるので，過剰な刺激とならないよう注意します　c：さらに上方に移動し，指先が恥骨に触れるあたりにきたら，今度は外側に向けて，きわめて軽く圧をかけます．触れられる面が広くなりますので，手掌全体で捉えるイメージをもつとよいです

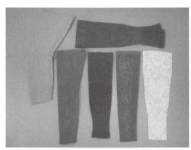
図27 アームスリーブ

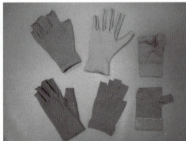
図28 ミトン／グローブ

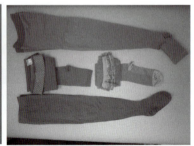
図29 弾性ストッキング（丸編み）

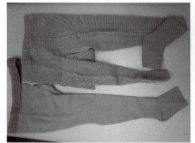
図30 弾性ストッキング（平編み）

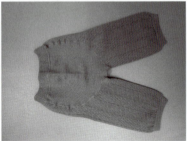
図31 ガードル

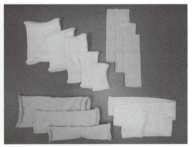
図32 チューブ包帯

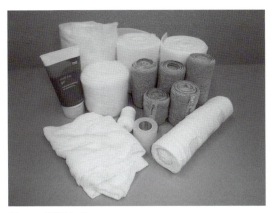

図33 弾性包帯

◆チューブ包帯（図32）

おもに緩和ケアに使用されます．タオル地のような非常にソフトな素材で，皮膚を保護しながら軽い圧を加えます．メーカーによって素材も多少異なります．

包帯と装着の様子

◆弾性包帯（図33）

多層包帯法を実施するのに必要な材料一式です．

> **ポイント**
> 多層包帯法
> タイプの異なる数種類の包帯を何重にも巻いていくことで，圧迫力をコントロールできます．皮膚直上には綿のタイプを用い，あいだにスポンジを挟み込んで圧力を調整したり，とくに強く圧迫したい部分には何層にも重ねたり，工夫次第で非常に効果的に使用できます．刺激を和らげるために，装着前には必ず保湿を行って皮膚を保護します．

◆装着の様子（下腿まで）（図34a）

足首をなるべく90°に保って巻いていくのがポイントです．そうすることで歩行が容易になります．

◆装着の様子（完成）（図34b）

下腿が巻けたら，圧勾配を形成するために，さらに足首周辺から重ねて巻いていきます．そのとき，膝関節を軽く屈曲しておくと，歩行などの活動が容易になります．大腿部は通常，立位で実施します．

◆スポンジ（平型，波型）（図35）

おもに変形の修復などに用います．必要な部位の形状に合わせてカットして使います．波型のものは，リンパの走行に合わせます（使う向きを誤ると流れの妨げとなるので注意します）．

◆ファロウストロング（ファロウメディカル社製）装着の様子（図36）

多層包帯法に準ずる効果を体感できますが，包帯よりも着脱が容易で扱いやすくなっています．弾性ストッキングとして保険申請もできます．

複合的理学療法を実施するうえでの禁忌を示します（表6）．

表6 複合的理学療法の禁忌

リンパドレナージ禁忌	圧迫療法禁忌
・感染症による急性炎症	・感染症による急性炎症
・心性浮腫，心不全	・心性浮腫，心不全
・下肢静脈の急性疾患（相対禁忌）	・閉塞性動脈硬化症
悪性腫瘍による浮腫	・強皮症（相対禁忌）
	高血圧，狭心症，不整脈，関節リウマチ，糖尿病，感覚障害，乳幼児

● セルフケア指導

セルフリンパドレナージを実施する際，前述のリンパドレナージの手順を参考にしてください．上腕にアプローチするときに，わかりづらい点について図示しましたので参考にしてください．

◆上腕前面・内側の流れを，外側に誘導する手技（図37）

◆上腕後面の流れを，外側に誘導する手技（図38）

セルフケア指導を行う際に最も重要なことは，対象者自身の自発性を促し，自己管理（セルフコントロール）ができるようになることを目標にして支えることです．

PTが常に対象者を管理することはできません．対象者自身が，生活環境や家族構成，家庭内

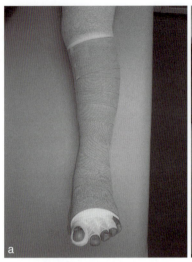
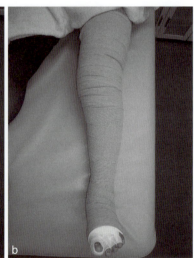

図34　装着の様子
a：下腿まで　b：大腿まで

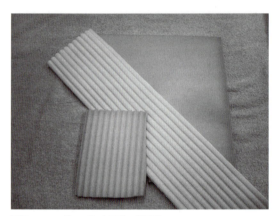

図35　スポンジ（平型，波型）

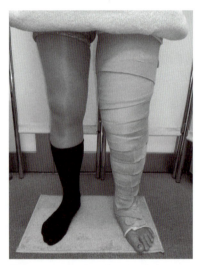

図36　ファロウストロング（ファロウメディカル社製）装着の様子

での役割や仕事，趣味など，日常生活を送るうえでの基本情報をもとに，禁忌・許可・推奨される活動などを自主的に吟味できるように，また，悪化やさまざまな変化が生じた場合に，原因の追究と適切な対処ができるように，リンパ浮腫との向き合い方をサポートすることが，私たちの役割です．

対象者自らが，何をしたら不調が発現するのか，どんなときに好調なのか，その条件を見極めて快適に過ごすためには，**自身の「標準」を把握して**おくことが必要です．

また，見よう見真似のリンパドレナージや装具装着を行うのではなく，**リンパの流れや構造について理解**し，「なぜそのような手技を用いるのか」「なぜ装具を使用しないといけないのか」，**その仕組みや方法を納得したうえで取り組む**ことがセルフコントロールへの近道です．

それを正しく指導するには，何よりも対象者との信頼関係が不可欠です．心情に配慮し，こころ

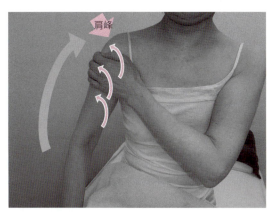

図37 上腕前面・内側の流れを外側に誘導する手技

「外側(肘頭から肩峰を結んだ線上)」に「バイパス」を作り,そこへ「内側」「前面」の流れを送り込んでいくイメージ.肩峰を目指して流れを誘導します.

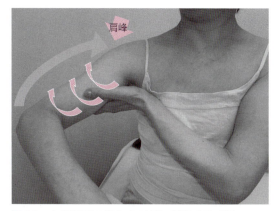

図38 上腕後面の流れを外側に誘導する手技

「外側((肘頭から肩峰を結んだ線上)」に「バイパス」を作り,そこへ「後面」の流れを送り込んでいくイメージ.手を下から差し入れて,持ち上げるように動かすと「外側」を意識しやすいです.

表7 日常生活での注意点

【自分を過信しない】
- 誰にでも発症する可能性を理解する
- 常に"6〜7分目"を心がけて行動し,無理をしない
- けがや体調など,慎重な自己管理を行う

【甘やかしすぎない】
- 必要以上に患肢をかばいすぎない
- 無理のない適度な運動を心がける

【神経質になりすぎない】
- 「病は気から」,むくみは生理現象の1つ,変動があるのが普通と理解する
- ストレスを溜め込まず,適度に発散する

【生活に工夫を】
- 家族や周囲に適切な理解と協力を求める
- 仕事や趣味をすべてあきらめる必要はない

に寄り添うことで対象者の信頼を得ることができます.

リンパ浮腫は,目を覆いたくなるほどの重症例であっても,一見しただけではほとんどわからない軽症例であっても,対象者の重く辛い心情に優劣はありません.重症でも軽症でもその辛い気持ちを受け止めて,改めて前向きに取り組んでいけるように,しっかりと傾聴を心がけることも,セルフケア指導には不可欠です.

日常生活での注意点を(**表7**)に示しますので,セルフケア指導の際の参考にしてください.

【付記】

愛知県の「リハビリネクスト㈱」主催のインターネット配信公開講座において,筆者が講演している動画のURLを以下に示します.

弾性装具の種類や療養費の給付について,また,着用の実演動画など,さらに詳しい情報を提供していますので,対象者のセルフケア指導に際してご活用いただけると幸いです.

「リンパ浮腫の理解とセルフケア指導」:

https://www.youtube.com/watch?v=tEmcb7UNvJ4

「リンパ浮腫との上手な付き合い方〜生活指導と弾性装具〜」：https://www.youtube.com/watch?v=0C1Vg_wB-vg

「リンパ浮腫のセルフケア〜下肢弾性ストッキングの装着の実際〜」：https://www.youtube.com/watch?v=YMN4x71RCcM&feature=youtu.be

おわりに

ウィメンズ・ヘルス分野への関心は年々高まりをみせているように見受けられますが、その多くは「妊娠・出産」に向けられているように感じています。妊娠・出産は、まさに女性ならではのライフイベントであり、ウィメンズ・ヘルスの代表格に間違いありません。しかし、がんの罹患率が上昇し、がんであることが特別珍しいことではなくなり、また近年の飛躍的な医学の進歩により、がんは不治の病から上手に付き合っていくものへと変化を遂げてきた昨今、女性特有がんもきわめて身近なウィメンズ・ヘルスの対象として捉えてほしいと思います。

がんが不治の病ではなくなり、がんサバイバーとして社会復帰を目指せるようになったことは、すなわちリハビリテーション職種の出番につながります。私たちPTは、がんの治療そのものに携わることはできませんが、治療中・治療後の心身のコントロールを支えていくことができます。

疾患を正しく理解し、対象者のよき共感者としてその心情を受け止めながら、こころと身体のリハビリテーションをサポートできる人材が増えていくことを願ってやみません。

（井ノ原裕紀子）

引用文献

1) 辻 哲也：がんのリハビリテーションの概要．がんのリハビリテーションマニュアル（辻 哲也編），医学書院，2011年，p26.
2) 辻 哲也：乳がんの特徴・治療・リハビリテーションの概要．がんのリハビリテーションマニュアル（辻 哲也編），医学書院，2011年，p120.
3) 辻 哲也：乳がんの周術期リハビリテーション．がんのリハビリテーションマニュアル（辻 哲也編），医学書院，2011年，p131.
4) Petrek JA et al：Lymphedema in a cohort of breast carcinoma survivors 20 years after diagnosis. Cancer 92（6）：1368-77, 2001.（http://www.ncbi.nlm.nih.gov/pubmed/11745212?dopt=Abstract）
5) 佐藤信昭ほか：乳癌センチネルリンパ節生検と腋窩リンパ節温存．新潟がんセンター病院医誌 52（1）：25-29, 2013.
6) 池端桂子ほか：乳癌腋窩郭清術後、タキサン製剤の使用によるリンパ浮腫および皮膚硬化に複合的治療が有効であった1例．乳癌の臨床 27（6）：721-725, 2012.
7) 辻 哲也：乳がんの周術期リハビリテーション．がんのリハビリテーションマニュアル（辻 哲也編），医学書院，2011年，p127.
8) 日本リハビリテーション医学会ほか編：乳がん、婦人科がんと診断され、治療が行われる予定の患者または行われた患者．がんのリハビリテーションガイドライン（日本リハビリテーション医学会／がんのリハビリテーションガイドライン策定委員会編），金原出版，2013年，p54.
9) 日本リハビリテーション医学会ほか編：乳がん、婦人科がんと診断され、治療が行われる予定の患者または行われた患者．がんのリハビリテーションガイドライン（日本リハビリテーション医学会／がんのリハビリテーションガイドライン策定委員会編），金原出版，2013年，p56.
10) 辻 哲也：婦人科がんの特徴・治療・リハビリテーションの概要．がんのリハビリテーションマニュアル 周術期から緩和ケアまで（辻 哲也編），医学書院，2011年，p137.
11) 新倉 仁監：婦人科手術の基礎と術式．病気がみえる vol.9 婦人科・乳腺外科（医療情報科学研究所編），第3版，メディックメディア，2013年，p221.
12) 日本リハビリテーション医学会ほか編：乳がん、婦人科がんと診断され、治療が行われる予定の患者または行われた患者．がんのリハビリテーションガイドライン（日本リハビリテーション医学会／がんのリハビリテーションガイドライン策定委員会編），金原

出版，2013年，p75.
13) 小川佳宏，佐藤佳代子：リンパ浮腫とはどういうものか．リンパ浮腫の治療とケア（佐藤佳代子編），医学書院，2010.
14) 日本リンパ浮腫研究会編：リンパ浮腫診療ガイドライン．2014年版，第2版，金原出版，2014，p3.
15) 辻 哲也：乳がんの周術期リハビリテーション．がんのリハビリテーションマニュアル 周術期から緩和ケアまで（辻 哲也編），医学書院，2011年，p127.
16) 田尻寿子，辻 哲也：婦人科がんの周術期リハビリテーション．がんのリハビリテーションマニュアル 周術期から緩和ケアまで（辻 哲也編），医学書院，2011年，p141.
17) 日本リンパ浮腫研究会編：リンパ浮腫診療ガイドライン．2014年版，第2版，金原出版，2014，p26.
18) 日本リンパ浮腫研究会編：リンパ浮腫診療ガイドライン．2014年版，第2版，金原出版，2014，p38.
19) 小川佳宏，佐藤佳代子：リンパ系の解剖・生理．リンパ浮腫の治療とケア（佐藤佳代子編），医学書院，p5.
20) 小川佳宏，佐藤佳代子：医療徒手リンパドレナージ．リンパ浮腫の治療とケア（佐藤佳代子編），医学書院，p61.
21) 小川佳宏：リンパ浮腫治療の基本構想．看護学雑誌68（7）：627，2004.
22) 日本リンパ浮腫研究会編：リンパ浮腫診療ガイドライン．2014年版，第2版，金原出版，2014，p18.
23) 日本リンパ浮腫研究会編：リンパ浮腫診療ガイドライン．2014年版，第2版，金原出版，2014，p21.

参考文献

（婦人科がん）
日本産科婦人科学会ほか編：婦人科がん取扱い規約抜粋．第2版，金原出版，2013.

（子宮頸がん）
吉川裕之監：子宮頸癌．病気がみえる vol.9 婦人科・乳腺外科（医療情報科学研究所編），第3版，メディックメディア，2013，pp142～155.
喜多川亮：子宮頸癌．婦人科・乳腺外科疾患ビジュアルブック（落合慈之監／角田 肇・針原 康編），学研メディカル秀潤社，2011，pp209～223.

（子宮体がん）
新倉 仁監：子宮体癌（子宮内膜癌）．病気がみえる vol.9 婦人科・乳腺外科（医療情報科学研究所編），第3版，メディックメディア，2013，pp158～165.
沖 明典：子宮体癌（子宮内膜癌）．婦人科・乳腺外科疾患ビジュアルブック（落合慈之監／角田 肇・針原 康編），学研メディカル秀潤社，2011，pp224～231.

（卵巣がん）
小林 浩監：卵巣腫瘍．病気がみえる vol.9 婦人科・乳腺外科（医療情報科学研究所編），第3版，メディックメディア，2013，pp166～179.
小林 浩監：表層上皮性・間質性腫瘍．病気がみえる vol.9 婦人科・乳腺外科（医療情報科学研究所編），第3版，メディックメディア，2013，pp142～155.
角田 肇：卵巣腫瘍総論．婦人科・乳腺外科疾患ビジュアルブック（落合慈之監／角田 肇・針原 康編），学研メディカル秀潤社，2011，pp172～184.
後明郁男，中村隆文監訳：進行卵巣がんの評価とマネジメント．婦人科がんの緩和ケア（Sara Booth，Eduardo Bruera），医学書院，2011，pp23～36.

（リンパ浮腫）
日本リンパ浮腫研究会編：リンパ浮腫診療ガイドライン．2014年版，第2版，金原出版，2014，p1.

【その他 参考文献】
佐藤佳代子：リンパ浮腫治療のセルフケア（加藤逸夫監）．文光堂，2006.
「リンパ浮腫診療実践ガイド」編集委員会編：リンパ浮腫診療実践ガイド．医学書院，2011.
真田弘美ほか翻訳監修：リンパ浮腫管理のベストプラクティス．MEP，2006.
Lymphoedema Framework *Best Practice for the Management of Lymphpedema*. International consensus." London: MEP Ltd,2006.

第3章 女性にみられる病態・症状別の運動療法

3 骨盤底機能障害に対する運動療法

はじめに

　女性泌尿器科が取り扱うおもな疾患として，腹圧性尿失禁，切迫性尿失禁，過活動膀胱，骨盤臓器脱，慢性骨盤部痛症候群（間質性膀胱炎），女性性機能障害があります．これらはすべて生命にかかわる疾患ではないため医療のなかでは軽視される傾向にありました．しかし近年，女性の生活の質（Quality of life：QOL）にかかわるQOL疾患として注目され始めました．ウィメンズ・ヘルスのなかでも重視されるべき問題です．骨盤底の解剖学的性差によって引き起こされる女性の骨盤底機能障害ですが，そのなかでも骨盤臓器脱は男性には起こらない女性特有の問題です．女性のライフサイクルにおいて骨盤底は，月経や更年期などによるホルモンの影響，妊娠や分娩，さらに便秘や肥満，加齢などの影響を受けます．骨盤底機能障害に対する理学療法は世界的に標準化されているにもかかわらず，わが国においては非常に遅れをとっており，この分野にかかわるPTはほんの一握りというのが現状です．その原因としては，骨盤底機能障害に対する保険適用がないこと，そのため泌尿器科あるいは婦人科医師とPTとの連携がないこと，またPTの養成教育過程において，この分野に関する基礎教育がまだ系統的に行われていないことがあげられます．今後は高齢女性の増加に伴い，骨盤底機能障害に対する理学療法は需要が高まることが予想されるとともに必須であると考えられます．本項では，骨盤底機能障害の1つである骨盤臓器脱における理学療法を中心に解説します．

骨盤臓器脱とは

　骨盤臓器脱（pelvic organ prolapse：POP）とは，骨盤内の臓器（尿道，膀胱，子宮，直腸，小腸）が腟内に下垂する，あるいは腟から脱出する女性特有の症状で，従来は性器脱と称されていました．POPは，尿道瘤，膀胱瘤，子宮脱，子宮摘出後の腟断端脱，直腸瘤，小腸瘤に分類され（図1〜4），これらが組み合わさる併発例も少なくありません[1,2]．POPは，尿失禁と同様に生命にかかわる疾患ではありませんが，QOLに多大な影響を及ぼす，いわゆるQOL疾患です．対象者は，「股に何かが挟まっている感じ」「陰部が重たい感じ」「椅子に座ったときにグニュッとする」「入浴中に陰部にピンポン玉のようなものが触れた」等と表現します．自覚症状には日内変動があり，就寝時や午前中は症状を感じにくく，夕方から夜にかけて症状が悪化する場合が多いのが特徴です．わが国ではまだ正確な疫学調査のデータはありませんが，閉経後から80歳までの女性を対象にした米国の調査によれば，罹患率は40％と非常に高率で[3]，POPの種類における発生頻度は膀胱瘤が82.3％と最も高く，次いで直腸瘤45.6％，子宮脱37％です[4]．

POP発生のメカニズム

　骨盤臓器は，骨盤底組織によって支えられ，その中心をなすのが骨盤底筋群（pelvic floor muscles：PFM）で骨盤隔膜（pelvic diaphragm）ともよばれます．PFMは，恥骨尾骨筋，恥骨直腸筋，腸骨尾骨筋，尾骨筋で形成され，恥骨尾骨筋，恥骨直腸筋，腸骨尾骨筋の一端は恥骨と坐骨棘のあいだを結ぶ骨盤筋膜腱弓に接続し，尾骨筋は坐骨棘と

2 女性特有の病態・疾患に対する運動療法

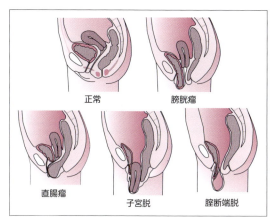

図1 骨盤臓器脱の分類[1)]

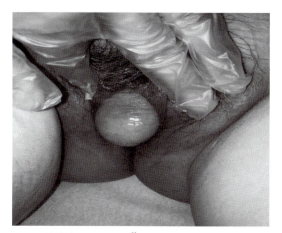

図2 膀胱瘤 stage III [2)]

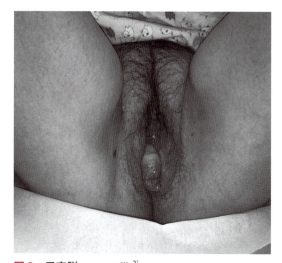

図3 子宮脱 stage III [2)]

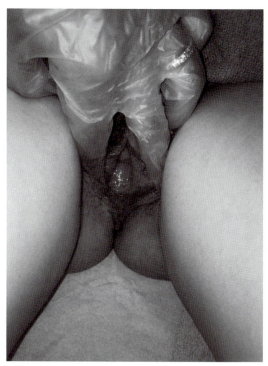

図4 直腸瘤 stage I

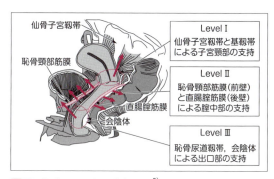

図5 DeLancey level theory[5)]

連結しています．DeLancey は骨盤臓器を支持するポイントとして，腟上端（Level Ⅰ）・腟中部（Level Ⅱ）・腟口（Level Ⅲ）の3カ所に分類しました[5)]（図5）．

Level Ⅰ：子宮や上部腟管の支持

子宮頸部，腟上部は，仙骨子宮靱帯・基靱帯複合体により，上部腟管は上後方（仙骨方向）に牽引支持され，肛門挙筋板（levator ani：恥骨直腸筋・恥骨尾骨筋・腸骨尾骨筋）の上に保たれています．これにより，腟上部は立位ではほぼ水平に

199

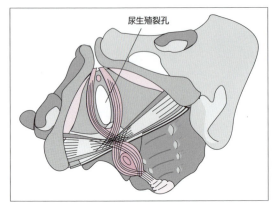

図6　尿生殖裂孔[7]

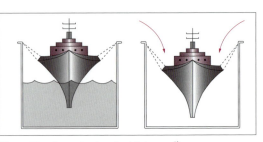

図7：The 'boat in dry dock' theory[9]

表1　下部尿路症状の分類[11]

蓄尿症状	昼間頻尿，夜間頻尿，尿意切迫感および各種尿失禁など
排尿症状	尿勢低下，尿線分割，尿線途絶，排尿遷延，腹圧排尿，終末滴下
排尿後症状	残尿感，排尿後尿滴下
性交に伴う症状	性交痛，腟乾燥，尿失禁
骨盤臓器脱に伴う症状	何かが下りてくるような感じ，腰痛，重い感じ，排便や排尿の際に指で脱を整復させるなど
生殖器痛・下部尿路痛	膀胱痛，尿道痛，外陰部痛，腟痛，会陰痛，骨盤痛
生殖器・尿路痛症候群およびLUTDを示唆する症状症候群	膀胱痛症候群，骨盤痛症候群などの生殖器・尿路痛症候群や下部尿路機能障害（LUTD*）を示唆する症状・症候群

＊LUTD：lower urinary tract dysfunction

保たれ，腹圧が加わった場合でも，PFMがバックアップとなりPOPを予防します．この支持機構の破綻が子宮脱・腟断端脱・小腸瘤を発生させます．

Level Ⅱ：中部腟管の支持

前壁は膀胱を支持する恥骨頸部筋膜，後壁は直腸を支持する直腸腟筋膜であり，この破綻が膀胱瘤，直腸瘤の原因となります．

Level Ⅲ：遠位腟管の支持

腟口にあたり，前方で恥骨尿道靱帯，後方で恥骨尾骨筋膜を形成し，この破綻が，尿道過可動による腹圧性尿失禁と腟入口部の直腸瘤の原因となります．

PFMによる支持

骨盤隔膜の内側には尿生殖裂孔（図6）[7]とよばれる開口部があり，尿道，腟が通ります．PFMが持続的な緊張を保つことで尿生殖裂孔を閉鎖し，子宮や上部腟管，直腸を肛門挙筋板の上に保持しています．妊娠，分娩，肥満，重量物の持ち上げ作業，便秘による努責，慢性的な咳，加齢に伴う組織変化などの原因[6]によりPFMが脆弱化して尿生殖裂孔が開大し，靱帯や筋膜などの支持組織に過度の負担がかかります．支持組織が破綻し，常に骨盤底に腹圧がかかると，PFMが疲弊し尿生殖裂孔が開大します[8]．尿生殖裂孔が開大するとPOPを引き起こします．このPFMと支持組織の相互作用をDeLanceyとNortonは

The 'boat in dry dock' theoryとしました[9]（図7）．これは船を骨盤臓器に，ロープを靱帯などの支持組織に，水をPFMにたとえたものです．ロープ（支持組織）が破損し，水（PFM）もない状態では船（骨盤臓器）が落ち込んでしまうことがわかります．また，ロープ（支持組織）が破損しても水（PFM）があれば船（骨盤臓器）は何とか浮かんでいられるわけです．POPの最大の原因は経腟分娩といわれ，経腟分娩を経験した女性の約50％にPOPがあり[4]，発症リスクは，未産婦に比較し，2回経産婦で8.4倍，4回以上の経産婦で10.9倍です[10]．しかし，未産婦であってもPOPが生じないわけではありません．未産婦の約20％がPOPを有するとの報告もありま

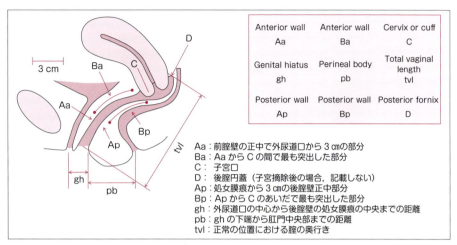

図8 POP-Q システムによる計測[13]

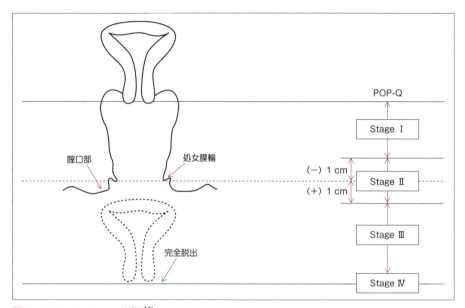

図9 POP-Q Stage 分類[13]

POPによる合併症

POPにより，腹圧性尿失禁，排出障害，頻尿，尿意切迫感，切迫性尿失禁，性交障害，便失禁，排便困難と，多彩な下部尿路症状（lower urinary tract symptom：LUTS）も出現します（**表1**）[11]．POPを有する対象者の44％が腹圧性尿失禁を，37％に過活動膀胱を有していたとの報告があります[12]．膀胱瘤のPOP-Q（pelvic organ prolapse quantification）stage Ⅰ～Ⅱの軽症（**図8, 9**）[13]では，腹圧性尿失禁や切迫性尿失禁などの蓄尿症状が多くみられ，stage Ⅲ以上の重症では，尿勢低下や残尿感などの排出症状がみられます．子宮脱を伴うものでは尿閉を起こすこともあります．また，下垂が重度であると，支持靱帯や組織が牽引されることにより下腹部痛や腰痛を訴えることがあり，脱出した子宮腟部や腟粘膜がショーツと擦過されて出血する場合もあります．問診時は，POP症状のみならず，これら合併症の有無と程度を確認しておくことが大切です．

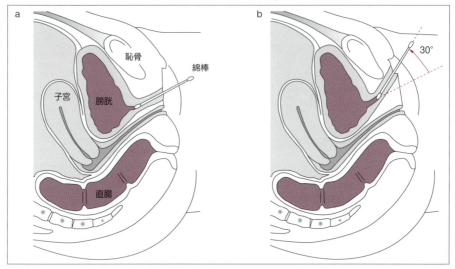

図10　Q-Tipテスト[6]
綿棒を尿道に入れたあとに咳をさせます．正常では咳をしても綿棒はほとんど動きません（a）．水平位から30°以上の移動があれば過可動と判定します（b）．

診断・検査

POPの程度は，POP-Qを用いて医師により判定されます（図8, 9）[13]．画像検査として骨盤MRIが施行される場合もあります．また，腹圧性尿失禁の合併をチェックするために，60分パッドテストや咳テストおよびQ-Tipテスト（図10）[6]が施行されます．

治療

保存的治療

骨盤底筋トレーニング（pelvic floor muscle training：PFMT）を中心とする理学療法，リングペッサリーによる整復（図11），サポート下着（図12）による陰部支持，生活指導，薬物治療（漢方や女性ホルモン軟膏または腟錠）があります．とくに，PFMTは，2012年にパリで開催された5th International Consultation on Incontinenceにおいて，エビデンスレベルは1に，推奨グレードはAになっています[14]．

> **EBM**
> ● POPに対するPFMTの有効性はいくつか報告されており[15, 16]，Hagenら[17]は，POP-Q stage I，IIの対象者に16週間指導し，PFMT群は，コントロール群より，stage改善，自覚症状の改善ともに上回ったと報告しています．また，Braekkenら[18]は，POP-Q stage I～IIIの対象者に6カ月間指導し，PFMT群は，コントロール群より，stage改善が有意に多く，症状の頻度と支障度の改善，筋層の肥厚，尿生殖裂孔の狭小化，安静時の膀胱・直腸の位置挙上が得られたと報告しています．

手術療法

破綻部位を，メッシュとそれに続く組織再生で補強するTVM（tension free vaginal mesh）手術（図13）や，筋膜や靱帯をポリプロピレンテープで補強するTFS（tissue fixation system）手術[19]（図14）があります．2014年4月には，腹腔鏡下仙骨腟固定術（laparoscopic sacrocolpopexy：LSC）が保険収載され，最近，手術件数が増えています．これは腹腔鏡下にメッシュを使用してPOPを修復する手術です[20]．

術後のリスク管理

当院で行われているTFS手術は日帰りのため，手術直後にPTがかかわることはありませんが，他のPOP手術では5～7日間程度入院します．深部静脈血栓症予防のための下肢の軽い運動や体

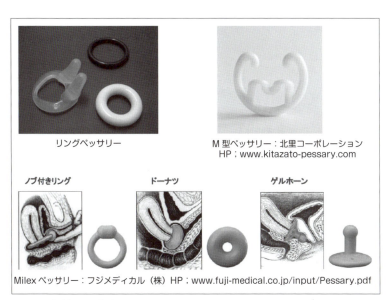

図11　各種リングペッサリー

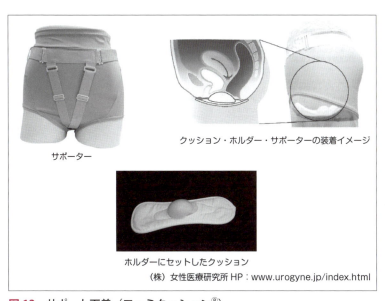

図12　サポート下着（フェミクッション®）

位変換程度は行いますが，積極的な負荷をかけた運動は行いません．術後は外陰部に浮腫やうっ血が生じ，創傷の疼痛が出現する可能性がありますが，持続的な疼痛は慢性疼痛を引き起こす原因にもなりますので，早期の疼痛管理に留意します．

当院で施行しているTFS手術の場合，腟内から移植されたテープ周囲にコラーゲンが造成され新たな靱帯（ネオリガメント：neo-ligament）が完成する術後6週間までは，持続的な腹圧負荷や外陰部の血流障害を助長するような動作・運動は避ける必要があります．四肢関節運動の制限はとくにありませんが，3kg以上の荷物を持たないようにする，便秘や重労働による努責に注意する，草取りなどで持続的に腹圧負荷のかかる蹲踞姿勢は避ける，腹圧のかかる重労働や激しい運動・腹筋運動は避けるよう指導します．また，陰部を刺

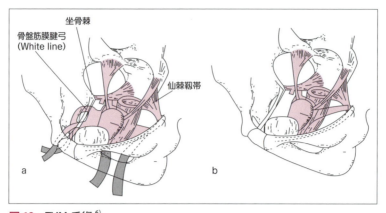

図 13　TVM 手術 [6)]
a：Anterior TVM　b：Posterior TVM

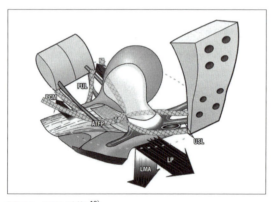

図 14　TFS 手術 [19)]
ポリプロピレンテープ（T）が3つの主要な懸垂靱帯（恥骨尿道靱帯；PUL，仙骨子宮靱帯；USL，骨盤筋膜腱弓；ATFP）を補強するために使用されます

激する自転車やバイクの使用を控え，PFMT は，医師の指示が出てから開始します [2)]．対象者の術後経過によりますが，自己による PFMT は術後1週間から可能です．経過が良好であれば経腟的な指導も可能です．

診察から理学療法を行うまでの流れ―当院の場合―

泌尿器科疾患に対する理学療法は保険適用外です．そのため，個別指導を施行する前に，担当医師が理学療法の必要性，所要時間（1人30分），費用（自費で税込5,400円），経腟触診を伴う指導であることを対象者に書面で説明し，対象者の同意が得られたうえで実施しています（**図15, 16**）．また，対象者のプライバシーを守り安心して臨める環境設定に配慮しています（**図17, 18**）．

> **キーワード**
> **経腟触診**
> 当院では腟からの骨盤底筋群の触診を経腟触診とよんでいます（海外では transvaginal palpation, internal manual examination などと表現されています）．妊婦は基本的に対象としていませんが，希望があれば原則的に経腟触診は行わず理学療法を施行します．

初診の流れ

1. 医師による問診，検査（尿検査，超音波検査，内診など），診察を受け，POP の重症度別の治療法を対象者に説明します．
2. POP が軽度の場合は理学療法のみ，軽度～中

2 女性特有の病態・疾患に対する運動療法

骨盤底リハビリテーションを受けられる方へ

Yokohama Motomachi Women's Clinic LUNA

ID：　　　　氏名：　　　　　　　様

※ 以下の症状の改善・緩和または症状維持目的で骨盤底トレーニング指導を受けることをお勧めします．
- □ 腹圧性尿失禁
- □ 切迫性尿失禁
- □ 混合性尿失禁
- □ 過活動膀胱（尿意切迫感または頻尿）
- □ 頻尿
- □ 便失禁
- □ 骨盤臓器脱
- □ 反復性膀胱炎
- □ 慢性骨盤部痛症候群（骨盤周辺や陰部の痛み）
- □ 女性性機能障害
- □ その他（　　　　　　　　　）

※ 詳しくは，個別指導時にも説明させて頂きます

◆◆場所◆◆
　　LUNA 骨盤底トータルサポートクリニック

◆◆料金◆◆
　　30 分　5,400 円　（税込，保険診療ではなく自費となります）

◆◆服装◆◆
　　着脱しやすい格好　（運動着などに着替える必要はありません）

◆◆内容◆◆
- ・指導するのは，理学療法士です．
- ・初診ではこれまでの経過などをお聞きします．
- ・骨盤底筋群は体外からわかる筋肉ではありませんので，経腟触診（腟から筋肉を触る）をします．
- ・骨盤底筋群の状態によって，必要なプログラムを組み生活指導なども行います．

◆◆その他◆◆
　　不明な点は LUNA 骨盤底トータルサポートクリニックにお問い合わせください．
　　TEL：〇〇〇－〇〇〇－〇〇〇

私は，骨盤底トレーニングを受けることに同意いたします．　　　　年　　月　　日
　　　　　　　　　　　　　　　　　　　　　　　　　　　　　　　署名：

図 15　医師が渡す PFMT の説明書

等度の場合は理学療法＋リングペッサリー療法，重度の場合は手術のケースが多くなります．
3. 手術決定の場合でも，拒否がなければ手術前に数回の理学療法を実施します．
4. 医師の診察時に，説明書に従って理学療法についての説明をします．
5. これに同意した患者が理学療法を受けます．
6. 診察日当日に PT の予約枠が空いていれば当日受ける場合もありますが，基本的には日を改めて予約を取って来院してもらいます．

2 回目以降の流れ

1. リングペッサリーを使用している場合は，医師の診察と理学療法を施行します．
2. リングペッサリーを使用しない場合は，理学療法のみ実施する場合が多くなります．
3. 診察後に理学療法を施行する場合は，電子カルテで診察の状況を確認してから患者に入室してもらいます．リングペッサリーは適切に使用できているか，内診上腟内にトラブル〔傷や出血，帯下（おりもの）の有無など〕はないか，などを確認します．

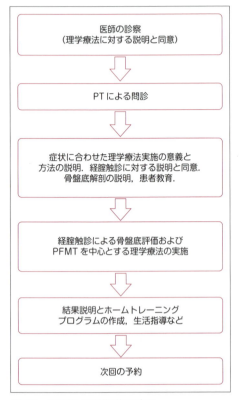

図16 PFMT個別指導の流れ

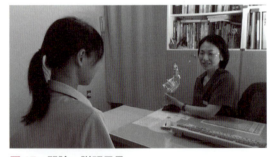

図17 問診・説明風景

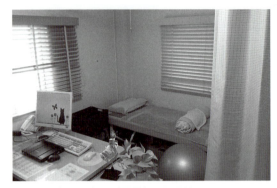

図18 プライバシーに配慮した環境

4. 理学療法のみの場合，視診や触診で問題があれば医師に報告します．院内メールあるいは内線電話でただちに報告します．
5. 理学療法のみではPOPの改善がみられずQOLが低下している場合やPOPの増悪が認められた場合も，その旨をカルテに記載し，治療法の判断を医師に仰ぐようにします．
6. カンファレンスなどは特別設けていませんが，常に電子カルテをチェックして医師と

PT（院内すべてのスタッフ）が情報を共有できるシステムになっており，お互いに問題点や申し送りを記載するようにしています．

問診のポイント[2)]

症状発現と程度・困窮度について

どのような症状が，いつから始まり，どのように経過してきたか，また，どんなときに，どのように症状があるのか，困窮度やLUTS併発の有無等を聴取します．前述したとおりPOPはQOL疾患であるため，個人の困窮度に耳を傾けることが重要です．POP-Q上は軽度であっても「とても気になる」と訴える対象者は多く存在します．QOL評価として，信頼性と妥当性が検証されたprolapse quality of life questionnaire（P-QOL）があります[21)]．

分娩の有無，回数，出生児体重，閉経の有無について

POPのおもな原因である，分娩の有無・回数，経腟分娩か帝王切開かの別，遷延分娩の有無，鉗子または吸引分娩などの器械分娩の有無，出生児体重，閉経の有無，閉経年齢を聴取します．

便秘，喘息，花粉症など骨盤底の負荷となる持病の有無について

骨盤底への負荷となり脆弱化を招く要因である，排便時の過剰な努責，喘息や花粉症などによる持続的な咳・くしゃみ，腰痛などによるコルセットの使用などについて聴取します．

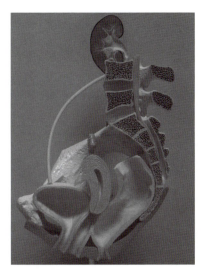

図19　骨盤内模型

POP手術や子宮摘除術の既往について

子宮摘除術はPOPやLUTS発症のリスクとなります[22]．

職業

農業，看護・介護職，店員など，腹圧負荷のかかる職業や立ちっぱなしの仕事をする人にPOPが出現しやすくなります．また，主婦の場合は，まとめ買いをする，重いものを移動するなど，日常的動作・作業で負荷となっているものはないか確認します．

身長，体重，BMI（body mass index）

POPは，BMIが標準以上（25〜30kg/m^2）で2.51倍，肥満（30kg/m^{2}以上）で2.56倍発症し[23]．また，米国国立衛生研究所のWomen's Health Initiative（WHI）は，BMI 30以上の人はPOPのリスクが40〜75％に増加すると報告しています[23]．

信頼関係の構築と対象者教育

他院でPOPを軽視され，医療者への不信感や不満を抱いて当院に辿り着くケースは少なくありません．このような場合，POPは軽度であっても，陰部不快感や下垂感が改善せずに長引かせている場合が多く見受けられます．対象者の主訴に十分に耳を傾け，現状を肯定的に捉えていくことや，いまから始められることを一緒に取り組んでいくことで信頼関係を構築し，PFMTへの前向きな姿勢を促すことが重要です．また，なぜPOPが起きたのか，なぜPFMTが必要なのか（介入意義）を模型（図19）等を使って十分に説明し，対象者教育を初めに行っておくことが大切です．

骨盤底に特化した理学療法評価と運動療法

外陰部の評価

わが国のPTの立場で，直接，外陰部の視診・触診をすることは困難な場合もあるかもしれませんが，POPを評価・指導するうえで非常に重要なポイントです．

外陰部の触診・視診の方法

●対象者の肢位
・ズボン，ショーツはすべて脱いでもらい，背臥位となります．
・背臥位での膝立て位，または膝窩部に直径15〜20cm程度のロールや枕を入れて下肢はリラックスした状態にし，外陰部がよく視診できるようにします（図20）．
・対象者の羞恥心に配慮し，腹部から大腿部にタオルなどをかけます．

●触診の準備
・プラスチックグローブを両手に着用します（図21）．
・外陰部視診時には必ず「拝見します」などと声をかけてから視診します．
・外陰部触診時にも必ず「触れますね」と声をかけてから触診します（細かい配慮が非常に重要です）．

●視診のポイント
・POPの種類・程度を確認します．
・出血やびらん（創）の有無，皮膚発赤の有無，帯下の状態や臭いを確認します．
・腹圧をかけた状態（いきみ，咳等）でのPOPの変化を確認します．
・会陰切開痕の状態（切開部位，切開範囲，瘢痕

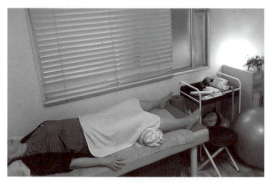

図20 外陰部の視診・触診時の患者のポジション

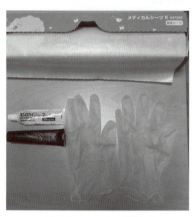

図21 外陰部および経腟触診をする際の準備
プラスチックグローブ，潤滑ゼリー（キシロカインゼリー），ディスポーザブル紙シーツ

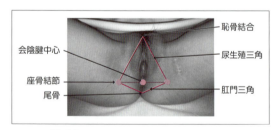

図22 外陰部のランドマーク

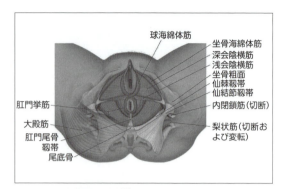

図23 外陰部の触診[24]

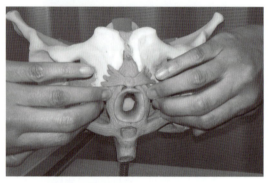

図24 坐骨海面体筋の触診

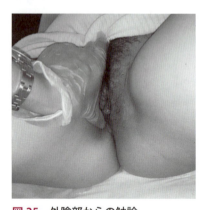

図25 外陰部からの触診

の状態等）を確認します．
- リングが挿入されている場合は，位置が適切かどうか，POPが整復されているかどうかをチェックします．
- 骨盤底の神経支配であるS2〜S4領域（陰部神経）の感覚検査も行います．陰核または肛門の側方を軽く擦ることで肛門挙筋の収縮（反射）を確認でき，反射亢進では中枢神経障害が，反射低下・消失では末梢神経障害が疑われます．

外陰部からの触診による運動療法[2]

- 表層（外陰部）からランドマークをつけ筋を触診します（図22〜24）[24]．
- 恥骨，尾骨，坐骨，尾骨筋，肛門挙筋，浅会陰横筋，坐骨海面体筋を触診します．

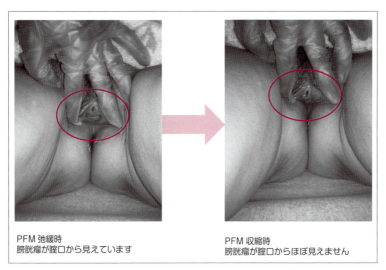

図26 外陰部からみた収縮時のPOP変化

- PFM収縮時に会陰体が頭側方向に挙上するかどうかを確認します．会陰体が外側（遠位）方向に押し出されるような不適切な運動がみられた場合は，会陰体や外陰部からの促通によって正しい運動方向を学習させます（図25）．
- また，適切なPFM収縮では，尾骨先端が腹側方向にわずかに移動することが確認できます．大殿筋や梨状筋の収縮と混同しないように注意します．
- PFM収縮時に，過剰な腹筋群の収縮，大殿筋収縮，内転筋収縮，骨盤後傾等代償運動を伴っていないかどうかを確認します．
- PFM収縮による腟口の閉鎖程度，POPの挙上程度を確認します（図26）．
- 初めは呼気連動でPFM収縮練習をしてもよいのですが，呼吸と連動させずに，会話中でもPFMの収縮・弛緩ができるようトレーニングを進めていきます．

経腟的評価
経腟触診の手順と評価

- 対象者の肢位，触診の準備は「外陰部の評価」と同様に行います．
- プラスチックグローブを両手に着用し，必要な場合は摩擦を軽減し触診痛を予防するために潤滑ゼリーを使用します．あらかじめ対象者にゴムアレルギーやジェルアレルギーがないか確認します（図21）．
- 陰部，腟を触診したときに疼痛がないかどうかを常に対象者に確認します．
- まずはPTの指（第2指）1本を挿入し，可能であれば2本（第2指と第3指）を2～3cm程度挿入します（図27）．
- 肛門側（腟後壁）に触診指の腹側を向け，「肛門を引き込んでみてください」と指示をして肛門挙筋および尾骨筋の反応を確認します（図28，29[25]）．
- 後方（腟後壁）に向けた触診指を少し前方に移動させ，腸骨尾骨筋（図30）および会陰横筋の反応を確認します．
- 次に触診指の腹側を前方（腟前壁）に向け，恥骨尾骨筋の反応を確認します（図31）．
- 触診指2本を縦に外転させて腟を広げ，収縮を指示してPFM筋力を測定します．
- PFMの徒手筋力評価法では，0～5の6段階で評価するOxford grading scale（図32）が，信頼性，妥当性を検証されたものとして世界的に汎用されています[26]．
- 当院では詳細に評価するために，Oxford grading scaleの段階に＋，－を付けて評価しています（図33）．

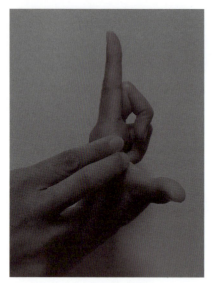

図27 PFMは，筋肉の稜線として処女膜の直上で左右に触れる

第1指と第2指を緊張させてV字を作ると経腟触診時の所見を模倣できます

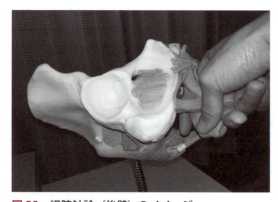

図28 経腟触診（後壁）のイメージ

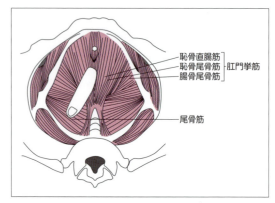

図29 経腟触診（後方部：尾骨筋）[25]

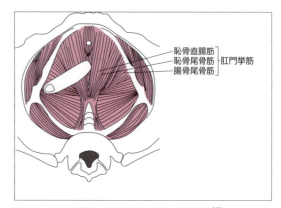

図30 経腟触診（中間部：腸骨尾骨筋）[25]

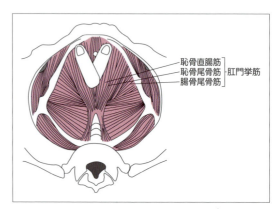

図31 経腟触診（前方部：恥骨尾骨筋）[25]

- 表層の収縮（会陰横筋，恥骨直腸筋）や深層の収縮（恥骨尾骨筋，腸骨尾骨筋），リフティングする運動が可能か否か評価します（**表2**）[27]．
- PFMの求心性収縮，遠心性収縮を評価をします（求心性収縮は可能でも，遠心性収縮ができずに，弛緩するときに急激に弛緩したり押し出したりするケースも多く見受けられます）．
- 急速な筋収縮，収縮の立ち上がり方，筋持久力（同じ筋張力で何秒保持可能か）を評価します
- 咳負荷時など反射的な収縮ができるかどうか評価します
- 指示したタイミングで収縮・弛緩ができるかどうか評価します（coordination機能）

経腟触診による運動療法

- PFM応答がまったくない場合は，イメージトレーニングから開始します．
- 椅子やボールに座位をとり，PFMと横隔膜の

Grade	筋力評価（0〜5の6段階）
0	まったく筋の動きが感じられない（no contraction）
1	収縮としては感じられないが，筋がわずかに動く（flicker）
2	弱いが確かに筋が収縮している（weak contraction）
3	抵抗を加えなければ腟が閉じるまで完全に収縮する（moderate contraction）
4	相当の抵抗を加えてもそれに抗して腟を閉じることができる（good contraction）
5	検査者の指が吸い込まれるような感じで締めつけられる（strong contraction）

図32　Oxford grading scale[26]

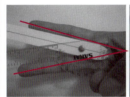 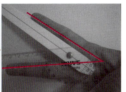

指外転可動域の1/2　　　指外転最大可動域

第2指と第3指を腟内縦に外転させ，（+）（−）を判定する。
例：抵抗をかけて最大外転の1/2以下になれば4−，1/2以上であれば3+と判定。

図33　経腟触診（縦指外転時）

動きをイメージしながら手を連動させてイメージを作ります（図34）．

・PTが対象者の指を握る（フィードバックする）ことによりPFMで触診指を握るイメージができ，筋出力のフィードフォワードが容易になります（運動学習しやすくなります）（図35）．
・筋収縮反応が弱い場合や筋緊張が高い場合は，PTが腟内で指を開きPFMにストレッチをかけると筋収縮の促通が容易になります[28]．
・PFMに，筋硬結や筋短縮などstiffness（硬さ）がある場合は，筋・筋膜リリースや軟部組織モビライゼーション，マッサージ，筋ストレッチング等の手技を用いて十分に筋力発揮できる状態に整えてから筋力増強運動を行うようにします（各手技の詳細は専門書を参照ください）．
・多くのケースでは反射的に収縮させることが困難なので，PFMから収縮をスタートする練習を行います（図36）．
・Oxford grading scale 3以上では，PTの指による抵抗運動により筋力増強運動を行います．
・運動プログラムは個人の能力によりますが，POPの場合，筋持久力を高めるトレーニングを中心に行います．20〜50% MVC（maximum voluntary contraction：最大随意収縮）で5〜10回反復を1セットとし，これを1日3〜5回行います．
・臥位（従重力位）でのPFMの選択的運動が可能になったら，臥位での二重課題→座位や立位（抗重力位）でのPFMの選択的運動→抗重力位での二重課題→ADLでの応用と段階的運動を進めていきます（図37）．

> **キーワード**
>
> **PFMの選択的運動**
> アウターマッスル（とくに股関節内転筋群，大殿筋と腹筋群）など他の筋収縮はさせずにPFMだけを収縮・弛緩させる運動のことです．ダイナミックな運動との組み合わせや応用練習を行う前に，PFMの選択的運動ができるようにし，固有受容感覚を養うことが重要です．

PFMTの応用トレーニング

　従重力位でPFMの選択的運動を確実に獲得できるようになったら，次に応用練習へと進めます．
・擬似的に，咳や笑いなどの腹圧負荷をかけ，

表2　触診可能な筋[27]

筋	収縮形態	検査指の感じ方
肛門挙筋	増張力性	指の遠位で張力の変化（リフティング，挙筋裂口の狭小化と短縮）を感じる
恥骨尾骨筋	増張力性	上方への動きとともに全体的に締めつける
恥骨直腸筋	増張力性	恥骨方向に締めつける（前方にシフト）
腸骨尾骨筋	等尺性	指先で挙筋板の張力変化を感じる
尿生殖隔膜（会陰横筋等）	増張力性	第2指と第3指の近位周辺を締めつけ，腟口が狭小する

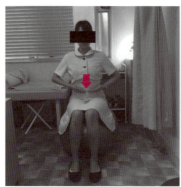

吸気で横隔膜とPFMは下制することを，手で連動させイメージを作ります

呼気で横隔膜とPFMは挙上することを，手で連動させイメージを作ります

図34　呼吸によるPFMと横隔膜の連動イメージトレーニング

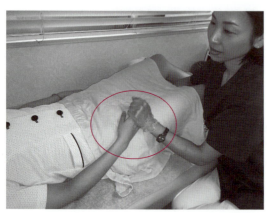

図35　手指からのフィードバックと患者のフィードフォワード[2]

　PTは経腟触診をしながら対象者のPFM収縮状態を手指を握って伝えます

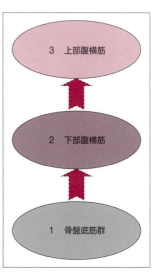

図36　PFMからのスタート練習

　PFMから収縮する感覚を練習します

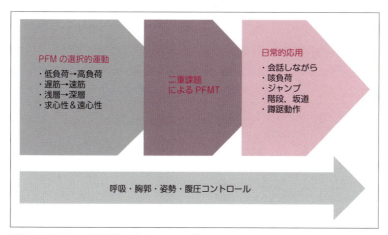

図37　PFMTの段階的なトレーニング

PFMが同時収縮できるように練習します.
・咳や笑いなどでPFMを意識したときと,無防備に咳や笑いなどをしたときの陰部への圧のかかり方の違いを体感してもらいます.
・PFMを収縮させつつ上肢を挙上させる,頸部を回旋させる,下肢を伸展挙上させる(straight leg raising),ブリッジ運動を行う,などの従重力位における二重課題を行います(図38).
・抗重力位でのPFMの選択的運動ができるか否かを評価します(図39).
・抗重力位における二重課題の練習(図40).
・歩行中のPFMの収縮,階段昇降時のPFMの収縮,しゃがみ込みおよび立ち上がり時のPFMの収縮,ジャンプ時のPFMの収縮など,さまざまなADL場面での応用練習を行います.
・二重課題は単純なものから徐々に難易度を上げるようにします(図41).

骨盤底が機能するために必要な身体環境の評価と指導[2]

骨盤底機能を発揮するためには全身的な身体環境が整っている必要があります.LUTSまたはPOPを有する人の多くは骨盤後傾位で仙骨座りをしており,骨盤の前・後傾可動性が低下しています[29](図42).骨盤後傾位では骨盤底に負荷がかかりやすく[30],腰椎前弯減少(骨盤後傾位)とPOPは相関があります[31].このため,骨盤帯に関連する筋(最長筋,腸肋筋,外腹斜筋,内腹斜筋,多裂筋,腹横筋,股関節周囲筋等)の短縮や筋力低下等によるアライメント不良が骨盤底機能に影響していないか評価することが重要です.

呼吸機能の低下により骨盤底機能も低下する[32]ため,横隔膜と骨盤底筋群の連動は重要で,高位胸式呼吸や下位胸式呼吸,腹式呼吸が可能か否か,胸郭・横隔膜の柔軟性・拡張性,腹腔内圧コントロールの状態を評価します.また,骨盤底の活動は,腹横筋の活動と関連しており[33],PFMと腹横筋が適切に連動しているかどうかを評価します.PFMの収縮時に,腹部を膨隆させる,殿部を挙上させる等の代償運動が出現する場合は,PFMの固有受容感覚が養われていない段階であり,身体環境を整え選択的収縮を促通することが優先となります.また,出産経験のある女性では,腹直筋離開(図43)や恥骨結合離開の有無も確認します.

個人の生活スタイルを考慮したトレーニング

個人の生活のなかで最も下垂感があるのはどのようなときなのかを聴取し,そのときのPFMと身体の使い方を指導します.たとえば,床から重い荷物を持ち上げるときに下垂感がある場合は,片膝を床に着き,反対側の立てている膝の上に荷物を載せてから体幹に引き寄せ,その下肢の大腿四頭筋の筋力を使って立位になるよう指導しま

第3章 女性にみられる病態・症状別の運動療法

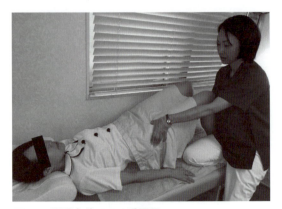

図38 従重力位での二重課題
ブリッジ動作中のPFMの収縮保持練習

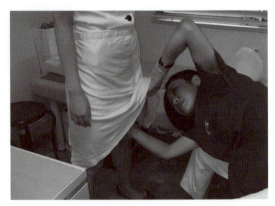

図39 抗重力位でのPFMの収縮と腟口閉鎖，POP挙上の確認

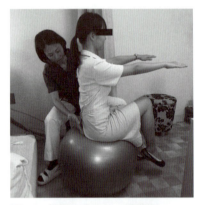

図40 抗重力位での二重課題
適切なPFMの収縮ができているか否かを確認します

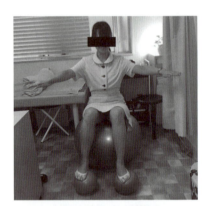

図41 抗重力位での二重課題
不安定な環境でのPFMの運動

す．このとき，必ずPFMに意識を向け，収縮保持させておくことが重要です．ゴルフのスイング時に下垂感があるならば，スイング動作時にPFMを使えるようトレーニングを進めます．

リスク管理

　腹圧だけを高める腹筋運動や，陰部に刺激を与えるエルゴメーターなどの運動は避けたほうがよいでしょう．しかし，POPの程度によって疼痛が生じない場合などはこのかぎりではありません．スクワットなどは容易にPOPを誘発しますので注意しましょう．動作時の下垂感を対象者から必ず聴取しながら進めることが重要です．

　リングペッサリー（以下，リング）使用者の場合は，リングを挿入したままでも抜去した状態でもPFMTは可能です．ただし，POP程度が重度の場合は，PFMよりも遠位にPOPが下垂してしまうことが多いので，PFMを収縮させるとPOPを挟むような状態になります．この場合，POPを用手的に腟内に還納（戻す）してからトレーニングを行いましょう．また，リング使用者では，帯下の増加，臭いの発生，出血が多いので，常に陰部の状態を確認しておくことが重要です．

> **ポイント**
> 　PFMの選択的運動が完成していない時期に高負荷・高レベルな運動を行うと，POPを誘発・増悪させてしまう危険性がありますので，評価をしながら段階的にレベルアップを図ります．いきみや腹圧がかかるような運動は，PFMが十分に使えるようになってから処方します．

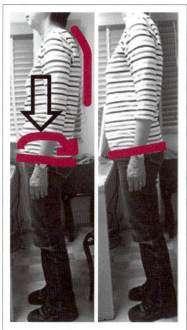

図42 不良姿勢による骨盤底への負荷[29]

指導前，骨盤後傾位で骨盤底にかかる負荷大　指導後，骨盤後傾位が修正されました

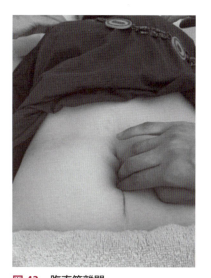

図43 腹直筋離開
腹横筋が機能していない場合が多くみられます

生活指導について

POPの生活指導では，「3ない」指導が重要で，1. 重い物を持たない，2. 便秘でいきまない，3. 体重を増やさない，の3つがポイントとなります[34]．買い物は一度にせず分散して行うようにする，店内は必ずショッピングカートを利用する，重い物の購入は，通信販売やインターネットを利用するなどの工夫が必要です．正しい排便姿勢を指導し，食事指導も行います．体重管理では，必要に応じて体重を記録してチェックしていきます．また，タイトなボディースーツやガードルを着用している場合は，その弊害を説明して外すようにしてもらいます．腰痛ベルトや骨盤ベルトを使用している場合は，適切な位置に着用されているかどうかをチェックします．これらを不適切に使用していると腹腔内圧を高め骨盤底への負荷となりPOP増悪を招く可能性があります．

リングの自己着脱指導について

リングが脱落したときに慌てなくてすむ，帯下や臭い，傷・びらんが発生しにくい，リングを外せばセックスができるなどの理由から自己着脱を基本としています．しかし，リング着脱のコツがつかめずに自己管理が難渋するケースもあり，その場合は，リングを操作するだけの身体能力の有無，リングの着脱姿勢の戦略などを，PTの視点から評価し，その対象者に適した方法を指導しています．たとえば，腹部の脂肪が多く陰部までの上肢のリーチが十分できないために臥位でのリングの挿入が困難な場合は，立位で片足を椅子などに上げ，やや体幹前傾姿勢をとると挿入しやすい場合があります．

（重田　美和）

参考文献

1) 五十嵐智博：手術適応になる尿失禁・骨盤臓器脱とは？．泌尿器ケア 11：12 - 16，2014．

2) 重田美和：骨盤臓器脱と理学療法．理学療法MOOK20 ウィメンズヘルスと理学療法（石井美和子，福井 勉責任編集），三輪書店，2016．
3) Hendrix SL et al：Pelvic organ prolapse in the Women's health initiative：gravity and gravidity. Am J Obstet Gynecol 186（6）：1160-1166,2002．
4) Olsen AL et al：Epidemiology of surgically managed pelvic organ prolapse and urinary incontinence. Obstet Gynecol 89（4）：501-506, 1997．
5) 高橋 悟：骨盤臓器脱 Tension-free Vaginal Mesh（TVM）手術．排尿プラクティス17：330-338, 2009．
6) 五十嵐智博，高橋 悟：骨盤臓器脱．泌尿器外科 24（6）：975-978, 2011．
7) 塩田悦仁訳：カパンジー機能解剖学Ⅲ脊椎・体幹・頭部 原著第6版．医歯薬出版，2008, p73．
8) 竹山政美：骨盤底の解剖．排泄リハビリテーション，第1版，中山書店，2009, pp44-45．
9) Bo K, Berghmans B et al：Pelvic Floor Dysfunction. Physical Therapy for the Pelvic Floor, 2nd Edition, ELSEVIER, 2015, p2．
10) Mant J et al：Epidemiology of genital prolapse：observations from the Oxford Family Planning Association Study. Br J Obstet Gynecol 104：579-585, 1997．
11) 栗林正人ほか：骨盤臓器脱患者における下部尿路機能障害と尿流動態検査．臨床泌尿器科 69（3）：242-247, 2015．
12) Lawewnce JM et al：Prevalence and co-occurrence of pelvic floor disorders in community-dwelling women. Obstet Gynecol 111：678-685, 2008．
13) 日本排尿機能学会女性下部尿路症状診療ガイドライン作成委員会編：女性下部尿路症状診療ガイドライン．リッチヒルメディカル，2013, pp68-69．
14) Dumoulin C et al：Conservative management for female urinary incontinence and pelvic organ prolapse review 2013：Summary of the 5th International Consultation on Incontinence, Neurourol Urodyn 35（1）：15-20, 2014．
15) Piya-Anant M et al：Integrated health research program for the Thai elderly：evidence of genital prolapse and effectiveness of pelvic floor exercise to prevent worsening of genital prolapse in elderly women. J Med Assc Thai 86：509-515, 2003．
16) Jarvis SK et al：Peri-operative physiotherapy improve outcomes for women undergoing incontinence and or prolapse surgery：results of a randomized controlled trial. Aut N Z J Obstet Gynecol 45：300-303, 2005．
17) Hagen S et al：A randomized controlled trial of pelvic floor muscle training for stages Ⅰ and Ⅱ pelvic organ prolapse, Int Urogynecol J Pelvic Floor Dysfunct 20（1）：45-51, 2009．
18) Braekken IH et al：Morphological changes after pelvic floor muscle training measured by 3-dimensional ultrasonography：a randomized controlled trial. Obstet Gynecol 115：317-324, 2010．
19) Petros PP et al：インテグラル理論から考える女性の骨盤底疾患—頻尿・尿失禁・骨盤痛・排便障害を骨盤底機能から考える．丸善出版，2006．
20) 関根仁樹ほか：骨盤臓器脱に対する腹腔鏡手術—今注目されている腹腔鏡下仙骨膣固定術．産科と婦人科 11（37）：1235 − 1241, 2015．
21) Digesu GA et al：P-QOL：a validated questionnaire to assess the symptoms and quality of life of women with urogenital prolapse. Int Urogynecol J Pelvic Floor Dysfunct 16：176-181, 2005．
22) Forsgren C et al：Vaginal hysterectomy and risk of pelvic organ prolapse and stress urinary incontinence. Int Urogynecol J Pelvic Floor Dysfunct 23：43-48, 2012．
23) Jelovsek JE et al：Pelvic organ prolapse. Lancet 369（9566）：1027-1038, 2007．
24) ジョセフ・E・マスコリーノ：筋骨格系の触診マニュアル．ガイアブックス，2013．
25) Anderson R：Evaluation and pelvic floor management of urologic chronic pelvic pain syndromes. Chronic Pelvic Pain and Dysfunction, 301, CHURCHILL LIVINGSTONE, 2012．
26) Frawley HC et al：Reliability of pelvic floor muscle strength assessment using different test positions and tools. Neurourol Urodyn 25：236-242, 2006．
27) Radlinger L, et al：Rehabilitative trainingslehre；erscheinungsform von muskelaktionen. Stuttgart：Thieme, 1998b. より改変引用
28) Gellhorn E：The influence of alternations in posture of the limb on cortically induced movements. Brain 71：26-33, 1948．
29) 重田美和：尿失禁・骨盤臓器脱を予防する！．泌尿器ケア 19（11）：35-41, 2014．
30) Carriere B：The Pelvic Floor. Georg Thieme Verlag, 2006, p263．
31) Nguyen JK et al：Lumbosacral spine and pelvic inlet changes associated with pelvic organ prolapse. Obstet Gynecol 95：332-336, 2000．
32) Carrier B et al：Interdependence of posture and pelvic floor. The Pelvic Floor ,Thieme, 2006, pp68-76．
33) Hodges et al：Postural and respiratory functions of pelvic floor muscles. Nurourol Urodyn 26（3）：362, 2007．
34) 加藤久美子：尿失禁，骨盤臓器脱．ウィメンズヘルスリハビリテーション（ウィメンズヘルス理学療法研究編），メジカルビュー，2014, pp138-156．

4 骨粗鬆症に対する運動療法

骨粗鬆症とは

　骨粗鬆症とは，米国国立衛生研究所（NIH）による定義では「骨密度の低下が特徴的な疾患であり，骨折リスクを増加させる疾患」とされています[1]．このなかで骨強度は，骨密度と骨質の統合を反映するものと表現され，骨粗鬆症の概念に，骨密度に加えて骨質が追加されました[1]．骨密度は，単位面積あるいは単位体積あたりのミネラル量として表され，骨質は，骨の大きさ・形態・微細構造，骨代謝回転，微小損傷の蓄積程度，石灰化の状態およびコラーゲンなど骨基質タンパク質の量・組成・構築により規定されます[2]．骨強度の約70％は骨密度に，約30％は骨質によって規定されています[2]．世界保健機関（WHO）からは，腰椎椎体，股関節，前腕遠位で測定された骨密度をもとに表1のような診断基準が示されています[3, 4]．この診断基準は白人女性をもとに作成されたものですが，他の人種の女性や男性にも適用できます[5, 6]．

> **キーワード**
> **骨代謝回転**
> 破骨細胞による骨吸収と，骨芽細胞による骨形成が循環して生じる過程．

骨粗鬆症に対するPTの役割

　骨粗鬆症に対するPTの役割として，骨粗鬆症に起因する骨折後に，対象者を受傷前のレベルにまで機能回復させることに加えて，骨粗鬆症患者を見つけること，そして骨量減少の一次予防（診断前），二次予防と骨折の予防（骨量減少症あるいは骨粗鬆症の診断後），三次予防とさらなる骨折の予防（骨粗鬆症性骨折後）の役割も担っています[7]．大きく分けると，閉経前は，骨粗鬆症発症のリスクが高い人をスクリーニングすることと一次予防が主となりますが，閉経後は，個々の状況に応じてさらに二次予防，三次予防への対応が必要となるケースが増えます．

骨粗鬆症の予防

　骨粗鬆症の予防には，ライフステージの早い段階からそれぞれの年代や身体状況に応じた対策が必要です．思春期以前においても，身体活動量が骨密度や骨塩量の増加に重要であり[8]，若年期に高い骨密度を獲得しておくことで，後年になって骨密度の低下が生じても，加齢に伴う残存骨量や骨強度を維持する戦略となって，骨粗鬆症の発症や骨折閾値への到達を遅らせることが可能で

表1　WHOによる骨粗鬆症診断基準[3, 4]

正常	骨密度が若年の平均値の1標準偏差以下以内*
骨量減少／骨減少症	骨密度が若年の平均値の1標準偏差～2.5標準偏差以下以内
骨粗鬆症	骨密度が若年の平均値の2.5標準偏差以下
重度な／完成した骨粗鬆症	骨密度が若年の平均値の2.5標準偏差以下で骨の脆弱性が原因で生じた1回以上の骨折の既往歴がある

*骨に関連した疾患を有さない30歳女性の値を若年の平均値とする

2 女性特有の病態・疾患に対する運動療法

表2 骨粗鬆症や骨折リスクの増加に関連する医学的状態[7]

- グルココルチコイド起因性骨粗鬆症
- 嚢胞性線維症
- 臓器移植
- 脳卒中
- 強直性脊椎炎
- がん
- 移動能力障害
- 脊髄損傷
- 筋萎縮
- 脳性麻痺
- 多発性硬化症
- 糖尿病
- 妊娠,授乳
- 女性アスリート三主徴症候群
- 摂食障害
- 無月経
- 腸疾患
- うつ
- HIV感染

表3 骨粗鬆症のリスク因子[7]

- 骨折の既往歴
- 副腎皮質ステロイドの服用
- 女性
- 加齢
- エストロゲン欠乏症
- 白人
- 骨粗鬆症および骨折の家族歴
- 成人の低体重,低BMI,体重減少
- 喫煙
- 運動不足

す[9].骨量は20歳前後でピークを迎えますが,その後,成人期には骨量維持に努め[2],閉経女性は,栄養改善とともに運動指導を積極的に行い,運動習慣を定着させることによって骨粗鬆症に関連した転倒・骨折を予防する必要があります[2].以下の項目では,おもに高齢者を念頭において理学療法評価や運動療法についてご紹介します.

評価

骨粗鬆症および骨粗鬆症性骨折のリスク要因の把握

問診やカルテ等の医学的情報から,骨粗鬆症や骨粗鬆症性骨折のリスク要因の有無を確認します.表2,3に示す要因が,骨粗鬆症やそれに伴う骨折のリスクとなる可能性があります[7].

姿勢

高齢者においては,25歳時点での身長と聴取時の身長の比較が,診断されていない脊椎圧迫骨折のスクリーニングに有用です.25歳時点より

も2〜4cmの短縮によって50%,4cm以上の短縮によって110%,圧迫骨折のオッズ比(ある事象の起こりやすさを2つの群で比較して示す統計学的な尺度)が増加します[10].また立位姿勢から潜在的な脊椎圧迫骨折のスクリーニングが可能です(図1,2)[11].

> **キーワード**
> **脊椎圧迫骨折**
> 高齢者に好発する骨折で,とくに胸腰椎移行部〜腰椎に好発します.転倒や転落,事故など椎体への強い外力によって生じるものは外傷性とよばれ,骨粗鬆症を背景に徐々に進行するものは陳旧性とよばれます.

筋力

徒手筋力検査(MMT)によって,体幹の伸展筋力,肩甲帯周囲の筋力,腹筋群の筋力,下肢の各関節の筋力を測定します.

関節可動域(range of motion:ROM)

バランス保持のストラテジーのために重要な股関節や足関節のROM,頸椎や肩関節などのROMを測定します.また足趾握力に影響する足趾の屈曲ROMも確認します.

バランス

開眼片脚立ちテスト[12],ファンクショナルリーチテスト[13],Berg Balance Scale[14,15]などを用いてバランス能力を定量化します.これらの評価方法については転倒リスクのカットオフ値(基準値)(表4)があり,対象者での測定値との比較が可能です.

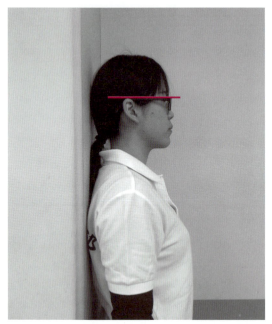

図1 壁−後頭間テスト（wall-occiput test）[11]
潜在する胸椎圧迫骨折をスクリーニングします．背中と踵を壁についた状態で眼裂の外縁と耳介の上縁を水平にしたまま後頭部を壁に接触させることができなければ陽性とします．

歩行能力

10m歩行速度やTimed Up and Go Test（TUG）[15]などを用いて評価します．TUGでも転倒リスクのカットオフ値があります（**表4**）．

リスク管理

高齢者に対する運動療法を行う際には転倒による骨折に注意する必要があります．また，筋力強化を行う場合には，実施中に息を止めてバルサルバ効果による血圧上昇が生じないように注意します．バイタルサインをもとにした運動療法の実施の可否については，アンダーソン・土肥の基準（**表5**）[16]などが参考になります．

具体的な運動療法

骨は，Wolffの法則にしたがって，骨に与えられたメカニカルストレスに適合するように骨梁を形成していきます．骨密度改善や骨量減少の改善

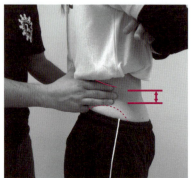
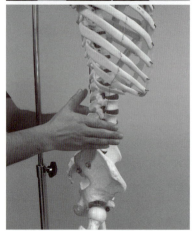

図2 肋骨−骨盤間距離テスト（rib-pelvis distance test）[11]
潜在する腰椎圧迫骨折をスクリーニングします．腋窩中央からの鉛直線上で腸骨稜と胸郭下縁の距離が2横指以下であれば陽性とします．

には，跳躍などのハイインパクトを与える運動負荷が効果的です．米国スポーツ医学会は，思春期以前の女性の骨量の増加および成人女性の骨量の維持のための運動指針として**表6**の内容を示しています[17]．骨粗鬆症患者や高齢者には，片脚立ちや爪先立ちからの踵落とし，早歩きなど，緩やかに体重がかかる，骨に安全なメカニカルストレスを与える方法を行います[18]．具体的なプログラムとしては特定の部位や身体機能を対象としたものではなく，全身的な筋力強化，バランス・体幹機能改善，有酸素運動を取り入れることが望ましいです[18]．

表4 転倒リスクとカットオフ値

開眼片脚立ちテスト[12]	5秒以内
ファンクショナルリーチテスト[13]	15.2cm以下
Berg Balance Scale[14, 15]	45点以下で複数回転倒発生率が増す
	36点以下で複数回転倒発生率がさらに増加
Timed Up and Go Test[15]	至適速度で13.5秒以上
	最大努力下で8.5秒以上の者の20%が転倒経験者

表5 アンダーソン・土肥の運動療法実施基準[16]

Ⅰ 運動を行わないほうがよい場合
- 安静時脈拍数120／分以上
- 拡張期血圧120mmHg以上
- 収縮期血圧200mmHg以上
- 労作狭心症を現在有するもの
- 新鮮心筋梗塞1カ月以内のもの
- うっ血性心不全の所見の明らかなもの
- 心房細動以外の著しい不整脈
- 運動前、安静時にすでに動悸、息切れのあるもの

Ⅱ 途中で運動を中止する場合
- 中等度の呼吸困難、めまい、嘔気、狭心痛などの出現
- 脈拍数が140／分を超えたとき
- 不整脈（期外収縮）が1分間に10回以上出現
- 頻脈性不整脈
- 徐脈の出現
- 収縮期血圧40mmHg以上または拡張期血圧が20mmHg以上上昇したとき

Ⅲ 運動を一時中止し、回復を待って再開する場合
- 脈拍数が運動前の30%以上増加したとき。ただし2分間の安静で10%以下に戻らぬ場合は中止するか、きわめて軽労作のものにきりかえる
- 脈拍数が120／分を超えたとき
- 1分間に10回以下の不整脈（期外収縮）出現
- 軽い動悸、息切れの出現

> **キーワード**
>
> **Wolffの法則**
> 骨にかかる荷重ストレスによって骨の微細構造が影響を受け、骨のモデリングやリモデリングが行われるという法則。
>
> **メカニカルストレス**
> 力学的負荷。ここでは骨への力学的負荷で、生理的な骨形成促進因子となります。大きく圧縮と歪みに大別されます。

筋力強化

骨密度と筋力は相関することが示唆されており、加齢に伴う骨密度の改善に対しては、速筋などを中心とする筋力増強や筋量増加を考慮する必要があります[18]。骨粗鬆症患者や骨量減少者に対しては低負荷の抵抗運動を週2～3回程度行います[18]。

表6 米国スポーツ医学会による骨粗鬆症予防のための運動指針[17]

	小児〜思春期	成人
方法	体操，プライオメトリック運動，ジャンプなどの衝撃負荷の加わる運動や中等度の抵抗運動．ランニングやジャンプを含むスポーツ（サッカーやバスケットボールなど）への参加は有益であると思われるが，科学的根拠は乏しい．	荷重下での持久的な運動（テニス，階段昇降，少なくとも歩行のあいだに間欠的に行うジョギング），ジャンプを含む運動（バレーボール，バスケットボール）や抵抗運動（ウエイトリフティング）
強度	骨への負荷の観点からは高強度．安全上，抵抗運動は1回最大挙上重量の60%以下の負荷にすべきである．	骨への負荷の観点からは中等度〜高強度
頻度	最低週3日	荷重下での持久的な運動は週3〜5回，抵抗運動は週2〜3回
期間	1回10〜20分（1日2回以上の実施はより効果的）	荷重下での持久的な運動，ジャンプを含む運動，大きな筋群をターゲットとした抵抗運動を組み合わせて1日30〜60分

> **ポイント**
> **開放性運動連鎖（OKC）での筋力強化**
> 重錘やゴムバンドなどの負荷を用いた単関節の運動を行います．負荷をかける際には過負荷にならないように注意します．可能な範囲で遠心性収縮も利用した筋力強化を行います（図3, 4）．

> **ポイント**
> **閉鎖性運動連鎖（CKC）での筋力強化**
> より実際の動作場面に近い状況を想定し，また多関節の協調的な運動を目的としてCKCでの筋力強化を行います（図5）．

バランストレーニング

近年，安全かつ簡便に行える片脚立ちのトレーニング方法としてダイナミックフラミンゴ療法（Dynamic Flamingo Therapy；DFT）（図6）があります[19]．DFTでは1回1分，1日3回の片脚立ちで大腿骨頭にかかる負荷量は，160分間の歩行でかかる負荷量に匹敵します[11]．安全に配慮したうえで，タンデム立位（図7）や不安定板・バランスパッドなどを用いたバランストレーニングも行います（図8）．また静的なバランスだけでなく動的なバランストレーニング（図9）やタンデム歩行，横歩き，後ろ歩きなどを対象者の能

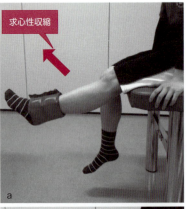
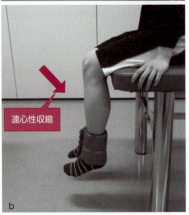

図3 OKCでの筋力強化（例：膝関節伸展）

重錘ベルトを用いたトレーニング例．aのように膝屈曲時にも重力に任せて屈曲するのではなく，負荷に抗しながらゆっくりと屈曲させ，遠心性収縮での運動も行います．

2 女性特有の病態・疾患に対する運動療法

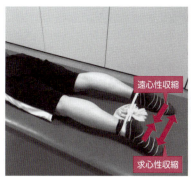

図4 OKC での筋力強化（例：股関節外転）
ゴムバンドを用いたトレーニング例．図3と同様に股関節内転していく際にゴムの張力に任せて内転するのではなく，ゴムの張力による負荷を制御しながら股関節外転筋を遠心性収縮させる運動も行います．

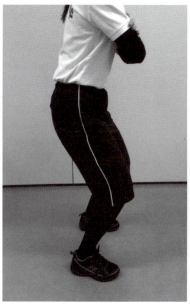

図5 CKC での筋力強化
荷重下での下肢の筋力強化を行います．OKC での筋力強化同様に求心性収縮だけでなく遠心性収縮での運動も考慮して行います．

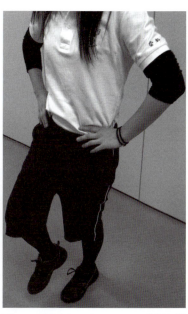

図6 ダイナミックフラミンゴ療法[19]
視線を前方に向け，手を腰に当てます．支持側の足部の上に下肢，骨盤，体幹，頭部が一直線になるように立ち，バランスを保ちます．

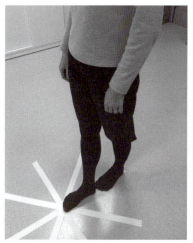

図7 タンデム立位

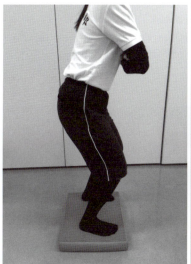

図8 バランストレーニング
不安定板やバランスパッドなどを用いてバランスを制御する課題を行います．

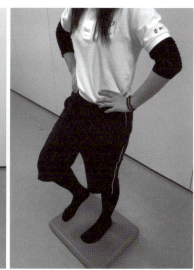

力に応じて取り入れます．

歩行

骨へのメカニカルストレスを期待する場合には，速いペースかつ高強度で行う必要があります．健康維持のためには，1週間当たり5〜8kmの歩行や，週5回，最低30分程度の歩行が理想的です．また階段の昇り動作では平地歩行の約3倍，電車やバスの中での立位は安静時の約2倍の負荷が骨に加わります[18]．

223

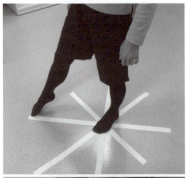

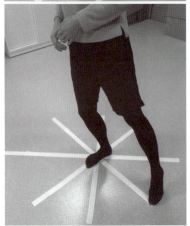

図9 動的バランストレーニング
さまざまな距離・方向を設定し，一方の下肢で片脚起立し，もう一方の下肢で設定された目標に足趾でタッチするようにリーチします．

EBM

- 身体活動が活発な者では骨粗鬆症に関連した骨折の発生が少ない[25]．
- 閉経後の女性は，歩行や太極拳などの荷重下での軽度の運動によって腰椎骨密度が有意に増加し，ジョギング，ダンス，ジャンプなどの荷重下での高強度の運動によって大腿骨近位部の骨密度が増加しました．また両者の組み合わせによって両部位の骨密度が増加しました[26]．
- 閉経後の女性に対する，週3回，12カ月間の高衝撃負荷を含む運動プログラムによって大腿骨頸部の骨量は増加しましたが，膝の関節軟骨の生化学的変化は認められませんでした．
- 一般中高年者のセルフエクササイズとしては歩行が最もリスクが低く，大腿骨頸部の骨密度の増加も期待できるため適切であるといえます[27]．
- ヒッププロテクターは，転倒骨折リスクの高い集団，とくに介護施設入居高齢者において大腿骨近位部骨折の予防に有効です[28, 29]．

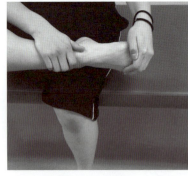 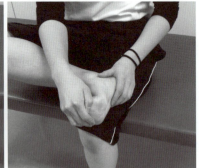

図10 足趾のROM運動
足趾の屈曲（左）および伸展（右）のストレッチを行います．

足趾のROM運動と足趾握力強化

足趾握力はバランスや歩行能力との関連が多く報告されており，足趾握力が強いほどTUGの結果が速くなります[20]．足趾握力は足趾の屈曲可動性と関連しており[21]，足趾の屈曲可動性が低下しているものに対してはまずその改善を図ります（図10）．また足趾の屈曲自動運動や足趾でビー玉をつかむなどの巧緻性を高める運動，足趾でタオルをたぐりよせる運動などを行います（図11）．

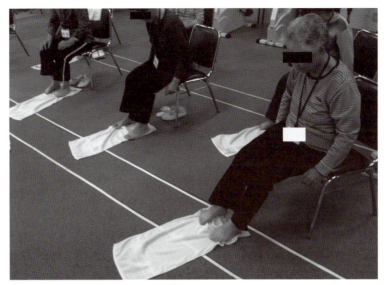

図 11 タオルを用いた足趾の運動
床に置いたタオルを足趾を屈曲することによってたぐり寄せます．

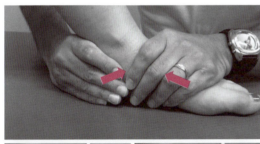

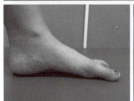 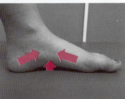

図 12　Short Foot Exercise[23]
足趾を屈曲させずに足部の縦アーチ，横アーチを活性化させます．最初は PT が足背にコンタクトし，足部のアーチを高めるように他動的にガイドし，対象者に力の入れ方をイメージしてもらいながら方法を学習させます（上）．徐々に自動介助運動から自動運動で行うように進めます（下）．

Short Foot Exercise

足趾の可動性改善や足趾握力の強化とともに，足部の内在筋の筋力強化がバランスの改善に効果的です[22]．足部の内在筋の筋力強化は Short Foot Exercise という方法を用いて行います（**図 12**）[23]．

その他

自立度の高い高齢者に対しては，運動による転倒予防の効果が示唆されていますが，入院中や施設入所中の自立度の低い高齢者の転倒予防あるいは転倒に伴う骨折予防には，環境設定，施設職員の啓発，ヒッププロテクターの使用など包括的なアプローチを検討する必要があります[24]．

（瓜谷　大輔）

参考文献

1) NIH Consensus Development Panel：Osteoporosis prevention, diagnosis, and therapy. JAMA 285（6）：785-795, 2001.
2) 服部耕治：Ⅲ．年代別の特徴と障害（概論）．ウィメンズヘルスリハビリテーション（ウィメンズヘルス理学療法研究会編），メジカルビュー社，2014，pp118-137.
3) Kanis JA et al：The diagnosis of osteoporosis. J Bone Miner Res 9（8）：1137-1141, 1994.

4) World Health Organization：Assessment of fracture risk and its application to screening for postmenopausal osteoporosis. Report of a WHO Study Group. World Health Organization technical report series 843：1-129, 1994.
5) Liao EY et al：Establishment and evaluation of bone mineral density reference databases appropriate for diagnosis and evaluation of osteoporosis in Chinese women. J Bone Miner Metab 21（3）：184-192, 2003.
6) Vallarta-Ast N et al：Densitometric diagnosis of osteoporosis in men：effect of measurement site and normative database. J Clin Densitom 5（4）：383-389, 2002.
7) Shipp KM：Osteoporosis：Physical Therapy Prevention and Intervention, Women's Health in Physical Therapy（Irion JM, Irion GL, eds）．Lippincott Williams & Wilkins, 2010, pp 474-504.
8) Ondrak KS, Morgan DW：Physical activity, calcium intake and bone health in children and adolescents. Sports Med 37（7）：587-600, 2007.
9) 骨粗鬆症の予防と治療ガイドライン作成委員会：骨粗鬆症の予防と治療ガイドライン2015年版．ライフサイエンス出版, 2015, pp43-52.
10) Vogt TM et al：Vertebral fracture prevalence among women screened for the Fracture Intervention Trial and a simple clinical tool to screen for undiagnosed vertebral fractures. Fracture Intervention Trial Research Group. Mayo Clin Proc 75（9）：888-896, 2000.
11) Green AD et al：Does this woman have osteoporosis?. JAMA 292（23）：2890-2900, 2004.
12) Vellas BJ et al：One-leg balance is an important predictor of injurious falls in older persons. J Am Geriatr Soc 45（6）：735-738, 1997.
13) Duncan PW et al：Functional reach：predictive validity in a sample of elderly male veterans. J Gerontol 47（3）：M93-98, 1992.
14) Berg K et al：Measuring balance in the elderly：preliminary development of an instrument. Physiother Can 41（6）：304-311, 1989.
15) Shumway-Cook A et al：Predicting the probability for falls in community-dwelling older adults using the Timed Up & Go Test. Phys Ther 80（9）：896-903, 2000.
16) 土肥信之：リハビリテーションの臨床とケア．ライフ・サイエンス・センター, 1987, pp89-90.
17) Kohrt WM et al：American College of Sports Medicine Position Stand：physical activity and bone health. Med Sci Sports Exerc 36（11）：1985-1996, 2004.
18) 李 相潤：Ⅳ．女性の疾患・症状に対するリハビリテーション．ウィメンズヘルスリハビリテーション（ウィメンズヘルス理学療法研究会編），メジカルビュー社, 2014, pp272-282.
19) 阪本桂造：治療としてのダイナミックフラミンゴ療法．Clinical Calcium 18（11）：52-57, 2008.
20) Uritani D et al：The Relationship Between Toe Grip Strength and Dynamic Balance or Functional Mobility Among Community-Dwelling Older Japanese People：A Cross-Sectional Study. J Aging Phys Act 24（3）：459-464, 2016.
21) Uritani D et al：Associations between toe grip strength and hallux valgus, toe curl ability, and foot arch height in Japanese adults aged 20 to 79 years：a cross-sectional study. J Foot Ankle Res 8：18, 2005.
22) Lynn SK et al Differences in static- and dynamic-balance task performance after 4 weeks of intrinsic-foot-muscle training：the short-foot exercise versus the towel-curl exercise. J Sport Rehabil 21（4）：327-333, 2012.
23) Page P et al：Sensorimotor Training. Assessment and treatment of muscle imbalance. Human Kinetics, 2010, pp157-172.
24) 川上 治ほか：高齢者における転倒・骨折の疫学と予防．老年医学 43（1）：7-18, 2006.
25) Moayyeri A：The association between physical activity and osteoporotic fractures：a review of the evidence and implications for future research. Ann Epidemiol 18（11）：827-835, 2008.
26) Howe TE et al：Exercise for preventing and treating osteoporosis in postmenopausal women. Cochrane Database Syst Rev（7）：CD000333, 2011.
27) Martyn-St James M, Carroll S：Meta-analysis of walking for preservation of bone mineral density in postmenopausal women. Bone 43（3）：521-531, 2008.
28) Koike T et al：External hip protectors are effective for the elderly with higher-than-average risk factors for hip fractures. Osteoporos Int 20（9）：1613-1620, 2009.
29) 原田 敦：ヒッププロテクターの骨折予防効果．日医雑誌 137：2286, 2009.

第3章 女性にみられる病態・症状別の運動療法

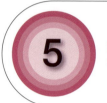

5 変形性関節症に対する運動療法

変形性関節症とは

　変形性関節症（osteoarthritis：OA）は，加齢に伴って関節軟骨の変性・摩耗・破壊が生じ，それに続発して発症する，関節辺縁や軟骨下骨における骨の反応性増殖を伴う関節構成体の慢性退行性疾患[1]と定義されています．膝関節に発症する変形性膝関節症（膝OA）は，わが国の60歳以上では，男性は47％，女性に至っては70.2％の有病率です[2]．OAのうち，外傷等，関節変性の明らかな原因のないものを一次性OA，関節変性の原因と思われる明らかな外傷等があるものを二次性OAといいます．

OAに対するPTの役割

　OAにおいては，若いうちからの発症の予防が重要ですが，発症後は，進行を遅らせ，重症化を防ぐことが重要になります．しかし，重症化してしまった場合は，膝関節機能の維持や鎮痛など，対症的な理学療法が主になります．具体的なアプローチとして重要な点は，関節に加わる応力を小さくして，メカニカルストレスを軽減させることです．応力を小さくするには，関節に加わる力を小さくするか，力が加わる面積を大きくするかの2通りの手段が考えられます．本項ではとくに私たちが頻繁に遭遇する膝OAについて述べます．

> **キーワード**
> 応力
> 単位面積当たりに加わる力．

評価

痛み
　痛みが生じた時期，安静時痛の有無，運動時痛の有無，圧痛の有無を確認します．痛みを聴取する場合には，いつ，どこに，どんな痛みが生じるのかを確認します．また可能であれば対象者自身に，痛みが生じる動作を再現してもらう．あるいは，痛みが生じる部位を指で示してもらいます．一般に，起床直後や動作開始時などにこわばりや痛みを感じ，その後は徐々に痛みが消失するという訴えが多いのですが，重症化してくると，常時痛む，体重がかかると痛むなど痛みの訴えが強くなり，多様化してきます．

画像所見
　画像所見から膝の変形の程度やOAの重症度などを確認します．重症度の評価にはKellgren-Lawrence grade（**表1**）[3]などが用いられます．

アライメント
　ミクリッツ線などを参考に，立位で過度な内・外反がみられないか視診で確認します．また画像所見から大腿脛骨角などを確認します．

> **キーワード**
> ミクリッツ線
> 大腿骨頭中心と足関節中心を結んだ線．膝関節での通過位置で下肢のアライメントを評価します．正常では膝蓋骨上を通過します．

> **キーワード**
> 大腿脛骨角（Femorotibial Angle：FTA）
> 大腿骨と脛骨骨幹部の長軸のなす外側角．正常成人のFTAの正常値は約170〜175°とされています．

2 女性特有の病態・疾患に対する運動療法

表1 Kellgren-Lawrence grade[3]

グレード	分類	所見
0	正常	OAの所見なし
I	疑わしい	微小な骨棘
II	軽度	はっきりとした骨棘，関節列隙幅は正常
III	中等度	中等度の関節列隙狭小化
IV	重度	関節列隙の大幅な狭小化，軟骨下骨の硬化

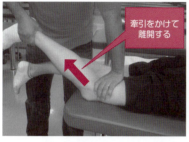

図1 関節副運動検査（関節の遊び）
大腿脛骨関節は最大緩みの位置（軽度屈曲位）とします．一方の手で大腿骨遠位を固定し，もう一方の手で，下腿を通じて脛骨側の膝関節面に垂直方向に牽引をし，弱い力で関節を離開します．健側と関節の遊びの程度を比較します．

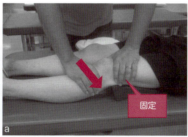 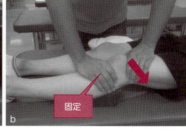

図2 関節副運動検査（構成運動）
膝関節屈曲に必要な構成運動である大腿骨に対する脛骨の後方滑り（a）と膝関節伸展に必要な構成運動である大腿骨に対する脛骨の前方滑り（b）を確認します．bの脛骨の前方滑りは，脛骨に対して大腿骨を後方に滑らせることで相対的に脛骨前方滑りを確認しています．大腿脛骨関節は最大緩みの位置とします．一方の手を関節のすぐ遠位に置き，もう一方を関節のすぐ近位に置きます．一方の手でしっかり固定をしながら，他方の手で，脛骨側の関節面に平行に，矢印の方向へ弱い力を加えて関節の滑りを確認します．

触診
内側広筋の萎縮の有無や膝蓋跳動の確認によって膝関節の腫脹の有無を確認します．また膝関節に作用する筋の筋緊張の程度を確認します．

関節可動域（range of motion：ROM）
参考可動域や健側との比較を行います．またend feel（最終域感）も確認します．膝関節だけでなく股関節や足関節のROMも確認します．

筋長検査
膝関節に作用する筋，とくに二関節筋である大腿直筋やハムストリングスの筋長を，下肢伸展挙上（straight leg raising：SLR）やトーマステスト（Thomas test）などによって確認します．

関節副運動検査（図1，2）
大腿脛骨関節の遊びや構成運動（滑り）の程度を健側と比較します．

膝蓋骨の可動性（図3，4）
膝蓋骨の左右への滑り（遊び）と上下方向への滑りを確認します．

> **ポイント**
> 膝関節の屈曲/伸展の際には，大腿脛骨関節の動きだけでなく，膝蓋骨の大腿骨上での下方滑り/上方滑りが必要です．関節の退行性変化は膝蓋大腿関節にも生じ，膝蓋大腿関節の可動性が低下することによって膝関節の屈伸に制限をきたすことがあります．

筋力
徒手筋力検査（MMT）によって健側と比較します．膝関節だけでなく股関節や足関節も確認しておきます．女性においては，股関節外旋筋力の低下によって膝関節の内旋・外反が生じやすく，二次性の膝OAの原因となりうる膝関節外傷の

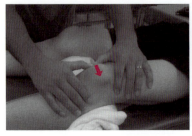 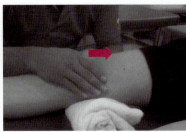 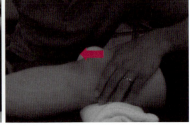

図3　膝蓋大腿関節の遊びの確認
膝関節伸展位で大腿四頭筋をリラックスさせます．検者の母指で内・外側から膝蓋骨を滑らせて膝蓋大腿関節の遊びを確認します．

図4　膝蓋骨の上下方向への滑り
膝関節伸展位で大腿四頭筋をリラックスさせます．検者の母指と示指のあいだの水かきの部分で膝蓋骨を上下方向に滑らせます．

一因となることが指摘されています[4]．量的な評価だけでなく代償動作の有無や伸展不全の有無なども確認します．

> **キーワード**
> **伸展不全（Extension Lag）**
> 伸筋不全（Extensor Lag）とよばれることもあります．他動的には膝関節完全伸展は可能ですが，抗重力位での自動伸展で生じる最終伸展域15〜20°程度の伸展制限を指します．大腿四頭筋力低下のある者において，膝最終伸展域で膝より遠位に生じる外的（屈曲）トルクに対して，大腿四頭筋による内的（伸展）トルクが相対的に小さいために生じます．

関節弛緩性テスト

前方引き出しテストまたはラックマンテストによって大腿脛骨関節の前方への弛緩性を，後方引き出しテストによって後方への弛緩性を確認します．また膝関節内・外反ストレステストによって膝関節の側方への動揺性を確認します．

形態計測

大腿周径を計測し，健側と患側を比較します．

動作・歩行分析

先述のように，どのような動作のどの時点で痛みが生じるのか確認します．また痛みやROM制限によって制限されている動作や，その動作の実施方法について確認します．歩行の際も痛みの確認を行います．膝OAでは歩行時に初期接地から荷重応答期に膝関節が急激に外側に変位する，外側（内反）スラスト（図5）を呈することが多くみられます．

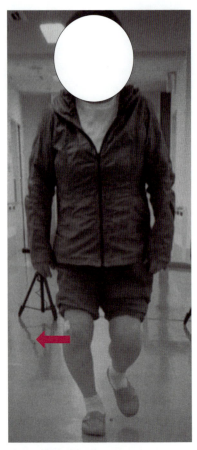

図5　外側（内反）スラスト
歩行時に初期接地から荷重応答期に膝関節が急激に外側に変位する現象

> **キーワード**
> **外側（内反）スラスト（lateral thrust）**
> 歩行の初期接地から荷重応答期にかけて生じる膝の外側への急激な変位．

> **EBM**
> - 内反スラストを呈する膝 OA 患者群では，そうでない群よりも歩行時の膝関節痛が有意に多くみられました[13]．
> - 内反スラストは，Japanese Knee Osteoarthritis Measure における痛み・こわばりのスコアと有意に関連していました[14]．

日常生活活動（activities of daily living：ADL）

ADL の実行状況を聴取し，膝の痛みや ROM 制限などが ADL に与えている影響について検討します．

リスク管理

高齢者が筋力増強運動を行う際には，息を止めることによって生じるバルサルバ効果の結果として血圧が過度に上昇しないように注意する必要があります．また運動時の膝の痛みに注意し，運動時の負荷や運動範囲，運動様式（等尺性運動）などを工夫する必要があります．膝関節の変形が強い場合や左右への動揺が大きい場合は，筋力が強いほど OA が進行するため[5]，膝関節の理学的所見をもとに運動療法の選択に注意を払う必要があります．

具体的な運動療法

膝 OA に対する運動療法の実施で重要なことは，薬物治療と非薬物治療を組み合わせたうえで，多面的なアプローチが必要であるということです（表 2, 3）[6,7]．2013 年の米国整形外科学会（AAOS）の膝 OA の診療ガイドライン第 2 版[8] によると，膝 OA の保存的治療において，自己管理プログラムへの参加，筋力強化，低負荷有酸素運動，神経筋再教育を実施し，ガイドラインに沿った身体活動量を維持することが「強く推奨」されています．

> **EBM**
> - 定期的に実施され，専門家の監視下で行われた運動プログラムは，膝 OA に関連する疼痛および身体機能の改善に短期的効果が認められますが，長期的効果については十分なエビデンスがありません[11]．
> - 介入方法による，膝 OA の運動プログラムの効果の違いについては，疼痛に対しても機能障害に対しても，個別治療，集団での運動，自主練習のあいだに差はありませんでした[11]．
> - 週 3 回，4 カ月間の中等度の強度の運動療法によって，膝 OA のリスクをもつ者（内側半月板切除術施行者）のグリコサミノグリカンの組成が改善しました．

軟部組織に対する治療

ROM 制限の原因が筋緊張の亢進や筋の短縮にある場合は，軟部組織モビライゼーションやストレッチングによって筋緊張の軽減や筋の伸長を図ります．

関節モビライゼーション

ROM 制限の原因が関節包内運動の減少にある場合は，関節モビライゼーションを実施します．関節副運動検査と同じ方法で，加える力を強くすることによって治療を行います（図 1, 2）．膝蓋大腿関節についても同様に，検査と同じ方法で，加える力を強くすることによって治療します（図 3, 4）．

ROM 運動

上述のような ROM 制限の原因に対して治療し，対象者が，ADL，仕事，その他の動作で必要な ROM を獲得することを目標に ROM 運動を行います．

筋力強化

大腿四頭筋を中心に，膝関節に作用する筋をトレーニングします．対象者の筋力や痛みなどを考慮しながら，等尺性収縮・遠心性収縮での運動や，開放性運動連鎖（open kinetic chain：OKC）・閉鎖性運動連鎖（closed kinetic chain：CKC）での筋力強化を検討します．

> **EBM**
> - 女性の大腿四頭筋筋力下位 1/3 の群は，上位 1/3 の群と比較して，膝関節全体の関節裂隙の狭小化が有意に著明でした[12]．

表2　OARSI expert consensus（理学療法に関連する記述を一部抜粋）[6]

- OAの適切な管理には薬物療法と非薬物療法の併用が重要である．
- すべての膝OA患者に対して，治療の目的と生活様式の変更，運動療法，歩調，歩行速度の調整，減量，および損傷した関節への負担を軽減する方法に関する情報を提供し，患者教育を行う．最初は，医療従事者により提供される受動的な治療ではなく，自己管理と患者主体の治療に重点をおき，その後，非薬物療法の積極的な順守を奨励する．
- 症候性の膝OA患者については，疼痛緩和および身体機能を改善するための適切な運動療法について，PTによる評価と指示・助言を受けさせることが有益である．これによって杖や歩行器など歩行補助具の適切な提供が可能となる．
- 膝OA患者には，定期的な有酸素運動，筋力強化トレーニング，ROM運動を実施し，これらを継続することが重要である．
- 体重の過多な膝OA患者については，減量し，それを維持することが重要である．
- 歩行補助具によって膝OA患者の疼痛軽減が可能である．患者には健側の手で杖を最適に使用できるように指導すること．両側性の場合はフレームまたは車輪付きの歩行器が望ましい．
- 軽度～中等度の膝関節内反または外反がみられる患者において，膝装具は，疼痛を緩和し，安定性を改善し，転倒リスクを軽減させる．
- 膝OA患者には，履物についての適切な助言を与えること．膝OA患者では，足底板の使用によって疼痛を軽減し，歩行を改善することが可能である．内側型膝OA患者の一部に対しては，外側楔状足底板が症状軽減に有効である．
- 温熱療法は症状軽減に有効である．
- 経皮的電気刺激療法（TENS）は一部の膝OA患者に対して疼痛コントロールの一助となる．

表3　米国老年医学会による膝OAの運動療法に対する勧告[7]

Ⅰ．柔軟性運動
静的柔軟性運動：疼痛や炎症があるときは避ける．疼痛が少なければ毎日，運動前に温めリラックスして，ゆっくり，やや抵抗を感じる範囲で，最終域で10～30秒保持する．

Ⅱ．筋力強化運動
等尺性筋力増強運動：息を止めずに低負荷で最大収縮の30％から徐々に上げていき，75％で6秒間保持する．回数は1回から8～10回まで体力に応じて行う．10秒を超える収縮は血圧を上げるので避け，1日2回から徐々に5～10回まで増やし，毎日実施する．
等張性筋力増強運動：最大収縮の40～60％まで息を止めず，筋疲労のない範囲で1セット4～10回を週に2～3行う．

Ⅲ．有酸素運動
低負荷の運動（自転車，歩行，水泳，太極拳など）やトレッドミルなど道具を使用した運動で，とくに水中歩行が推奨される．

> **ポイント**
> 変形の著明な場合や左右の動揺性が大きい場合には，筋力が強いほどOAの進行が早くなる可能性も示唆されており[5]，理学的所見の結果によって等尺性運動を選択するなどの配慮も必要です．

OKCでの筋力強化

足関節に重錘やゴムバンド等で負荷を加え，膝の伸筋を中心に強化します．膝伸展時のみでなく，屈曲時にも遠心性収縮を利用して強化を行います（）．

CKCでの筋力強化

可能な場合は，対象者に必要な，より機能的な状況に近似させて，立位でのスクワットなど，荷重下での筋力強化も積極的に行います．複数の筋・関節を協調的に働かせることができます（図7）．

2 女性特有の病態・疾患に対する運動療法

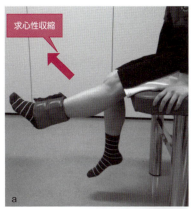

求心性収縮

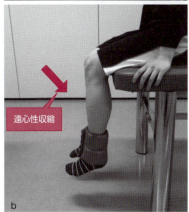

遠心性収縮

図6 OKCでの筋力強化（例：膝関節伸展）

重錘ベルトを用いたトレーニング例．aのように膝屈曲時にも，重力に任せて屈曲するのではなく，負荷に抗しながらゆっくりと屈曲させ，遠心性収縮での運動も行います．

股関節周囲筋の筋力強化

荷重下で股関節が内転・内旋することによって生じる膝関節内旋・外反を制動するために，中殿筋後部線維など股関節外転・外旋筋群のトレーニングを行います（図8, 9）．

神経筋協調性トレーニング

神経筋協調性トレーニングは，二次性OAの原因となる膝関節の外傷予防に効果的です[9]．不安定板やバランスパッドなどを用いてバランスを保つ運動などを行います（図10）．高齢者に対して行う場合は転倒しないように注意して行います．

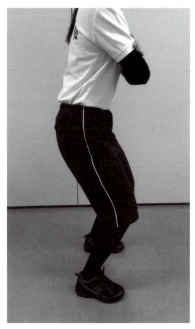

図7 CKCでの筋力強化

荷重下での下肢の筋力強化を行います．OKCでの筋力強化同様に，求心性収縮だけでなく遠心性収縮での運動も考慮して行います．

> **EBM**
> ● ハンドボール選手を対象とした研究で，ウォーミングアップに神経筋協調性トレーニングを取り入れた群では，シーズン中の膝関節外傷が50％減少し，前十字靱帯（ACL）損傷は70％減少しました[9]．

有酸素運動

体重減量のために有酸素運動が推奨されます．ウォーキングや，可能な場合は，軽いランニング，エアロバイク，水中での歩行などを行います．

> **ポイント**
> AAOSによる膝OAの診療ガイドライン第2版[8]では，BMI25以上の者に対しては，体重の減量が中等度で推奨されています．Christensenら[10]は，20週間以内に5％の減量を達成した膝OA患者において能力障害の改善がみられたと報告しており，AAOSのガイドラインでも，減量の目標として体重の5％と掲げています．

対象者指導

OAの進行予防，膝関節の機能・能力の維持の

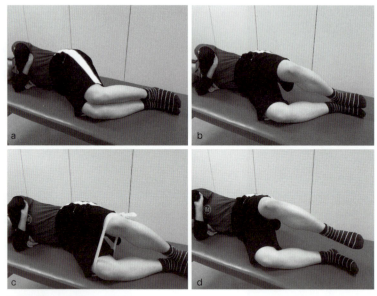

図8 Clam shell exercise
　対象者は側臥位で股関節軽度屈曲位・膝関節軽度屈曲位をとり（a），足部は合わせた状態で骨盤が回旋を生じない範囲で開排します（b）．ゴムバンドを用いたり（c），足部を浮かせた状態で開排したりする（d）ことによって負荷を与えることができます．

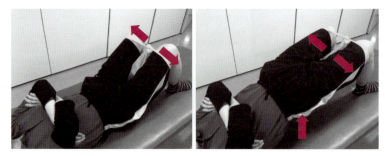

図9　ブリッジ運動
　膝関節近位に巻いたゴムバンドを伸長させ，その状態を保ったまま殿部の挙上/下制を行うことで，股関節外転・外旋筋を収縮させながら股関節の運動を行います．

ためにセルフエクササイズを指導します．生活習慣の留意点としては，可能なかぎり和式の動作は避け，関節にかかるメカニカルストレスを軽減します．そのうえで，対象者の身体の状況と住環境に応じた ADL の適切な方法を指導します．

その他

　対象者の状況に応じた鎮痛・抗炎症の手段として，物理療法や歩行補助具の使用，装具の使用，足底板の作成などを検討します（**表2**）．

〈瓜谷　大輔〉

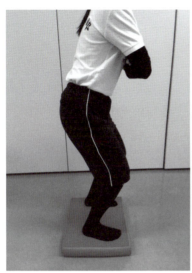
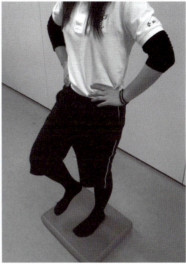

図10 神経筋協調性トレーニング
不安定板やバランスパッドなどを用いて，CKCの運動や動的にバランスを制御する課題を行います．

参考文献

1) Altman R et al：Development of criteria for the classification and reporting of osteoarthritis. Classification of osteoarthritis of the knee. Diagnostic and Therapeutic Criteria Committee of the American Rheumatism Association. Arthritis Rheum 29（8）：1039-1049, 1986.
2) Muraki S et al：Prevalence of radiographic knee osteoarthritis and its association with knee pain in the elderly of Japanese population-based cohorts：the ROAD study. Osteoarthritis Cartilage 17（9）：1137-1143, 2009.
3) Kellgren JH, Lawrence JS：Radiological assessment of osteo-arthrosis. Ann Rheum Dis 16（4）：494-502, 1957.
4) Quatman CE, Hewett TE：The anterior cruciate ligament injury controversy：is "valgus collapse" a sex-specific mechanism？ Br J Sports Med 43（5）：328-335, 2009.
5) Sharma L et al：Quadriceps strength and osteoarthritis progression in malaligned and lax knees. Ann Intern Med 138（8）：613-619, 2003.
6) Zhang W et al：OARSI recommendations for the management of hip and knee osteoarthritis, Part Ⅱ：OARSI evidence-based, expert consensus guidelines. Osteoarthritis Cartilage 16（2）：137-162, 2008.
7) American Geriatrics Society Panel on Exercise and Osteoarthritis：Exercise prescription for older adults with osteoarthritis pain：consensus practice recommendations. A supplement to the AGS Clinical Practice Guidelines on the management of chronic pain in older adults. J Am Geriatr Soc 49（6）：808-23, 2001.
8) American Academy of Orthopaedic Surgeons：Treatment of Osteoarthritis of the Knee Evidence-based Guideline 2nd edition. 2013 [cited 2016 23 February]：Available from：http://www.aaos.org/research/guidelines/TreatmentofOsteoarthritisoftheKneeGuideline.pdf
9) Olsen OE et al：Exercises to prevent lower limb injuries in youth sports：cluster randomised controlled trial. BMJ 330（7489）：449, 2005.
10) Christensen R et al：Effect of weight reduction in obese patients diagnosed with knee osteoarthritis：a systematic review and meta-analysis. Ann Rheum Dis 66（4）：433-439, 2007.
11) Fransen M, McConnell S：Exercise for osteoarthritis of the knee. Cochrane Database Syst Rev（4）：CD004376, 2008.
12) Segal NA et al：Quadriceps weakness predicts risk for knee joint space narrowing in women in the MOST cohort. Osteoarthritis Cartilage 18（6）：769-775, 2010.
13) Iijima H et al：Clinical Phenotype Classifications Based on Static Varus Alignment and Varus Thrust in Japanese Patients With Medial Knee Osteoarthritis. Arthritis rheumatol 67（9）：2354-2362, 2015.
14) Fukutani N et al：Association of Varus Thrust With Pain and Stiffness and Activities of Daily Living in Patients With Medial Knee Osteoarthritis. Phys Ther 96（2）：167-175, 2016.

第4章

ライフイベントに応じた運動指導の実践

第4章 ライフイベントに応じた運動指導の実践

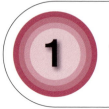 育児動作の特徴

育児動作は，出産を終えた直後から，赤ちゃんが家族に加わり生活環境が大きく変わるなかで，不可欠な動作です．産後の女性は，毎日頻回に，授乳，おむつ替え，抱っこなどの育児動作を，赤ちゃんが幼児期に成長するまで休むことなく続けなくてはなりません．また，赤ちゃんの成長に伴い，身長と体重が増えてくることにより，これらの育児動作時の母親の体への負担が徐々に大きくなっていきます．とくに，産後の体の回復が妊娠前の状態に戻るといわれる産後6カ月までの心身の不安定な状態でのさまざまな育児動作は，身体症状の悪化につながります．

授乳，おむつ替え

母乳による授乳時の母親の姿勢を図1[1]に示します．多くの母親は，授乳のために抱っこした赤ちゃんの口元に自分の乳房を近づけようとするため，脊柱を屈曲し，頭頸部を前方に突出した姿勢をとります．授乳をしている約3～5分間この姿勢を継続することは，腰背部の筋緊張を亢進させ，さらに，頸部伸筋の筋緊張も同様に亢進させます．哺乳瓶による授乳でも母乳と同様に，脊柱を過度に屈曲した，前かがみの姿勢になります．

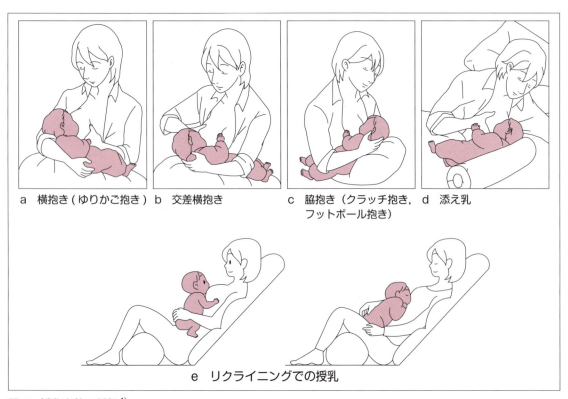

a 横抱き（ゆりかご抱き）　b 交差横抱き　c 脇抱き（クラッチ抱き，フットボール抱き）　d 添え乳

e リクライニングでの授乳

図1 授乳姿勢の種類[1]

おむつ替えは，ベッドやおむつ交換台の上で行う場合，その台の高さと母親の身長が合わない場合は望ましくない姿勢になります．母親の身長に対して使用する台が低い場合，赤ちゃんに母親ができるだけ近づくようにするため，母親は過剰に脊柱を屈曲させ，いわゆる前かがみの姿勢になりやすい傾向があります．床上でおむつ交換をする場合は，母親の身長に関係なく，前かがみの姿勢をとることが多くなります．また，床上に座る際，毎回同様に下肢を組むなど左右非対称な姿勢が繰り返されることで，母親の体幹・骨盤の左右非対称性が生じます．

授乳やおむつ替えでの過度に脊柱を屈曲した姿勢や左右非対称な姿勢では，姿勢アライメントの変化が生じ，筋筋膜性腰痛や骨盤帯痛が増強されます．また，座位での授乳姿勢は産後の骨盤帯痛のリスクが高いため[2]，産後の育児動作などの無理な姿勢や重度な負荷は症状を悪化させる要因となります．

入浴

赤ちゃんが未定頸の時期には，一般的にはベビー用浴槽（ベビーバス）（**図2**）を洗面台やシンク，浴室に設置し，沐浴を行います．赤ちゃんの頭頸部後面を片手で支持し，もう片方の手で赤ちゃんの体にお湯をかけて，体を洗います．大人と一緒の浴槽での入浴が可能になってからは，赤ちゃんが浴槽内で安全なつかまり立ちや立位保持が可能となるまで，浴槽内では赤ちゃんを抱く必要があります．近年，浴槽用／プール用足入れ浮き輪による事故もあり[3]，育児用品の使用はそのリスクを十分把握する必要があります．洗体では，マットや椅子を用いれば赤ちゃんが臥位や座位をとることができ，抱っこをする必要がありません．浴槽内では浮力により赤ちゃんの抱っこは容易になりますが，浴槽から出る際には，浮力の影響がなくなり重たく感じるため，赤ちゃんを抱っこしながらの浴槽内からの立ち上がりには注意が必要です．

移動

赤ちゃんとの移動には，母親が素手で赤ちゃんを抱っこまたはおんぶをする以外に，乳幼児運搬器具を使用する場合があります．この乳幼児運搬器具には，ベビーカー（乳母車），子守帯（抱っこひも，おんぶひも，背負子），スリングなどがあります（**図3**）．

おんぶは，その起源は平安時代にまでさかのぼる，日本では歴史ある育児動作です[4]．近年では，育児用品に，簡便性，安全性，機能性にファッション性も加わり，抱っこひもを使用した抱っこが主流となっています．

抱き方・抱っこひも

抱っこひもの種類は**表1**のとおりであり[5]，

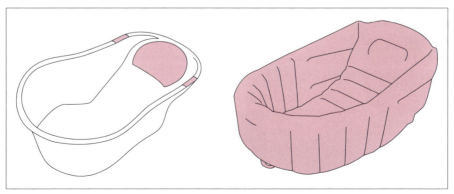

図2　ベビーバス

抱っことおんぶのそれぞれで専用タイプと兼用タイプがあります．このほか特殊な形態として，乳幼児が生地にくるまれるような状態となるスリングタイプがあり，これは斜め抱っこ同様，一方の肩に肩ベルトを介して抱っこするものです．子守帯の使用状況についての調査では使用者は70％以上であり[5,6]，そのうち抱っこひもが45％[6]で最多です．

おんぶ（子守帯）で移動する場合の身体負担（エネルギー代謝率）は抱っこよりも有意に軽く[7]，抱っこの姿勢はおんぶより全身が後傾します[8]．子どもを抱っこした状態での歩行は，抱っこしないときより歩幅が減少します．抱っこひもなどを使用しない抱っこでは，母親が左右非対称な姿勢や，体幹を後方に推移させた姿勢になります．

股関節の動きを制限する抱き方や，抱っこひも

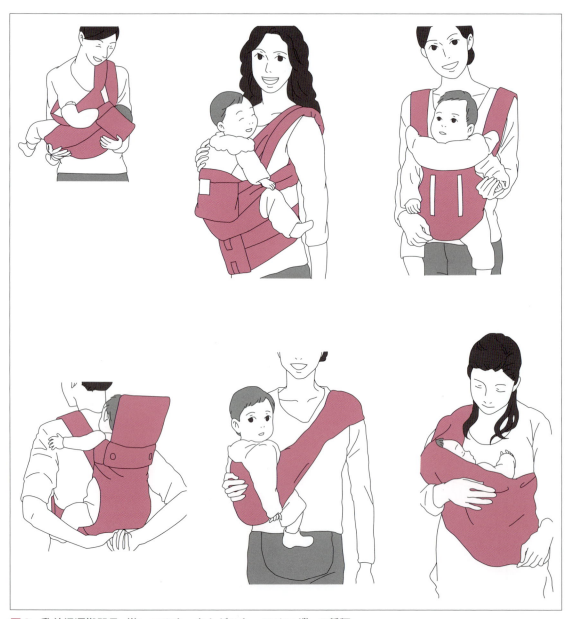

図3 乳幼児運搬器具（抱っこひも，おんぶひも，スリング）の種類

表1 抱っこひもの形式分類

種類	形態	適用対象年齢	注意
背負い式（おんぶ）	乳幼児を背に負う	首が座るころ（4カ月）～36カ月	
横抱っこ式	乳幼児を横に寝かせた状態で前に抱く	出生後（0カ月）～腰が座る前（6カ月）	股関節脱臼防止構造を有さないものは3カ月以上から適用
縦抱っこ式	乳幼児を前に縦に抱く．縦対面抱っこと前方を向いた状態がある	首が座るころ（4カ月）～24カ月	縦対面抱っこで，頭当てがあるものは生後1カ月から適用
腰抱っこ式（斜め抱っこ）	乳幼児を使用者の側面の腰骨上に縦に抱く．一方の肩にのみ肩ベルトを介して抱く	腰が座るころ（7カ月）～36カ月	背当てを有する場合は首が座る乳児期（4カ月）から適用

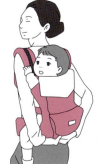 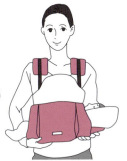 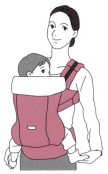 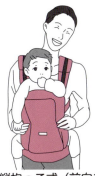 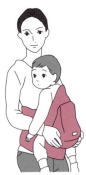

背負い式　　横抱っこ式　　縦抱っこ式（対面）　　縦抱っこ式（前向き）　　腰抱っこ式

で赤ちゃんの両下肢を伸展した状態で横抱きする母親が多く，向き癖と発育性股関節形成不全との関係や，抱っこひもの間違った使用については認識されておらず[9]，正しい抱き方や抱っこひもなどの使用方法を理解する機会がないことも問題です．

EBM

- 子どもを抱っこしている母親の立位保持姿勢は，骨盤前傾，腰椎前弯・胸椎後弯および体幹後方傾斜が増大します[10]．また抱っこの際に，腕だけで抱っこすると，赤ちゃんの重みが16％増え，母親の労力が増大します[11]．子どもを抱っこした母親の姿勢や動作に関するエビデンスは非常に乏しいのが現状です．

キーワード
発育性股関節形成不全

乳幼児健診等で開排制限，脱臼感が認められた場合，X線や超音波で診断します．かつては「先天性股関節脱臼」といわれていましたが，病態として，脱臼傾向のある赤ちゃんの股関節の動きを制限したり，下肢を伸展位で抱っこするなどの誤った育児動作により容易に発症することから「発育性」といわれるようになりました．

ベビーカーを押す，持ち上げる

ベビーカー，バギーの種類を**図4**に，その特徴を**表2**に示します．日常生活のどのような状況でベビーカー等を使用するかにより，適したものを選びます．ベビーカーの重さについて，外国製は平均約6.4kgで，日本製の平均値より2～3kg重くなっています[6]．赤ちゃんを含めた重さを考慮して，移動手段を選ぶ必要があります．電車やバスなど公共交通機関での移動が多い場合は，抱っこひもと併用しながら，駅や道路の段差

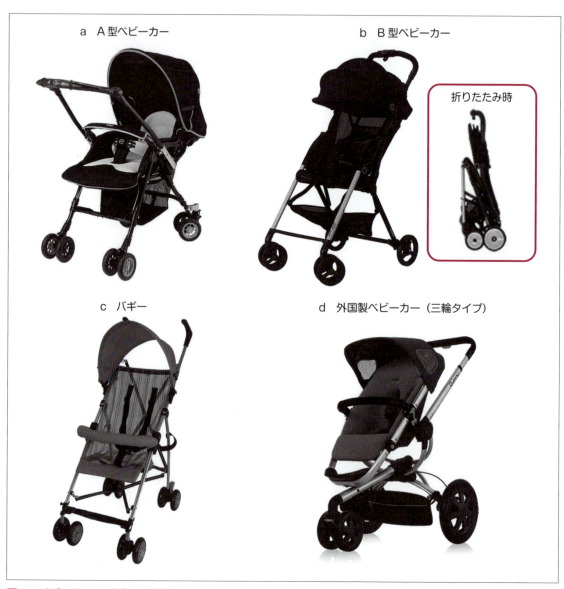

図4 ベビーカー，バギーの種類

表2 ベビーカー，バギーの種類と特徴

	A型ベビーカー	B型ベビーカー	バギー
対象月齢	1カ月〜	7カ月〜	7カ月〜
大きさ	大きい	A型より小さい	
重さ（日本製の平均）	重い 約4.8kg	比較的軽い 約3.8kg	軽い
リクライニング	ほぼフラットまで可能	多少可能な種類もあり	不可
子どもとの向き	対面	背面	
価格	高価	比較的安価	安価

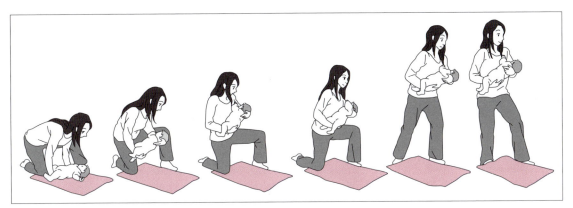

図5 床からの赤ちゃんの抱き上げ方
1) 一側下肢を赤ちゃんの横に立て,自分の背中は真っ直ぐに保持し,殿部を下げます.
2) 床上で赤ちゃんを自分に近づけます.
3) 赤ちゃんを床から持ち上げ,自分の膝から大腿中央まで近づけます.自分の頭は起こし,背中は真っ直ぐのまま,殿部を上げながら赤ちゃんを反対の大腿部に乗せます.
4) 両側前腕を赤ちゃんの下にスライドし,手掌面は赤ちゃんの体に触れるようにし,赤ちゃんを自分の体にさらに近づけます.
5) 自分の体を起こします.

などを安全かつ簡単に進むことのできる種類のベビーカー等の使用が望まれます.また,自家用車での移動が多い場合は,折りたたみが簡単で大きすぎない種類のものが適切と考えられます.また,ベビーカーと兼用できる種類のチャイルドシートがあり,赤ちゃんの移動が少なくてすむ利点があります.

母親自身や家庭の生活スタイル,移動手段の方法などにより,使用するベビーカーの種類が多様になっているのが現状です.

日本家屋,段差

伝統的な日本の家屋は,玄関の上がり框や土間などの外と内の境だけでなく,各部屋には敷居があるなど大小さまざまな段差があります.また,和室で畳の上に座る生活スタイルでは,床に布団を敷いて寝るため,赤ちゃんを寝かせたり抱き上げたりする際に,立位と臥位のあいだに大きな従重力・抗重力動作をする必要があります.そのため従重力動作では,下肢を中心とした遠心性収縮を強いられ,抗重力動作では赤ちゃんを抱っこした状態で床からの立ち上がり動作(図5)となり,ベッドを使用する生活スタイルよりも求められる動作が大きく,筋への負荷も大きくなります.

外出に際しては,駅や大きな建物ではバリアフリー化が進んできていますが,地域の路面の状況や小さな施設・商店などでは,子連れでの外出環境の整備はまだ不十分です[12].ユニバーサル社会の実現に向け,「妊産婦」および「乳幼児連れ」を対象とした外出環境の整備,いわゆる「育児バリアフリー」が求められています.

(平元奈津子)

参考文献

1) 水井雅子:起こりやすい乳房トラブルとその対処法.助産婦誌 56(7):533-539,2002.
2) Mukkannavar P et al:Pelvic girdle pain after childbirth:The impact of mode of delivery. J Back Musculoskelet Rehabil 26(3):281-290, 2013.
3) 石田和子,武田 修ほか:浴槽用/プール用足入れ浮き輪と赤ちゃん用子守帯使用に関する調査.小児科診療 75(9):1611-1615,2012.

4) 阿部和子，柴崎正行ほか：近現代日本における育児行為と育児用品にみられる子育ての変化に関する一考察．人間生活文化研究 2014（24）：245-264，2014．
5) 製品安全協会：SG 基準・検査マニュアル　抱っこひもの SG 基準，2015．（http://www.sg-mark.org/sgzhidu_4_3_01.html）
6) 谷口綾子，柳田 穣ほか：乳幼児運搬用具の利用実態に関する一考察．土木計画学研究・講演集（CD-ROM）40：ROMBUNNO．p31，2009．
7) 犬飼博子：子どもの「運搬」における身体的負担．日本家政学会誌 49（11）：1233-1239，1998．
8) 岩田浩子：乳児運搬具を用いた抱っこの姿勢について．名古屋女子大学紀要．家政・自然編 44：1-12，1998．
9) 川崎賀照：発育性股関節脱臼に関するアンケート結果と取り組みについて．日小整会誌 22（1）：1-5，2013．
10) Junqueira LD, Amaral LQ et al：Effects of transporting an infant on the posture of women during walking and standing still. Gait Posture 41（3）：841-846, 2015.
11) Wall-Scheffler CM, Geiger K et al：Infant Carrying：The Role of Increased Locomotory Costs in Early Tool Development. Am J Phys Anthropol 133（2）：841-846, 2007.
12) 国土交通省政策局：安心して子育てができる環境整備のあり方に関する調査研究．（http://www.mlit.go.jp/sogoseisaku/barrierfree/sosei_barrierfree_fr_000006.html）

2 育児動作指導の実践

授乳

母乳による授乳中は，母親の乳房の高さに赤ちゃんの口元が近づくように，授乳姿勢（238頁図1）に応じて，抱っこした赤ちゃんの背中に，授乳クッションやバスタオルなどを当てて高さを調節します．こうすることで，母親は前傾・前屈姿勢をとる必要もなく，また授乳中の赤ちゃんを抱っこすることによる上肢のだるさや不快感から解放されます．その際に，母親自身も「背中を真っ直ぐにした姿勢」を意識し，母子にとって望ましい授乳姿勢を習得することが必要です．また，母親だけでなく，赤ちゃんの姿勢も重要です．図1のとおり，赤ちゃんが乳房に吸い付きやすい肢位となるよう母親が抱き方の要点を理解することが重要です[1, 2]．

座って授乳する場合は，前額面において骨盤を中心とした体幹が左右対称になる姿勢を意識して保持します．床に座る場合は，割り座や一方に下肢を組む座位ではなく，あぐら座位とし，左右非対称性を生じないよう注意します（図2）．

また，ある特定の授乳姿勢だけではなく，いろいろな姿勢（横抱き，縦抱き，フットボール抱きなど）での授乳を交互に行うことで，特定の姿勢由来による筋への負担の軽減が可能です．

妊娠中からの姿勢の変化が産後も継続することがあり，肩甲骨突出と乳房増大による上肢内旋がみられます．また，誤った姿勢での授乳を続けると，腰背部，頸部伸筋群，肩甲帯挙上に関与する筋群などの筋緊張が亢進します．

母親のセルフケアとしては，授乳終了後に，肩甲帯，胸部，頭頸部などを中心とした軽いストレッチを行うとよいでしょう．

おむつ替え

図3に示すように，どのような環境においても，おむつ替え時には，体幹・脊柱の過度な屈曲，頭頸部の前方突出を生じさせないよう，腰椎を中心とした体幹屈曲で実施するようにします．自宅のベッドやおむつ交換用の台の高さが母親にとって

一直線	密着
・赤ちゃんの頭部・体幹が一直線になる ・頸部の回旋や過度な屈曲・伸展がない	赤ちゃんを乳房にできるだけ近づける→より密着できる

支える	向き合わせる
・赤ちゃんの頭部，肩を支持する ・新生児は体全体を支持する	赤ちゃんの鼻・口と乳房を向き合わせる

図1　授乳時の赤ちゃんの抱き方の要点

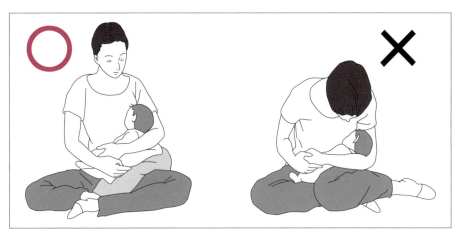

図2 望ましい授乳時の姿勢

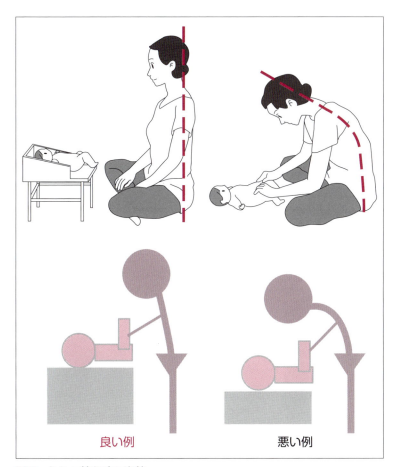

図3 おむつ替え時の姿勢

低すぎる場合は，台にバスタオルやマットを敷くことで適切な高さとすることを推奨します．また，おむつを交換する際には，赤ちゃんの股関節の開排に注意を払うことも必要です[1]．

母親のセルフケアとしては，授乳後と同様です．

入浴

　未定頸の時期のベビー用浴槽を用いた沐浴では，浴槽を置く場所やその高さを適切なものにします．沐浴そのものは5分程度と短時間ですが，低すぎる浴槽や正面に浴槽を置けないような不適切な状況下では，体が回復していない出産直後から不適切な姿勢や動作となり，何らかの負荷が加わります．高さが不適切で母親が前かがみになってしまう場合や，正面に浴槽が置けず，側方や斜めからの無理な姿勢をとる場合，沐浴時の赤ちゃんの慣れない抱っこで，母親の上肢帯や肩甲帯を過剰に緊張させる場合など，さまざまな不適切な状況が予測されます．これらの点に注意し，適切な環境で適切な動作を行うよう指導します．

　大人と一緒の浴槽での入浴が可能になってからは，浴槽から出る際に，赤ちゃんを抱っこした状態での浴槽内での立ち上がりが必要となるため，母親の身体負荷が増大し，浴室内や洗面所での転倒のリスクが高くなります．

移動

抱き方・抱っこひも

　手で抱っこをする場合，母親の重心近くである胸部あたりでできるだけ赤ちゃんを抱きます．その際，脊柱のアライメントを良肢位に保つことを意識します（図4）．また，図5に示すとおり右利きの母親の場合，左骨盤帯に赤ちゃんの体重を乗せて左上肢で保持し，右上肢で家事動作を行う，というような常に同じ上肢で抱っこしがちです．

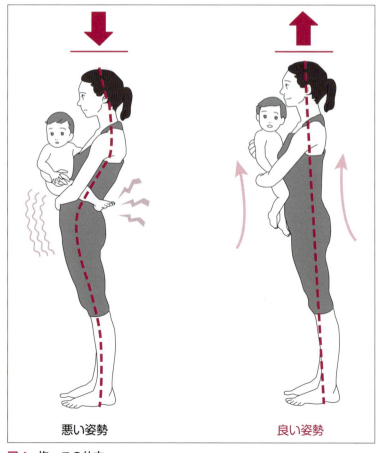

図4　抱っこの仕方

また，一側上肢で赤ちゃんを抱く際，または両手で抱っこする場合の下側上肢では，常に手関節掌屈位を保持しています．その過剰な筋収縮が日々繰り返されることで，腱鞘炎のような症状を呈します．そのため，手で抱っこする場合は，①一側上肢に頼らず左右交互に抱っこすること，②両手での抱っこも併用すること，③下側となる手関節は掌屈と背屈を交互に行うこと，の3点に注意することで，症状の予防および軽減につながります．

抱っこひも，おんぶひもを使用する場合，まずは母親の体格（身長，体型）に適切なサイズのものを選ぶ必要があります．とくに欧米を中心とした外国製品は原産国の使用者を対象としているため，その規格が日本人には合わない場合が見受けられます．肩ひもやベルトなどをしっかりと締め，赤ちゃんが落下することのないよう安全に使用することが原則です．規格に合っていても，抱っこひもの位置が低すぎる場合が多くみられます（**図6**）[3]．また，赤ちゃんの位置が下がりすぎて母親の両手を抱っこひもに添えている抱き方は，抱っこひもの機能を活用せず，前下方に位置する赤ちゃんの重量を支持することになり，母親は体幹を後傾させるため腰背部に過剰な筋収縮が生じて腰背部痛や頸部痛の原因となります．赤ちゃんの位置・高さを適切な位置に保てるような肩ひも・ベルトの調整が必要です．

赤ちゃんの股関節脱臼を防ぐために，赤ちゃんが歩き出す前までは，両下肢を揃えた状態ではなく，股関節を開排した状態で抱っこすることが推奨されます[4]．しかし，股関節の動きを制限する

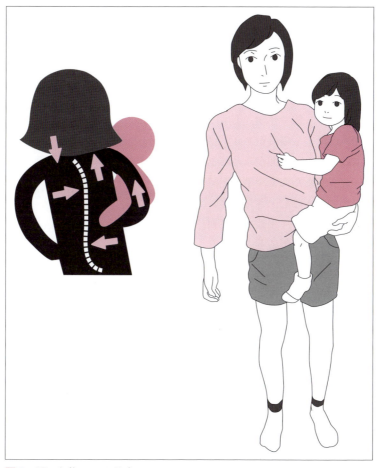

図5 誤った抱っこの仕方

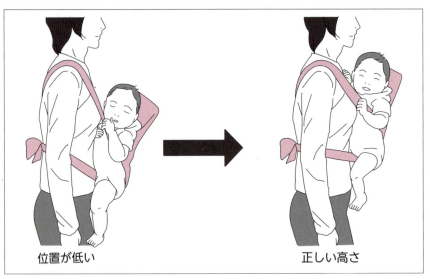

図6 抱っこひもの適切な位置（高さ）

抱き方を選択する母親も多く[5]，向き癖と発育性股関節形成不全との関係や，抱っこひもの間違った使用については認識されてないことがあり，注意が必要です．

ベビーカーを押す，持ち上げる

長時間の移動・外出では，ベビーカー，バギー等を使用することがあります．駅や建物，街中において，さまざまな場所に段差や階段があり，ベビーカーを抱えなくてはならない場面がみられます．その際は，ベビーカーをたたんで片手に把持し，赤ちゃんを反対の手で抱っこし，さらに重い荷物を持って段差等を昇降します．平地では便利なベビーカーですが，外出すると至るところに不便な個所がみられます．近年，育児グッズの改良・軽量化が進み，片手で楽にたためる軽いベビーカーもたくさんありますが，赤ちゃんを抱っこしながらの段差の昇段は，両手がふさがり転倒のリスクが考えられるため，十分に注意する必要があります．

> **ポイント**
>
> 妊娠中に指導を受けることが少ないまま，出産を終えてすぐに育児動作を経験するため，産後の母親は戸惑うことが多いようです．しかし，専門家から情報を得ることが少なく，また，そのような機会自体が少ない傾向があります．とくに抱っこひも（おんぶひも）は，流行やファッション性を重視して選択されがちなため，その機能が適していないことや，母親自身の体格に適したものではないこともあり，ときに腰痛などが生じます．
>
> PTは身体を力学的視点から評価・検討し，母親に適した抱っこひもなど乳幼児運搬器具の情報を提供することができます．PTが，母親学級[3]や産後教室[3,6]などに今後さらに参入されることを期待します．また，一般の医療機関でも，産後の母親が患者として受診した際，問診で，本項で述べた育児動作について確認することによって身体症状の改善や予防につながることが考えられます．

（平元奈津子）

参考文献

1) 柳澤美香：STEP 4）ハンズ・オフで自信を育てよう　ラクな抱き方・赤ちゃんの吸いつき方．ペリネイタルケア 34（1）：34-39，

2) BFHI 2009 翻訳編集委員会：UNICEF/WHO 赤ちゃんと母親にやさしい母乳育児支援ガイド　ベーシック・コース「母乳育児成功のための 10 ヵ条」の実践．医学書院，pp143-167．
3) 佐々木聡子：産前・産後の実践例の紹介．ウィメンズヘルスリハビリテーション（ウィメンズヘルス理学療法研究会　編集），第 1 版，メジカルビュー社，2014，pp204-219．
4) 独立行政法人国民生活センター：スリングや抱っこひもなど赤ちゃん用子守帯に注意　窒息，転落，股関節脱臼の危険性も．（http://www.kokusen.go.jp/news/data/n-20100326_1.html）
5) 川崎賀照：発育性股関節脱臼に関するアンケート結果と取り組みについて．日小整会誌 22（1）：1-5，2013．
6) 勝井 洋，松永栄江ほか：産後女性を対象とした 4 年間の公益事業の取り組み．静岡理学療法ジャーナル（29）：22-26，2014．

第4章　ライフイベントに応じた運動指導の実践

妊娠・出産に関する就業への対応

はじめに

　日本における女性の就業率は増加していますが，経済協力開発機構（OECD）においては，加盟34カ国中24位と高い水準とはいいがたい状況にあります[1]．それは20～30代で妊娠・出産を機に離職する例の多いことが影響しているといわれています．また，一方で，55～64歳の就業率は加盟34カ国中6位であり，働く高齢者が多いことが明らかとなっています．

　本項では，女性の大きなライフイベントでもある妊娠・出産が就業に及ぼす影響に焦点を当て，就業継続を前提とした医学的および社会的対応について述べます．

背景

女性の就業とその現状

　女性の就業率は増加の傾向を示しています．総務省の「労働力調査」では，女性の15～64歳の労働力人口比率は1968年以降増加を続けており，2015年には過去最高の64.6％を記録しました[2]．しかしながら，年齢別の就業率の推移では男性とは異なった傾向を示し，35～44歳で低下するいわゆる「M字カーブ」を示しています（図1）．「M字カーブ」の傾向は徐々に平坦化しつつありますが，男女差としてはいまだに存在する状況です．この年齢層では結婚・出産がおもな離職理由としてあげられており，結婚前に就業している女性を

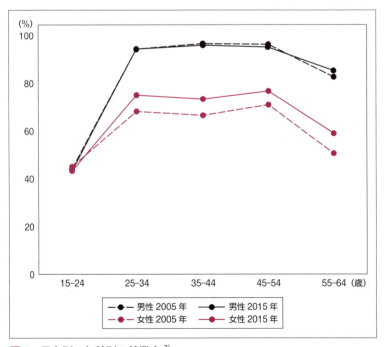

図1　男女別・年齢別の就業率[2]

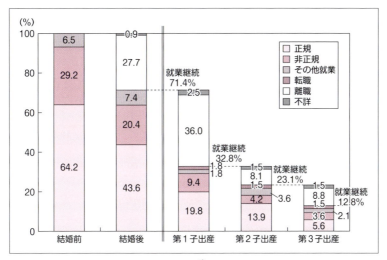

図2 ライフイベントによる就業状況[3]

結婚前に就業している女性を100とすると，結婚後の就業継続は71.4，第1子出生後は32.8，第2子出産後には23.1，第3子出産後には12.8まで低下していく．
（注：数字の合わない箇所もあるが原典のまま掲載）

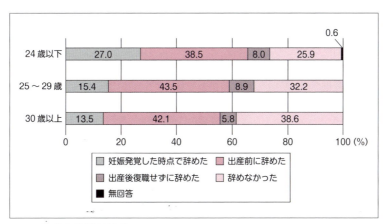

図3 年齢と就業継続[4]

100とした場合，結婚後には71.4，第1子出産後には32.8，第2子出産後には23.1，第3子出産後には12.8まで低下します（**図2**）[3]．このように，ライフイベントは女性の就業継続に大きく影響するため，女性が就業する職場においては，ライフイベントに関する対応について考慮する必要があります．若年者ほど妊娠発覚の時点で離職しており（**図3**）[4]，また，育児休業制度の存在を知らない場合は，8割近くの女性が出産前に離職しています（**図4**）[4]．この調査から，妊娠しても就業できるロールモデルの必要性と制度の周知が必要であることが示唆されています．

> **キーワード**
> **M字カーブ**
> 35～44歳の女性の就業率が低下すること．おもに妊娠，出産が影響しています．

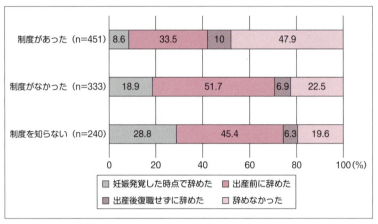

図4 育児休業制度の周知と就業継続[4)]
（注：数字の合わない箇所もあるが原典のまま掲載）

表1 妊娠による身体的・精神的変化と異常 （文献6〜9より作成）

	妊娠初期	妊娠中期	妊娠後期
身体的変化	便秘，嘔気・嘔吐，疲労と不眠，めまい感，頻尿	便秘，鼻の閉塞感，鼠径部痛，骨盤の緩み	胸やけ，消化不良，息切れ，下肢浮腫，発汗，腰痛，貧血
精神的変化	感情変化，母親としての自覚，すべてのことに不安	保護者になる準備を始める，精神的にも比較的安定する	出産への不安・恐怖，不器用な感覚，注意散漫，他者への依存
妊娠中の異常	妊娠悪阻，初期流産，切迫早産	前置胎盤，癒着胎盤，妊娠高血圧症候群，常位胎盤早期剥離，子宮内胎児発育遅延，妊娠糖尿病，絨毛羊膜炎，前期破水，産科DIC，胎児機能不全，子癇，HELLP症候群	

> **ポイント**
> 日本においては，結婚前に就業している女性を100とすると，第1子出産後に就業継続しているのは32.8まで低下しています．

> **キーワード**
> **就労女性**
> 仕事についている女性．おもに家庭外の就労を指します．

就労女性における妊娠・出産にかかわる問題

就労女性における妊娠・出産にかかわる健康について，「何らかの問題がある」と答えた女性の割合は，週労働時間が長くなればなるほど高率になります[5)]．全体では4人に1人が問題を感じ，就労時間が妊娠・出産にリスクを与えている可能性があることを示唆しています．

妊娠・出産は，身体的・精神的に変化を及ぼし，それには個人差が大きくかかわります（**表1**）[6〜9)]．時期別では以下の特徴があります．

妊娠初期は，身体的変化に戸惑い，また周囲からは妊娠していることに気づかれにくい，という特徴があり，身体的にも精神的にも不安定な時期です．同時に，休息が重要な時期でもありますが，妊婦自身がその調整を行っている現状があります．この時期の異常としては，妊娠悪阻，初期流産（妊娠12週未満までの流産）や切迫早産があります．症状によっては入院加療が必要になる場合もあり，就労女性にとっては仕事への影響が及ぶこともあります．

妊娠中期には胎盤が完成し，妊娠悪阻の症状も軽減していくことが多く，いわゆる「安定期」とよばれる時期になります．この時期はおもに「胎

児が成長＝腹部膨大」による変化が生じます．妊娠初期にあった身体的変化は徐々に落ち着くため，精神的にも安定した状態になります．しかしながら，リスクはゼロになるわけではなく，異常が発覚することもあるため，引き続き十分な医学的管理が必要となります．また「安定期」ではあるものの，身体的・精神的愁訴には個人差も大きいため，就労に関しても個別性をもった対応が必要となります．

妊娠後期は胎児が急速に大きく成長する時期であり，消化器が圧迫されることによる胸やけなどの症状や，腰椎への負担が大きくなることによる腰痛などの症状がみられます．分娩時期に近づくと消化器症状は落ち着いてきます．また，注意散漫，不器用さが顕著にみられる時期でもあります．これを"baby brain""pregnancy brain"といい，妊婦の記憶や認知，思考の能力が低下することを指します[10]．この症状は短期間にのみみられるものであり，妊娠が原因ではないという報告[11]もありますが，通常よりも余裕をもった状態で生活することが勧められます．妊娠後期は産前休暇〔産前6週（双胎の場合は産前14週）から〕が開始になる時期であり，業務の引き継ぎなどが完了する時期でもあります．産前休暇は本人の請求によって取得できる制度のため，予定日近くまで仕事を続ける例も散見されます．その場合は，分娩の開始（破水や陣痛など）が職場で起こることもあり，その対応も検討しておくことが望まれます．

> **ポイント**
> 妊娠初期には流産などのリスクもあり，職場への妊娠の報告はできるだけ早期にすることが勧められます．

評価・リスク管理

法制度による就労女性に対する職場の整備

働く妊婦に関しては前述のとおり，時期や体調に合わせて適切な対応を行っていく必要があります．立ち仕事や肉体労働は早産のリスクが高くなります[12]．母性健康管理・母体保護の観点から，環境や業務内容等で確認したい点を以下に記します．以下の項目については，法律で規定されているものの，従業員本人からの申し出が必要な場合が多いため，職場全体での周知が必要となります．

> **キーワード**
> **母性健康管理**
> 男女雇用機会均等法で保障されている産前産後の健康管理のための措置．
> **母体保護**
> 母性の生命と健康を保護すること．

環境面

● 保健指導・健康診査を受ける時間・回数の確保

母体や胎児の健康のため，妊産婦（妊娠中および産後1年を経過していない女性）である従業員が申請した場合，必要な保健指導・健康診査を受けられるように十分な時間・回数を確保しなければなりません．

● 妊娠中の通勤緩和

交通機関の混雑は，悪阻の悪化や流・早産につながる恐れがあります．従業員から申請があった場合，時差通勤，勤務時間の短縮，交通手段・通勤経路の変更などの措置を講じる必要があります．

● 妊娠中の休憩に関する措置

医師等の休憩に関する指導により，従業員から申し出があった場合には適宜休養や補食を認め，休憩時間の延長，休憩回数の増加，休憩時間帯の変更などの措置を講じる必要があります．

業務内容面

● 業務内容の制限・変更・休業の措置

妊娠中および出産後1年を経過していない従業員に対し，医師等からの指導を受け，従業員が申し出た場合は，以下のように，作業の制限，勤務時間の短縮，作業環境の変更，休業の措置を講じなければなりません（**表2，3**）[13]．

表2 妊娠中・出産後の症状に対する措置（業務）(文献3, 13より作成)

作業の制限	①重量物を取り扱う作業 　継続作業　6～8kg 　断続作業　10kg以上 ②外勤等連続歩行を強制される作業 ③常時，全身の運動を伴う作業 ④腹部を圧迫するなど不自然な姿勢を強制される作業 ⑤全身の振動を伴う作業 などから，座り作業，デスクワーク，負荷の軽減された作業への転換による負担の軽減
勤務時間の短縮	妊娠悪阻，妊娠貧血（軽症），妊娠浮腫（軽症）等の症状に対応するため，医師等の指導に基づき，1日1時間の勤務時間の短縮
休　業	妊娠悪阻，切迫流産等の症状に対応するため，医師等の指導に基づき，症状が軽快するまで休業
作業環境の変更	つわりの症状に対応するため，悪臭のする勤務場所から移動させるなど

女性がいる職場は「妊婦」「産後女性」がいる前提で環境整備を

　女性の就労率が増加するにしたがって，女性がいる職場も増加しています．そのような職場においては，従業員の意思にかかわらず，「妊婦」「産後女性」がいる前提での職場環境の整備が必要となります．育児休業制度などの各制度については，女性正社員の認知度が最も高く，次いで男性正社員，女性非正社員の順に認知度が下がる現状があります[4]．この認知度の違いからか，制度利用者の周囲では仕事量の増加などの影響があり，仕事状況の満足度が低下するなど，制度利用者とその周囲との不一致が生じます．そのため，円滑な職場環境を形成するためには，当事者のみならず，従業員全体への周知が必要です．また制約をもつ従業員は，妊娠・出産・子育てに限らず，介護や自己の病気療養などさまざまな理由が考えられ，互いに支えあう「共助」の環境整備が理想的です．

> **キーワード**
> **職場環境**
> 仕事をする環境，物的環境，人的環境等，幅広い要素を含みます．

就労女性に妊娠が発覚した場合の具体的な流れ

　妊娠・出産は個人差が大きく，また経過については予測が困難です．その特徴から，就業継続が難しくなってしまう事例が多く，本人と職場のコミュニケーションを十分にとることにより就業継続を目指していくことは，優秀な人材を失わずに経営戦略にもつながります．

　そこで，職場で従業員の妊娠が発覚した場合の対応の流れを具体的に想定し，他の従業員に周知することにより円滑な業務調整が可能になります（図5）．

　まず，妊娠検査薬の精度の高さから，早ければ妊娠5週ごろには女性自身が確認することができます．この時期は産婦人科医の判断の前にあたり，子宮外妊娠や初期流産のリスクがあります．また妊娠悪阻などの症状が生じる時期でもあり，体調管理と仕事との両立に戸惑うこともあります．不安が強かったり，流産の既往などがある場合は，この時期に上司に報告することにより業務量の調整などを行うことが可能となります．

　その後，産婦人科医により胎嚢，胎芽の確認が行われると子宮外妊娠のリスクはなくなります．また胎芽の心拍が確認されると流産の可能性は低くなり，妊娠継続の第一関門をクリアしたことに

表3 妊娠中・出産後の症状に対する措置（症状）

症　状	おもな病態	措置の内容
つわり	妊娠初期の食欲不振，吐き気などの症状．体重減少，尿中ケトン体陽性になることもある．一般的には，妊娠12週ごろに軽快，消失することが多い．	・悪臭がする，換気が悪い，高温多湿など症状を増悪させる環境→**作業制限** ・体重減少が2kg/1週間前後の場合，尿中ケトン体陽性の場合，妊娠12週を過ぎても症状が残る場合→**勤務時間の短縮**
妊娠悪阻	つわりの強いもの．食物摂取が不能になり，嘔吐が激しく，栄養状態が悪化する．脳症状や肝機能障害が現れる場合もある．	・体重減少が3～4kg/1週間の場合，尿中ケトン体が2+以上を示す場合，脳症状や肝機能障害（GOT，GPTが100IU/l以上）を示す場合→**休業（入院加療）**
妊娠貧血	妊娠中の血液量増加により，血中の赤血球数や血色素量が相対的に減少する．顔面蒼白，動悸，息切れ，立ちくらみなどが現れる．	・血色素量9～11g/dl 未満→**負担の大きな作業の制限，勤務時間の短縮** ・血色素量9g/dl 未満→**休業（自宅療養）**
子宮内胎児発育遅延	子宮内において胎児の発育が遅れている状態．	・胎児の推定体重が正常の発育曲線の正常限界より小さい→**負担の大きな作業の制限，勤務時間の短縮，休業**
切迫流産 （妊娠22週未満）	流産しかかっている状態．出血，下腹部痛，下腹部の張りが徴候．	**休業（自宅療養または入院加療）** 流・早産の経験がある場合はより慎重な管理が必要．
切迫早産 （妊娠22週以降）	早産しかかっている状態．出血，下腹部痛，下腹部の張り（周期的または持続するもの），破水感，自覚する胎動の減少などが徴候．	
妊娠浮腫	起床時などにむくみが認められ，1週間に500g以上の体重増加がある場合．妊娠20週以降に生じやすい． 上肢：手指のこわばり，指輪がきつくなる． 下肢：すねのあたりを指で押すと陥没する． 顔面：額を指で押すと陥没する．瞼が腫れぼったい．	・軽症（浮腫が全身に及ばない）の場合→**負担の大きな作業，長時間にわたる立ち作業，同一姿勢を強制される作業の制限，勤務時間の短縮** ・重症（浮腫が全身に及ぶ）の場合→**休業（入院加療）**
蛋白尿	尿中にタンパクが現れる場合．ペーパーテストで2回以上陽性の場合，24時間尿で定量した場合は300mg/日以上．	・軽症（300mg～2g/日未満）の場合→**負担の大きな作業，ストレス・緊張を多く感じる作業の制限，勤務時間の短縮** ・重症（2g/日以上）の場合→**休業（入院加療）**
高血圧	自覚症状として，頭痛，耳鳴り，ほてりなど．定期検診時，職場，家庭などで血圧測定を行い，確認する．	・軽症（最高血圧140～160mmHgまたは最低血圧90～110mmHg）の場合→**負担の大きな作業，ストレス・緊張を多く感じる作業の制限，勤務時間の短縮** ・重症（最高血圧160mmHg以上または最低血圧110mmHg以上）の場合→**休業（入院加療）**

（表3つづく）

(表3つづき)

妊娠前から罹患している病気（心臓病，腎臓病，高血圧，糖尿病，ぜんそく，膠原病，甲状腺疾患など）		妊娠により悪化がみられるもの．	負担の大きな作業の制限，勤務時間の短縮または休業
妊娠中にかかりやすい病気	静脈瘤	下肢や陰部の静脈がふくれあがったもの．痛みや歩行困難が生じることがある．	・症状が著しい場合→長時間にわたる立ち作業，同一姿勢を強制される作業の制限，横になっての休憩
	痔	外痔核の腫れによる痛みや排便痛，排便時出血．	
	腰痛症	子宮の増大，重心の前方移動，ホルモンの影響等により生ずる腰部の痛み．	長時間にわたる立ち作業，腰に負担のかかる作業，同一姿勢を強制される作業の制限
	膀胱炎	細菌感染等による膀胱の炎症．尿意が頻繁となり排尿痛や残尿感がある．	・症状が著しい場合→負担の大きな作業，長時間拘束される作業または寒い場所での作業の制限 ・高熱を伴った腎盂・膀胱炎の場合→休業（入院加療）
多胎妊娠		複数の胎児が子宮内に存在する状態．切迫流早産や子宮内胎児発育遅延を起こしやすい．	・双胎の場合→妊娠26週以降，必要に応じ，負担の大きな作業の制限または勤務時間の短縮 ・三胎以上の場合→とくに慎重な管理を必要とする
産後の回復不全		産後長期にわたって全身状態の回復が不良なもの．	負担の大きな作業の制限，勤務時間の短縮または休業（自宅療養）

なります．その後，胎芽の発育とともに妊娠10週ごろには出産予定日が決定します．出産予定日が決まると，市町村から「母子健康手帳」が交付されます．母子健康手帳には，妊婦健康診査・乳幼児健康診査など各種の健康診査や，訪問指導・保健指導の母子保健サービスを受けた際の記録，予防接種の接種状況が記録されます[15]．この時期に上司にふたたび報告し，同僚や関係各部署へも報告することが理想的です．妊娠中に，産前・産後休暇，育児休業の計画および業務調整を早期に行うことにより，業務への影響の軽減が可能になります．この時期は安定期を迎える時期でもあり，業務も妊娠前と同様に行うことができますが，切迫早産等のトラブルが起こった場合は入院加療が必要となり，妊婦1人での業務の属人化（特定の担当者が業務を担うことで，その担当者が不在になると業務に支障が出ること）は避けるべきです．できるだけ複数の担当者を配置し，妊婦が不在になっても業務に支障が出ないように，また業務を突然担わなくてはならない従業員が出ないようにすることも有効です．産前休暇に入る前には，業務の引継ぎを行うことも必要です．

妊娠期間に利用できるものとして，「母性健康管理指導事項連絡カード」（図6）があります．これは，仕事をもつ妊産婦が，医師等から通勤緩和や休憩などの指導を受けた場合，その指導内容が事業主に的確に伝えられるようにするために利用するものです．従業員からこれを提出された場合，事業主は記載内容に応じた適切な措置を講じる必要があります[13]．「母性健康管理指導事項連絡カード」は母子健康手帳にも封入されていることが少なくありません．

妊娠後期には産前休暇に入るため，職場環境の整備としては一段落つきます．出産が完了したら，産後休暇（出産翌日より産後8週間．産後6週経過までは本人の意思にかかわらず就業させてはならない）の終了日が決定します．産後休暇終了日翌日からは育児休業となるため，休暇前に計画していた日程が決定します．育児休業中には，面談や研修を受けることにより，復職に向けての準備

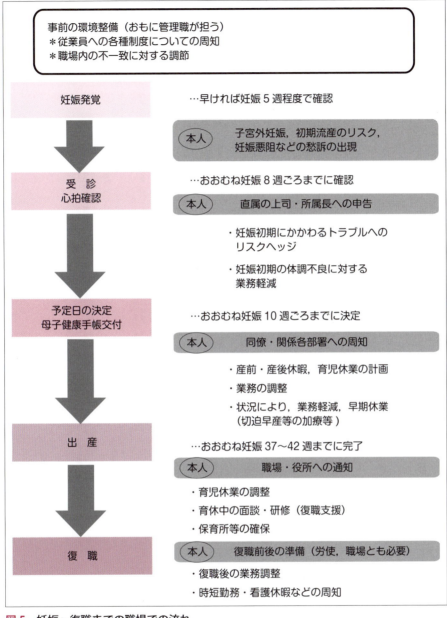

図5　妊娠〜復職までの職場での流れ

ができます．またそのときの状況を職場が把握することにより，育児休業の延長等の相談を行うことができます．

　復職の時期には，改めて，復職後の復帰先，その業務内容も確認することで，円滑な復職ができます．その際に事業主や管理職は，職場全体に，時短勤務や子の看護休暇などの制度に関する周知を行うことが重要です．

もしも，流産や早産が従業員に起こったら

　すべての妊娠の10〜15％に流産が起こり，5％は早産に至ります[16]．早産は，切迫早産を経て治療で改善することもあれば，結果的に正期産（37〜42週未満の出産）にならずに早産に至る場合もあります．流産や早産は産前休暇等の計画を実行に移す前に起こることが多く，本人や家族のみならず，職場にも混乱が生じることがあります．

第4章 ライフイベントに応じた運動指導の実践

図6 母性健康管理指導事項連絡カード

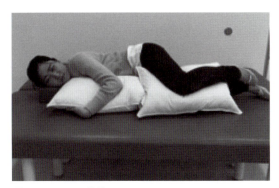

図7　シムスの体位
図では右側を下にしていますが，妊娠経過が進むに伴い，左側を下にすると大静脈の圧迫を防ぐことができるので，状況に合わせて向きを変えていくことも1つの方法です．

による腹部や背部の筋力強化が有効です．骨盤ベルトが有効で腰部痛が軽減することもありますが，骨盤ベルトの装着位置によって効果が異なるようです[18]．また長期間の装着によって引き起こされた筋萎縮が腰痛の原因となること[19]もあり，単独での使用ではなく，運動療法や生活指導との併用，専門職による指導のもとで適切に使用されることが理想的です．

ストレッチ，軽度の運動，筋力強化

就労女性は，同一の姿勢が継続的に続くことが，身体への負担となります．とくに妊婦の場合では，腰痛等の愁訴につながることもあり，仕事の合間に，ストレッチ（とくに下肢と腰背部）や軽度の運動（立ち作業の合間の歩行など），筋力強化（骨盤底筋群や呼吸法など）を取り入れることも負担軽減に役立ちます．身体活動は，妊婦の精神的健康度にも有効です[20]．切迫早産の妊婦に対する筋力トレーニングは効果があります[21]が，エビデンスはまだ十分とはいえず，今後，医師，助産師，PTなどが協働して，さらに検討することが必要です．

流産は初期であっても手術が必要になることもあり，心身ともに十分な休養を要します．早産も，出産が早まる分，母子に対する十分なサポートが必要になるため，切迫早産などの徴候がみられたら，早期の対策が必要です．

具体的な運動療法

積極的な休息を

妊娠期間や産後の復職後の回復に休息は重要です．とくに，妊娠中は「シムスの体位」（図7）等の肢位で休息をとれるような環境を職場内に設定するとよいです．

骨盤ベルトの使用と運動療法

妊娠初期から，ホルモンの影響や胎児の成長により，骨盤帯をはじめとする関節弛緩がみられます．そのため，妊婦にみられるマイナートラブルは腰部痛が最も多く，腰痛は約50～70%，骨盤帯痛は約20～40%が経験します[17]．その原因はさまざまですが，活動と姿勢の修正や，運動療法

> **ポイント**
> 産前産後の体調は個人差が大きいため，個別性を重視した対応が必要となります．

> **EBM**
> ● 就労妊婦に対して，状況によっては適当な休息，運動療法とともにベルトの使用が勧められます．またストレッチや軽い運動，筋力強化が効果的です．
> ● 妊婦の体調は個人差が大きく，今後さらなるエビデンスの構築が求められます．

（荒木　智子）

参考文献

1) OECD：雇用アウトルック 2015．2015．
2) 総務省統計局：平成27年労働力調査．2015．
3) 内閣府男女共同参画局：平成23年男女共同参画白書．2011．
4) 独立行政法人労働政策研究・研修機構：仕事と育児の両立支援策の拡大に向けて．JILPT Discussion Paper Series 04-12，2004．

5) 国立社会保障・人口問題研究所：結婚と出産に関する全国調査．第13回出生動向基本調査（夫婦調査），2006.
6) 国立社会保障・人口問題研究所：結婚と出産に関する全国調査．第14回出生動向基本調査（夫婦調査），2011.
7) 厚生労働省：第9回21世紀成年者縦断調査．2011.
8) World Health Organization：World health statistics 2014. 2014.
9) 厚生労働省社会保障審議会児童部会児童虐待等要保護事例の検証に関する専門委員会：子ども虐待による死亡事例等の検証結果等について（第9次報告）．2013.
10) Wick M：Does "baby brain" really exist?. Healthy Lifestyle, Pregnancy week by week. Mayo Clinic, 2005.（http：//www.mayoclinic.org/healthy-lifestyle/pregnancy-week-by-week/expert-answers/baby-brain/faq-20057896）
11) Christensen H, Leach LS, Mackinnon A：Cognition in pregnancy and motherhood：prospective cohort study. The British Journal of Psychiatry 196（2）：126-132, 2010.
12) Ritsmitchai S, Geater AF, Chongsuviwatvong V：Prolonged standing and physical exertion at work during pregnancy increases the risk of preterm birth for Thai mothers. J Occup Health 39：217-222, 1997.
13) 厚生労働省：女性労働者の母性健康管理のために．2015.
14) 株式会社インテージリサーチ：平成25年度育児休業制度等に関する実態把握のための調査研究事業報告書（厚生労働省委託調査研究）．2013.
15) 厚生労働省：母子健康手帳の交付・活用の手引き．2012.
16) 竹内正人ほか：病気がみえる Vol.10 産科．メディックメディア，2009.
17) 平元奈津子：成人期にみられる男女の身体変化と症状—妊娠，出産と男女の更年期—．理学療法学 41（8）：511-515, 2014.
18) 安藤布紀子：妊娠に関連した腰痛と骨盤痛への介入方法における国外文献の検討．甲南女子大学研究紀要第6号．看護学・リハビリテーション学編：77-83, 2012.
19) 青山朋樹：妊婦における腰痛．母性衛生 53（1）：45-50, 2012.
20) 上田真寿美ほか：妊娠の精神的健康度と身体活動の関連．母性衛生 53（2）：367-374, 2012.
21) 植野祐子，山下美奈：切迫早産妊婦の筋力トレーニングによる効果．日本農村医学会雑誌 64（3）：389, 2015.

第4章 ライフイベントに応じた運動指導の実践

2 復職に向けた体力再獲得の実践

はじめに

産褥期を迎えた女性は，心身の回復とともに育児が始まります．妊娠に伴う身体変化や出産に伴う心身へのダメージはたいへん大きいものの，産後のあわただしさのなかで，産後女性の回復は後回しになってしまうことが少なくありません．

本項では，就労女性が出産後の復職を目指し，そのための体力の再獲得を狙った運動療法について述べます．「育児」という新たな仕事をもった女性にとっては，心身の回復および体力の再獲得はその後の育児にも影響します．産後に自分の役割を存分に発揮できるようにするための方策として考えていくことが必要な分野です．

キーワード
復職
仕事に復帰すること．
心身の回復
精神的・身体的な回復．

背景

女性の就労率は増加傾向にありますが，その一方で，出産を機に4割前後の女性が離職する状況は1980年代から大きく変化していません（図1）[1]．また，女性労働者が，妊娠中・産後に仕事上でつらかったこととして，「休憩する場所がない」，「通勤時のラッシュ」，「超過勤務などの労働時間の長さ」などをあげています（図2）[2]．これらは産後の心身の回復に大きくかかわるところであり，個人差も大きくなります．妊娠前の状態

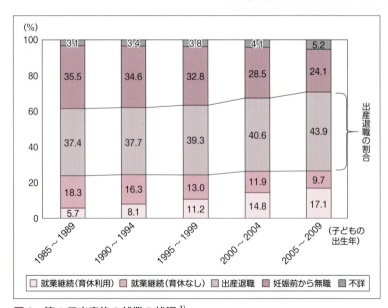

図1 第1子出産後の就業の状況[1]
（注：合計が100%にならないグラフがあるが原典のまま掲載）

にかかわらず，妊娠中の経過や分娩の状況，産後の生活環境の影響を大きく受けるため，産後に改めて評価を行うことが必要です．また，就労女性の場合，産前産後休暇や育児休暇は産前に計画を立てるため，産後の状況により変更になることもあります．一方で育児休業の取得率は依然として男女差が著しく（図3）[3]．女性の心身の回復や円滑な復職のためにも，男性の育児参画を推進していく必要が議論されています．日本ではとくに男性の家事参加時間が他国よりも短く[1]，また，男性の家事・育児参加時間が多くなると，第2子以降の出生割合が増加するという報告もあります[4]．母となった女性の復職は，女性のみならず，男性にとっても重要な課題です．休暇・休業中であっても，その女性の回復状況や生活状況について把握することは円滑な復職につながります．

> **キーワード**
> **個人差**
> 個体による違い，身体状態のみならず，心理社会的背景も影響します．

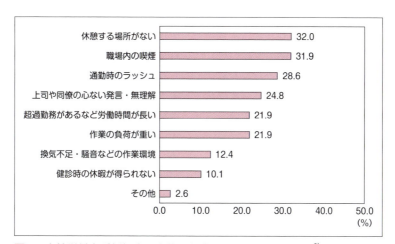

図2 女性労働者が妊娠中・産後に仕事上でつらかったこと[2]

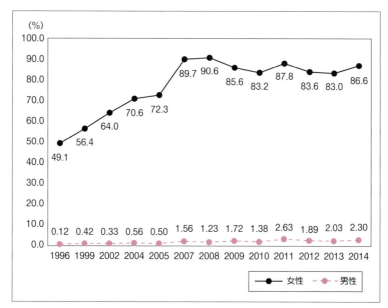

図3 男女別の育児休業取得率（文献3を改変）

> **ポイント**
> ・女性の復職には周囲の協力が不可欠です．
> ・妊娠中の状況，出産の状況は個人差が大きく，産後の回復にも個々の状況を考慮することが必要です．

評価

出産後の身体変化

長い妊娠期間を経て娩出すると，産後いわゆる産褥期になります．産褥期とは産後 6 〜 8 週間を指し，子宮復古，内分泌，乳房（母乳分泌）などに大きな変化をもたらします[5]．労働基準法において，産後 6 週は本人の希望があったとしても就労させてはいけないと定められている点は，産後の心身の回復の重要性が法律にも反映されていることの 1 つだと考えられます．産後 1 カ月を経過するころには，母子ともに 1 カ月健診が行われます．多くの場合，この 1 カ月健診で母体の順調な回復が認められれば，入浴や通常の日常生活（家事や運動）に復帰できる可能性が高まります．その一方で，出産直後から産後 5 週ごろまでは，産後女性の睡眠・覚醒行動は著しく乱れること[6] もあります．それは授乳や赤ちゃんの世話によるものであり，出産後の女性が，産褥期とはいえなかなか休養が取りづらい状況がみられます．第 2 子以降の出産では兄弟姉妹の世話も加わり，出産直後の女性が回復を優先することができないことも考えられ，周囲のサポートはたいへん重要です．

産褥期であっても，心身の回復を促すことは可能であり，そのためには，妊娠中の状況，分娩の状況，産後の状況，生活環境について詳しく把握することが必要になります．

産褥期を過ぎても心身の回復は続きます．とくに筋骨格系に関しては，骨盤や骨盤底筋群が妊娠前の状態に回復するには 3 〜 6 カ月かかります[7]．この過程は個人差が大きく，もともと筋力が弱い女性の場合は時間がかかります．そのため，産後 6 カ月程度は産後の回復に必要な時間です．復職の目処を産後 1 年とすることは，心身の回復にとっても有益です．

> **EBM**
> ● 産後の心身の回復には約 6 カ月かかるといわれています．もともと筋力が弱い場合はさらにかかることもあり，回復は個人の状況によります．

復職後の業務内容・生活リズムの変化

産後女性の心身の状況を把握したら，次に復職後の生活について想定します．育児休業中は，母親の心身の回復にかける時間を比較的取りやすいのですが，復職後は，赤ちゃんが保育環境に入り，女性も復職後のライフスタイルに慣れていく時期になるため，心身の回復にかける時間を取りにくくなります．そのため，産褥期を過ぎたころに復職までの流れをイメージし，復職が近づくに従い，復職後の生活に近づけていくことが必要になります．生活リズムの変化は心身にも影響を及ぼすため，急激な変化を減らすことも円滑な復職に有用です．

そのため，産後女性の心身の回復にかかわる際には，復職についての予定や業務内容，通勤手段・時間についても把握します．復職の目処を産後 1 年と想定した場合の流れは**図 4** のようになり，各時期での必要な段階を経て体力を回復していくことで復職に対する心身の準備が整います．心身の回復，復職後の業務内容の評価で把握しておきたい内容については**表**に示します．

リスク管理

リスク管理としては，心身の回復が順調でない場合，早期に専門の医療機関や専門家のサポートを受けることが必要です．前述のとおり，新生児や乳児の世話は多忙であり，母親の回復は後回しになりやすいため，心身の回復は客観的に他者も把握し，早期の段階で回復へ向けて行動すべきです．とくに復職は出産前に時期を設定していることが多く，その時期が女性にとっては焦りにつな

	産褥期 （産後6〜8週間）	産後6カ月まで	産後1年まで
おもな母体の身体変化	・子宮復古 ・内分泌の変化 ・乳房（母乳分泌） ・睡眠の変化 ・精神的な変化	・筋骨格系の回復 ・身体活動量の回復 ・腰背部痛・骨盤痛 ・尿失禁 ・精神的な変化	・ほぼ妊娠前の状態に回復（個人差大） ・子どもの成長に伴って腰背部痛や肩こりなどがみられることがある
勧められる運動	・十分な休養 ・ポジショニング 　背臥位，腹臥位，側臥位 　座位（授乳，おむつ替え） ・骨盤底筋群の収縮・体操 ・活動範囲の拡大 　産後4週ごろから座位・立位での活動を増加	・骨盤底筋群の体操 ・姿勢や動作の再教育 ・身体活動量の増加 　抗重力位における運動 　有酸素運動	・身体活動量の増加 　妊娠前の活動とほぼ同様の活動 　有酸素運動 ・骨盤底筋群の体操
復職に向けた準備	・十分な休養 　産後6週間は就労禁止 ・産後3〜4週後くらいから活動量をあげていく 　外出，軽い運動など	・日常生活における運動量の増加 ・生活リズムを整える ・保育環境を整える ・育休中の職場での面談	・身体活動量の増加 　通勤等の活動量増加 ・生活リズムの構築 ・サポート体制の構築 ・復帰前の面談

図4 復職を産後1年と想定した場合の，心身の変化と勧められる運動，復職への準備（文献5，7〜9を参考に作成）

表 復職を控えた産後女性に対する評価内容

心身の回復	復職に向けた準備
・妊娠経過 ・分娩の状況 ・身体の回復 　子宮復古（後陣痛の程度） 　乳房の状況（乳腺炎などの有無） 　腰背部痛・骨盤痛の状況 　動作の困難さ 　睡眠の状況（長さ，質） 　排泄の状況 ・精神的な状況 ・社会的な状況 　十分な休息がとれる環境かどうか 　家事・育児のサポートの状況	・復職後の業務内容 　業務内容 　勤務時間 ・復職後の職場環境 　通勤距離，通勤手段 ・制度の利用計画 　時間外労働の制限 　勤務時間の短縮 ・社会的な状況 　子どもの保育環境 　家事・育児のサポートの状況

がります．体調不良を理由に育児休業の延長が可能な例もありますが，延長の認定や育児休業給付金の給付に関しては認められない場合が多く，育児休業終了以前に申請が必要となることもあるため，復帰する女性の体調を整えることが重要です．

具体的な運動療法

産褥期〜産後2カ月

　産褥期にはまず，休養を十分とれるように環境整備を行います．できるだけ重力が体にかからないように，産後3週間程度は，授乳やおむつ替え以外の時間は臥位でいる時間を可能なかぎり長くとるようにします．この時期は臥位でできる運動

を行います．分娩状況にもよりますが，会陰部の疼痛（会陰切開や会陰損傷等）が落ち着いてきたら，骨盤底筋群の収縮トレーニングを開始するようにします（図5）（産後1カ月ごろ，医師の診察を受けてからが望ましい）．産後の疼痛などで筋収縮させる感覚が得られないこともありますが，背臥位で膝を立て，骨盤底筋群を収縮させることを始めていきます．帝王切開の場合でも骨盤底筋群の緩みは起こるといわれていますが，産褥期は，腹部の術創の回復を第一に考え，できる範囲から行っていくようにします．経腟分娩・帝王切開であっても，術創や疼痛などが落ち着いてきたら腹臥位もとるようにします．腹臥位になる場合，乳房が直接床に当たると不快に感じることもあるため，クッションなどを用いてポジショニングするようにします．

また，骨盤の緩みや不安定感を軽快させるために骨盤ベルトを推奨する動きもありますが，骨盤ベルトの使用は逆効果になることもあり，適切な時期に適切な使用方法で用いることが重要です．

> **ポイント**
> ・産後の心身の回復には，体への負担が小さい運動から選択し，徐々に負荷量や活動量を増大していくことが望まれます．

> **EBM**
> ● 産褥期には，女性の心身の回復を第一に優先し，回復程度に応じて，出産でダメージを受けた体の再教育（筋の収縮や動作の注意など）を進めていきます．産後1カ月以降には運動量を少しずつ増やし，身体活動量を増加させます．
> ● 骨盤ベルトは腰痛や骨盤帯痛に有効であるという報告もありますが，使用方法が適切でない場合は逆効果になることもあり，注意が必要です．

産後2〜6カ月

産後2カ月になると，体の変化も落ち着いてきます．また赤ちゃんも新生児から乳児となり，授乳間隔が空くようになり，昼夜の生活リズムも少しずつ整ってくるようになります．この時期からは，産後女性も積極的に体を動かすことが勧められます．産後続けてきた骨盤底筋群の収縮から，さまざまな肢位での運動へと展開していきます．回復状況が順調であれば，産後1カ月程度から開始し，継続することも可能です．産後2カ月ごろからは骨盤周囲の可動性を運動で高めていき，骨盤周囲と胸郭，四肢を分離して働かせるようにしていきます（図6）．同時に抗重力位での筋力トレーニングも進めていきます．

また，妊娠前の持久力を再獲得することを目的に，徐々に身体活動量を増やしていきます．赤ちゃんとの散歩なども兼ねて，ウォーキングなどを積極的に取り入れることも勧められます．

日常生活のなかでは，座るときや立ち上がると

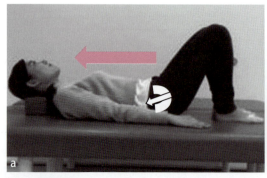 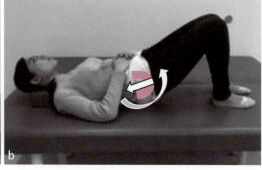

図5　骨盤底筋トレーニング
まず膝立て位で骨盤底筋群の収縮を感じます（a）．呼吸は，収縮するのに合わせて吐き，収縮を緩める際に吸います．収縮が感じられるようになったら，骨盤の傾斜をつけ，動きを加えていきます（bは後傾方向への運動）．

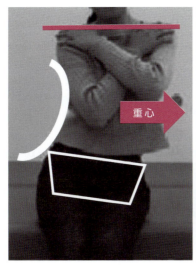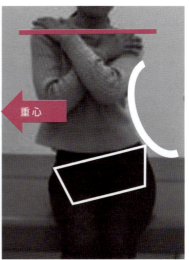

図6　骨盤の分離した運動（側方傾斜）
骨盤の運動を胸郭や肩甲帯と分離して働かせるようにします．

きは，腰部への負担を軽減させるために，腰や背部をかがみ続けるような姿勢は控えます．また，立位姿勢は sway-back（胸椎後弯−腰椎平坦）姿勢になりやすいため，骨盤底筋群，腹横筋，横隔膜，多裂筋のインナーユニットを働かせるようにトレーニングし，姿勢を整え，再教育していきます．これは復職後のデスクワーク等の準備にもなるため，早めに意識できるようにしていきます．

さらにこの時期には，復職を想定した準備も進めていきます．赤ちゃんの保育環境の確保，生活リズムの整備を中心に進めていき，育児休業中の生活に仕事が加わっていることを想定し，家事や育児のサポート体制も整備していきます．この時期には復職を見据えた面談を職場で行うこともよいでしょう．

> **キーワード**
> **骨盤底筋トレーニング**
> 骨盤底筋群のトレーニング．予防や治療など目的もさまざまで，方法もバイオフィードバックなど複数あります．

産後1年まで

　職場の就業規則によりさまざまですが，労働基準法では育児休業が1年と定められており，多くの産後女性は産後1年程度で復職するため，この1年は，復職を想定した場合に「復職するための準備期間」といえます．

　産後6カ月を過ぎると，個人差は大きいですが，女性の体調はほぼ妊娠前の状況に近くなります．しかし，子どもの成長に伴って，抱っこやおんぶなどで受ける重量負荷が大きくなり，腰背部痛や肩こり，腱鞘炎などの問題が生じることがあります．妊娠中や産後における身体活動量の減少により，体調は回復しても体力が低下していることがあるため，できれば産後1年程度で妊娠前の体力を再獲得することが重要です．そのため，有酸素運動や筋力トレーニングを積極的に進め，骨盤底筋群の体操も継続しましょう．

　身体活動量は，日常生活に加えて，通勤や業務に必要な体力を再獲得していくことを目指します．復職前に通勤のシミュレーションをすることもよいでしょう．

　生活リズムは，実際に復職した状態に徐々に近づいていくようにし，赤ちゃんが保育環境に円滑に慣れていけるように進めていきます．復職直後は，赤ちゃんにとって新しい環境であり風邪などの感染症にかかりやすい時期でもあります．母子が順調に社会に慣れていけるように，無理のない計画を立てましょう．家事や育児，職場でのサポー

ト体制も整え,職場では直前の面談を行うと心も体も準備が整います.

(荒木　智子)

文献

1) 内閣府男女共同参画局:男女共同参画白書　平成25年版.2013.
2) (財)女性労働協会:事業所における妊産婦の健康管理体制に関する実態調査報告書　平成18年度.2006.
3) 厚生労働省:平成26年度雇用均等基本調査.2015.
4) 厚生労働省:第9回21世紀成年者縦断検査.2011.
5) 福岡由理:産前・産後のかかわりと臨床的基準.理学療法ジャーナル47(10):895-901,2013.
6) 新小田春美ほか:妊娠末期から産後28週までのActigraphと睡眠日誌からみた睡眠・覚醒行動.九州大学医療技術短期大学部紀要27:47-54,2000.
7) 善方裕美:出産後の過程.ウィメンズヘルス リハビリテーション,メジカルビュー社,2014.
8) Simkin P et al:Pregnancy, Childbirth, and the Newborn (4th Edition):The complete guide. Meadowbrook, 2010.
9) Irion JM et al:Women's Health in Physical Therapy. Lippincott Williams & Wilkins, 2009.

索引

日本語索引

あ

赤ちゃんの発達 ………………… 74
圧迫療法 ………………………… 191
誤った抱っこの仕方 …………… 249
安定性限界 ……………………… 46

い

育児休業 ………………………… 258
育児動作 ………………………… 238

う

訴えの多い疼痛 ………………… 98
運動療法 ………… 2, 157, 160,
　　　　　166, 175, 184, 208,
　　　　　220, 231, 261, 267
　——の治療アプローチの種類
　………………………………… 2
運動連鎖 ………………………… 153

え

会陰 ……………………………… 12
会陰切開 ………………………… 64
会陰膜 …………………………… 14
会陰裂傷 ………………………… 64
腋窩リンパ管線維化症候群
　………………………………… 173
腋窩リンパ節の分布 …………… 172
エストラジオール ……… 84, 85
エストロゲン …… 22, 28, 68

お

横切開 …………………………… 66
黄体期 …………………………… 24
黄体形成ホルモン ……… 23, 85
黄体ホルモン …………………… 22
応力 ……………………………… 228
オーバーテスト ………………… 160
おむつ替え ……………… 239, 246
おむつ替え時の姿勢 …………… 247
悪露 ……………………………… 68
おんぶひも ……………… 239, 240

か

開眼片脚立ちテスト …………… 219
回旋侵入 ………………………… 63
外側（内反）スラスト ………… 230
外尿道括約筋 …………………… 14
開放性運動連鎖 ………………… 154
下行性運動連鎖 ………… 152, 153
下肢のリンパドレナージの手順
　………………………………… 189
下部尿路症状 …………………… 200
壁－後頭間テスト ……………… 220
簡易更年期指数 ………………… 86
寛骨 ……………………………… 10
がんサバイバー ………………… 170
鉗子分娩 ………………………… 62
干渉低周波治療装置 …………… 148
関節弛緩性 ……………………… 76
関節弛緩性テスト ……………… 230
関節副運動検査 ………………… 229
関節モーメント ………………… 49
関節モビライゼーション …… 231
漢方薬 …………………………… 87

き

器質的危険信号 ………………… 107
基靱帯 …………………………… 17
基礎体温 ………………………… 78
吸引分娩 ………………………… 62
球海綿体筋 ……………………… 14
仰臥位低血圧症候群 …… 127, 145
　——のメカニズム …………… 146
胸椎後弯―腰椎平坦 …… 41, 54
挙筋板 …………………………… 15
筋節 ……………………………… 106
筋電図 …………………………… 141
筋力強化 ………… 221, 222, 223,
　　　　　　　　　231, 233

く

クリニック用筋電図バイオフィードバック機器 ………………… 142
クレイグテスト ………………… 156

け

経腟触診 ………………………… 204
経腟的評価 ……………………… 209
経腟分娩 ………………………… 62
月経 ……………………………… 78
月経周期 ………………… 22, 24
月経前症候群 …………… 25, 78
健康寿命 ………………………… 22

こ

高位脛骨骨切り術 ……………… 94
高血圧 …………………………… 30

——の定義 ･････････････32
——のリスク因子 ･･････････33
高脂血症 ････････････････30
抗重力動作 ･･･････････････47
後陣痛 ･･････････････････71
後恥骨靱帯 ･･････････････101
更年期 ･･････････4, 22, 84, 84
更年期障害 ･･････････････30, 84
——の症状 ･･････････････85
——の診断 ･･････････････85
——の治療 ･･････････････87
広背筋皮弁移植術 ･･････････175
肛門挙筋 ･･････････････14, 15
肛門挙筋腱弓 ･･････････････15, 16
肛門三角 ･･･････････････11
高齢妊娠 ･･････････････119
股関節機能判定基準 ･･･････････94
個人差 ･････････････････265
骨強度 ･･････････････････90
骨産道 ･･････････････････104
骨粗鬆症 ････････････32, 90, 218
——の診断 ･･････････････34
——のリスク因子 ･･････････219
骨粗鬆症治療薬 ･･･････････93
骨代謝回転 ･･･････････････218
骨盤 ･･････････････････10
骨盤位分娩 ･･･････････････64
骨盤隔膜 ････････････････14, 198
骨盤筋膜腱弓 ･････････････16
骨盤出口部 ･･････････････11
骨盤臓器脱 ･･････････18, 19, 198
——の分類 ･･･････････････199
骨盤帯 ･･････････････････102
骨盤底機能の評価 ･･･････････137
骨盤底筋群 ･･････････････14, 198
骨盤底筋トレーニング

･････････35, 141, 143, 144, 202, 268, 269
骨盤底筋の筋活動 ･･････････4
骨盤入口部 ･･････････････11
骨盤ベルト ･･････････123, 261
骨密度 ･･････････････33, 90
骨密度若年成人平均値 ････････33
子どもの抱き方 ･･････････41, 42
ゴナドトロピン ････････････28

さ

再発卵巣癌 ･･････････････177
サイレントキラー ･････････177
逆子 ･････････････････64
坐骨 ････････････････10
坐骨海綿体筋 ･････････････14
サポート下着 ･･････････202, 203
産後うつ病 ･･･････････････74
産後休暇 ･･････････････258
産褥期 ･･････････････････60
——によくみられる愁訴 ･･･71
——の姿勢 ･･････････････70
産褥復古 ･･････････････68
産前休暇 ･･････････････255
産前産後の女性のためのエクササイズガイドライン ･･････118

し

磁気刺激装置 ････････････148
磁気刺激療法 ････････････147
子宮癌 ･･････････････････29
子宮頸癌 ･････････････････176
子宮体癌 ･････････････29, 176
子宮脱 ･････････････18, 198, 199
子宮復古 ･････････････････68
脂質異常症 ･･･････････････30

——の治療目標 ･･････････31
思春期 ･･････････････4, 22
姿勢変化 ･･････････････41
自然分娩 ･･････････････62
膝蓋腱炎 ･････････････158
児頭骨盤不均衡 ････････････62
自動的下肢伸展挙上テスト
･･････････････････107
シムスの体位 ･････････････261
ジャンパー膝 ･･････････158
就業率 ･･････････････252
従重力動作 ･･････････････47
重症乳頭腫 ････････････183
縦切開 ･････････････････66
就労女性 ･･･････････････254
術前化学療法 ････････････170
授乳姿勢 ･･････････････70
——の種類 ････････････238
授乳時の赤ちゃんの抱き方の要点
･･････････････････246
常位胎盤早期剥離 ････････58
小陰唇 ･････････････････12
漿液性腫瘍 ･･･････････････176
上後腸骨棘 ･･････････････10
上肢のリンパドレナージの手順
･･･････････････････187
上前腸骨棘 ･･････････････10
上恥骨靱帯 ････････････101
小腸瘤 ････････････････198
小児期 ･････････････････22
職場環境 ････････････256
女性アスリートの三主徴 ･･････81
女性特有がん ･･･････････170
女性のライフステージ ･･･････22
——の特徴と変化 ･････････3
神経筋協調性トレーニング

………………… 233, 235	仙骨………………………10	抱っこひも…………239, 240
人工股関節置換術…………95	仙骨子宮靱帯………………17	──の適切な位置……250
人工膝関節全置換術………94	仙骨子宮靱帯・基靱帯複合体	タナー分類………………78
人工膝関節単顆置換術……94	………………………17	弾性装具…………………191
心身の回復………………264	前十字靱帯損傷……………79	タンデム立位……………223
身体重心……………………48	前恥骨靱帯………………101	丹毒………………………183
伸展不全…………………230	前置胎盤……………………58	
深部リンパ管……………185	センチネルリンパ節……173	**ち**
シンプルリンパドレナージ	センチネルリンパ節生検…173	恥骨………………………10
………………………184	仙腸関節………………10, 99	恥骨下弓靱帯……………101
心理・社会的側面…………5	──の安定化システム……99	恥骨頸部筋膜………………17
		恥骨結合………………10, 101
す	**そ**	──の安定化……………101
スウェーデン体操……………2	早産…………………………58	恥骨結合離開………………71
ストレステスト…………110	壮年期………………………22	恥骨直腸筋…………………14
スリング……………239, 240	属人化……………………258	恥骨尾骨筋…………………14
		腟コーン…………………147
せ	**た**	腟前庭………………………12
性器脱……………………198	第一次性徴……………28, 77	腟断端脱………………18, 198
成熟期…………………4, 22	胎位の異常…………………63	腟内圧計……………141, 142
性成熟期……………………22	大陰唇………………………12	腟壁裂傷……………………64
性腺刺激ホルモン放出ホルモン	体幹トレーニング…………35	腸骨………………………10
………………………28	胎児機能不全………………64	腸骨尾骨筋…………………14
成長速度曲線………………76	胎児の変化…………………55	直腸肛門角…………………15
生物学的側面………………5	胎児発育不全………………59	直腸腟筋膜…………………17
脊椎圧迫骨折……………219	大腿脛骨角………………228	直腸瘤…………18, 198, 199
摂食障害………………28, 29	大腿骨近位部骨折…………91	
切迫性尿失禁……………134	ダイナミックフラミンゴ療法	**つ**
切迫早産……………………58	……………………222, 223	椎体骨折……………………91
切迫流産……………………58	第二次性徴……………28, 77	
セルフエクササイズ……126	体力の再獲得……………264	**て**
浅会陰横筋…………………14	タキサン製剤……………174	帝王切開………………62, 66
遷延分娩……………………64	ダグラス窩…………………13	ティッシュエキスパンダー挿入術
前期破水……………………62	多層包帯法………………193	………………………175
仙棘靱帯……………………11	脱肛…………………………72	テストステロン……………28
仙結節靱帯…………………11	抱っこの仕方……………248	デノビエ筋膜………………17

273

電気刺激療法 ……………… 147
転倒 ……………………………50
転倒時間帯 ……………………52
転倒状況 ………………………51
転倒場所 ………………………51

と

疼痛 ……………………………98
疼痛誘発テスト ……………… 108
糖尿病 …………………………30
　——の判定基準 ………………31
ドセタキセル ……………… 174

な

内側縦アーチ ……………… 164
内反不安定性 ……………… 163
ナック ……………………… 143
軟産道 ……………………… 104

に

日本人女性の更年期症状評価表
　………………………………86
日本整形外科学会の膝関節治療成
　績判定基準 …………………94
乳癌 ………………… 29, 170, 184
　——の治療 ………………… 171
乳房インプラント挿入術 …… 175
乳幼児運搬器具 ……… 239, 240
入浴 ………………………… 248
尿禁制 …………………………20
尿失禁 ……………………… 134
尿生殖三角 …………………11, 14
尿道圧迫筋 ……………………14
尿道腟括約筋 …………………14
尿道瘤 ……………………… 198
妊娠悪阻 ………………………58

妊娠後期 ………………………38
妊娠高血圧症候群 ……………58
妊娠周期 ………………………54
妊娠週数 …………………38, 54
妊娠初期 ………………………38
妊娠第1三半期 ………………38
妊娠第2三半期 ………………38
妊娠第3三半期 ………………38
妊娠中期 ………………………38
妊娠中・出産後の症状に対する措
　置 …………………… 256, 257
妊娠糖尿病 ……………………58

の

望ましい授乳時の姿勢 ……… 247

は

バイオフィードバック療法
　………………………… 145, 146
排尿障害 ………………………72
排尿日誌 …………………… 140
排卵 ……………………………22
排卵期 …………………………24
ハイリスク妊娠 ………………65
バギー ……………… 241, 242, 250
パクリタキセル ……………… 174
発育性股関節形成不全
　………………………… 241, 241
瘢痕拘縮 …………………… 173

ひ

尾骨 ……………………………10
尾骨筋 …………………………14
ヒッププロテクター ………… 225
非特異的腰痛 ……………… 107
ヒト絨毛性ゴナドトロピン
　………………………… 25, 43
ヒトパピローマウィルス
　………………………… 29, 176
皮膚癌 ……………………… 183
皮弁間張力 ………………… 173
ヒポクラテス ……………………2
評価 ………… 158, 163, 219, 255, 266
　——する筋 ………………… 111
表在リンパ管 ……………… 185

ふ

ファンクショナルリーチテスト
　……………………………… 219
不安定感を感じる動作 ………48
腹圧性尿失禁 ……………… 134
腹横筋 …………………………20
　——の触診 ………………… 112
腹腔鏡下仙骨腟固定術 …… 202
複合体 …………………………17
複合的治療 ………………… 179
複合的理学療法 …………… 193
　——の禁忌 ………………… 193
復職 ………………………… 264
腹直筋皮弁移植術 ………… 175
腹直筋離開 ………… 69, 70, 105
婦人科がん ………………… 170
プロゲステロン
　………………… 22, 28, 43, 68
プロラクチン …………………68
分娩 ………………………… 104
　——の3要素 …………………60
　——の経過 …………………61
　——の種類 …………………62

へ

閉鎖性運動連鎖 152
ベビーカー 239, 241,
                    242, 250
ベビーバス 239
ベビー用浴槽 239
変形性関節症 93, 228
便秘 72
扁平上皮癌 176

ほ

蜂窩織炎 181, 183
――の症状 182
膀胱瘤 18, 198, 199
母子健康手帳 258
母性健康管理 255
母性健康管理指導事項連絡カード
 .... 258, 260
母体の変化 74
母体保護 255
ホットフラッシュ 85
ホルモン補充療法 87

ま

マンスリービクス 4
マンモグラフィー検査 30

み

ミクリッツ線 228

め

メカニカルストレス 221

も

モビライゼーション 123

ゆ

有酸素トレーニング 35
床反力作用点 46
床反力ベクトル 48
癒着胎盤 58

よ

用手的リンパドレナージ 184
羊水過多 58
羊水減少 58
腰椎骨盤リズム 115
横アーチ形成 167

ら

ライフイベントによる就業状況
 253
ライフサイクルで起こりやすい症
 状・疾患 23
ライフステージでの健康問題
 4
卵巣 22
卵巣癌 29, 176
卵胞期 23
卵胞刺激ホルモン 23, 85
卵胞ホルモン 22

り

リスク管理 119, 158, 162,
                167, 181, 202, 214,
                220, 231, 255, 266
立脚期 49
リプロダクティブ・ヘルス 4
流産 58
リラキシン 43
リングペッサリー 202, 203
リンパ管炎 183
リンパ管細静脈吻合術 179
リンパ節郭清 171
リンパドレナージ 185
リンパ浮腫 170, 178
――の定義 178
――の評価 180
――の病期分類 180

れ

レバーアーム 102

ろ

老年期 22
ロコモティブシンドローム ... 34
――の判定 36
肋骨－骨盤間距離テスト 220

外国語索引

A
ACL 損傷 ……………………… 80
active straight leg raising … 107
anal triangle ………………… 11
anterior cruciate ligament …… 79
anterior superior iliac spine … 10
arcus tendinous fasciae pelvis
 ……………………………… 16
arcus tendinous levator ani … 16
ASIS …………………………… 10
ASLR テスト ………………… 107
ATFP …………………………… 16
ATLA …………………………… 16
AWS …………………………… 173
axillary web syndrome …… 173

B
baby brain …………………… 255
Beighton Hypermobility Score
 ……………………………… 77
Berg Balance Scale ………… 219
BMD …………………………… 90
bone mineral density ……… 90
bulbocavernosus muscle …… 14

C
cardinal ligament …………… 17
CKC …………………………… 152
CL ……………………………… 17
Clam shell exercise ………… 234
closed kinetic chain ………… 152
coccygeus muscle …………… 14
coccyx ………………………… 10
compressor urethrae ………… 14
Craig test …………………… 156

D
DeLancey level theory …… 199
DFT …………………………… 222
Dynamic Flamingo Therapy
 ……………………………… 222

E
E_2 …………………………… 84, 85
Extension Lag ……………… 230
external urethral sphincter … 14

F
female athlete triad ………… 81
Femorotibial Angle ………… 228
fetal growth restriction …… 59
FGR …………………………… 59
follicle stimulating hormone … 23
FSH ……………………… 23, 28, 85
FTA …………………………… 228

G
GnRH ………………………… 28
gonadotropin releasing hormone
 ……………………………… 28
green light ………………… 107

H
Harris Hip Score …………… 94
hCG …………………………… 25, 43
high tibial osteotomy ……… 94
hip bone ……………………… 10
Hippocrates …………………… 2
hormone replacement therapy
 ……………………………… 87
Hospital for Spcial Surgery Score
 ……………………………… 94
HPV ……………………… 29, 176
HRT …………………………… 87
HSS Score …………………… 94
HTO …………………………… 94
Human chorionic gonadotropin
 ……………………………… 25
Human Papillomavirus ……… 29

I
ICIQ-SF ………………… 135, 137
IIQ ……………………… 135, 138
iliococcygeus muscle ……… 14
ilium ………………………… 10
Incontinence Impact
 Questionnaire …………… 135
innominate bones …………… 10
International Consultation on
 Incontinence Questionnaire-
 Short Form ……………… 135
ischiocavernosus muscle …… 14
ischium ……………………… 10

J
JOA hip score ……………… 94
JOA knee score …………… 94

K

Kellgren-Lawrence grade
　　　　　　　94, 228, 229
Kendallによる分類 ………… 39
KHQ ……………………… 139
kinetic chain …………… 153
King's Health Questionnaire
　　　　　　　　　　 135
knack …………………… 143
Knee Society Score ……… 94
knee-in & toe-out …… 153, 154

L

labia majora ……………… 12
labia minora ……………… 12
laparoscopic sacrocolpopexy
　　　　　　　　　　 202
lateral thrust …………… 230
levator ani muscle ……… 14
levator plate …………… 15
LH ……………… 23, 28, 85
Ling ……………………… 2
LSC ……………………… 202
luteinizing hormone …… 23
LVA ……………………… 179
lymphaticovenular anastomosis
　　　　　　　　　　 179

M

MLD ……………………… 184
modified Oxford grading scale
　　　　　　　　　　 137
M字カーブ ………… 252, 253

O

OA ………………… 93, 228
　──の治療 ……………… 94
OARSI expert consensus … 232
O-berテスト …………… 160
OKC ……………………… 154
open kinetic chain ……… 154
osteoarthritis …… 93, 228
Oxford grading scale
　　　　　 137, 141, 209, 211

P

PCF ……………………… 17
Peak Height Velocity …… 76
pelvic diaphragm …… 14, 198
pelvic floor muscle training
　　　　　　　　 143, 202
pelvic floor muscles …… 198
pelvic inlet ……………… 11
pelvic organ prolapse …… 198
pelvic outlet …………… 11
pelvis …………………… 10
PERFECT scheme … 141, 142
perineal membrane ……… 14
perineum ………………… 12
PFM ……………………… 198
　──の選択的運動 ……… 211
PFMT …………… 143, 202
　──の段階的なトレーニング
　　　　　　　　　　 213
PHV ……………………… 76
physical risk factor …… 107
PIH ……………………… 58
PMS ………………… 25, 78
POP ……………………… 198

Q

posterior superior iliac spine
　　　　　　　　　　 10
pregnancy brain ………… 255
pregnancy induced hypertension
　　　　　　　　　　 58
Premenstrual Syndrome
　　　　　　　　 25, 78
PSIS ……………………… 10
pubic symphysis ………… 10
pubis …………………… 10
pubocervical fascia …… 17
pubococcygeus muscle … 14
puborectalis muscle …… 14

Q

Q角 ……………………… 159

R

rectovaginal fascia …… 17
red flag sign …………… 107
rib-pelvis distance test … 220
RVF ……………………… 17

S

sacroiliac joint ………… 10
sacrospinous ligament … 11
sacrotuberous ligament … 11
sacrum …………………… 10
sentinel lymph node …… 173
sentinel lymph node biopsy
　　　　　　　　　　 173
SF-36 …………………… 94
Short Foot Exercise …… 225
simplified menopausal index
　　　　　　　　　　 86
SLD ……………………… 184

SLN ··················· 173	tissue fixation system ········ 202	**V**
SLNB ·················· 173	TKA ························95	vestibule ····················12
SMI ····················86	total hip arthroplasty··········95	**W**
superficial transverse perineal muscle ··················14	total knee arthroplasty········94 transversus abdominis muscle	wall-occiput test ············ 220
sway back 姿勢··········54	····················20	Western Ontario and McMaster Universities Osteoarthritis
sway-back ················41	TUG ······················ 220	Index ······················94
T	TVM 手術 ············ 202, 204	WHO による骨粗鬆症診断基準
TC 療法······················ 177	**U**	····················· 218
tension free vaginal mesh ··· 202	UKA ······················94	Wolff の法則 ·········· 220, 221
TFS 手術 ············ 202, 204	unicompartmental knee	WOMAC ····················94
THA ····················95	arthroplasty ··············94	**Y**
The 'boat in dry dock' theory ················ 200	urethrovaginal sphincter ······14 urogenital triangle············11	YAM ······················33
therapeutic exercise············2	USL ·······················17	young adult mean ············33
Timed Up and Go Test ····· 220	uterosacral ligament ··········17	

【監修者略歴】

上杉 雅之
- 1988年 行岡医学技術専門学校（現・大阪行岡医療大学）卒業
- 同 年 高槻市立療育園勤務
- 2001年 佛教大学社会学部卒業
- 2006年 神戸大学大学院博士課程前期課程修了
- 2009年 同大学院博士課程後期課程修了
- 同 年 神戸国際大学リハビリテーション学部教授

【編著者略歴】

山本 綾子
- 1995年 弘前大学医療技術短期大学部理学療法学科卒業
- 同 年 有馬温泉病院勤務
- 1999年 坂田整形外科・リハビリテーション勤務
- 2002年 神戸大学医学部保健学科理学療法学専攻卒業
- 2003年 青森県立保健大学健康科学部理学療法学科卒業
- 2005年 神戸学院大学総合リハビリテーション学部国際共同研究補助員
- 2007年 甲南女子大学看護リハビリテーション学部理学療法学科助教
- 2008年 神戸大学大学院医学系研究科保健学専攻博士課程前期課程修了
- 2011年 同大学院博士課程後期課程修了
- 同 年 甲南女子大学看護リハビリテーション学部理学療法学科講師
- 2016年 同大学准教授（現職）

荒木 智子
- 2002年 札幌医科大学保健医療学部理学療法学科卒業
- 同 年 東京都済生会中央病院勤務
- 2006年 早稲田大学大学院修士課程修了
- 同 年 埼玉県立大学保健医療福祉学部助手
- 2011年 医療法人松田会松田病院勤務
- 2012年 了德寺大学健康科学部助教
- 2013年 一般社団法人 WiTHs 設立
- 2014年 神戸国際大学リハビリテーション学部助教
- 2017年 東京医科歯科大学大学院医歯学総合研究科博士課程修了
- 同 年 医療法人社団御影ごきげんクリニック勤務
- 2018年 兵庫県立尼崎総合医療センター
- 2019年 畿央大学 KAGUYA プロジェクト

理学療法士のための
ウィメンズ・ヘルス運動療法　　ISBN978-4-263-21574-6

2017年5月1日　第1版第1刷発行
2022年1月10日　第1版第3刷発行

監修者　上 杉 雅 之
編著者　山 本 綾 子
　　　　荒 木 智 子
発行者　白 石 泰 夫
発行所　医歯薬出版株式会社
〒113-8612　東京都文京区本駒込1-7-10
TEL.（03）5395-7628（編集）・7616（販売）
FAX.（03）5395-7609（編集）・8563（販売）
https://www.ishiyaku.co.jp/
郵便振替番号 00190-5-13816

乱丁，落丁の際はお取り替えいたします　　印刷・木元省美堂／製本・愛千製本所
© Ishiyaku Publishers, Inc., 2017. Printed in Japan

本書の複製権・翻訳権・翻案権・上映権・譲渡権・貸与権・公衆送信権（送信可能化権を含む）・口述権は，医歯薬出版㈱が保有します．
本書を無断で複製する行為（コピー，スキャン，デジタルデータ化など）は，「私的使用のための複製」などの著作権法上の限られた例外を除き禁じられています．また私的使用に該当する場合であっても，請負業者等の第三者に依頼し上記の行為を行うことは違法となります．

JCOPY＜出版者著作権管理機構 委託出版物＞
本書をコピーやスキャン等により複製される場合は，そのつど事前に出版者著作権管理機構（電話 03-5244-5088, FAX03-5244-5089, e-mail:info@jcopy.or.jp）の許諾を得てください．